Kliniktaschenbücher

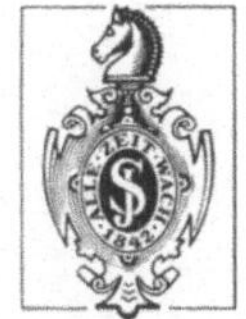

Endoskopie und Biopsie in der Gastroenterologie

Technik und Indikation

Herausgegeben von
P. Frühmorgen und M. Classen

Mit Beiträgen von
K. Arnold M. Classen K. Elster
P. Frühmorgen H. Henning
R. Hohner H. Koch H. Lindner
D. Look B. C. Manegold G. Menghini
C. Romfeld W. Rösch L. Wannagat
S. Weidenhiller W. Wenz

Geleitwort von L. Demling

Zweite, überarbeitete und erweiterte Auflage

Mit 108 Abbildungen

Springer-Verlag Berlin Heidelberg GmbH 1979

Privatdozent Dr. med. Dr. med. habil. Peter Frühmorgen
Medizinische Universitätsklinik
Krankenhausstraße 12, 8520 Erlangen

Professor Dr. med. Meinhard Classen
Leitender Arzt der I. Medizinischen Abteilung
Allgemeines Krankenhaus Barmbek
Rübenkamp 148, 2000 Hamburg 60

ISBN 978-3-540-09078-6 ISBN 978-3-662-07023-9 (eBook)
DOI 10.1007/978-3-662-07023-9

CIP-Kurztitelaufnahme der Deutschen Bibliothek. *Endoskopie und Biopsie in der Gastroenterologie:* Technik u. Indikation / hrsg. von P. Frühmorgen u. M. Classen. Mit Beitr. von K. Arnold . . . Geleitw. von L. Demling. – 2., überarb. u. erw. Aufl. – Berlin, Heidelberg, New York : Springer, 1979. (Kliniktaschenbücher)
NE: Frühmorgen, Peter [Hrsg.]; Arnold, Konrad [Mitarb.]

Ursprünglich erschienen bei Springer-Verlag Berlin Heidelberg New York 1979.

Satz- und Bindearbeiten: Appl, Wemding.

2121/3140-543210

Geleitwort zur ersten Auflage

Die gastroenterologische Endoskopie hat im letzten Jahrzehnt wesentliche Fortschritte gemacht. Neue Technologien und Ideen haben ihr neues Leben eingehaucht. Ein Ende dieser Entwicklung ist noch nicht abzusehen. Die vollflexiblen Glasfaserinstrumente haben alle blinden Flecken aus der Landkarte des Magendarmkanals getilgt. In Verbindung mit der Röntgenmethode wurde die retrograde Darstellung des pankreatischen und biliären Systems erreicht. Die operative Endoskopie hat sich über die Entfernung von Fremdkörpern hinaus zu einem Verfahren entwickelt, das in nicht wenigen Fällen eine Laparotomie überflüssig macht. Die Blutstillung mit Laserlicht sowie die Zertrümmerung von Konkrementen mit Ultraschall und elektrischen Impulsen stehen an der Schwelle zur klinischen Anwendbarkeit. Über all dem Spektakulären aber gilt es, das Fundament nicht zu vernachlässigen. Es ist Voraussetzung des täglichen Erfolges. Die korrekt gestellte Indikation umfaßt es gleichermaßen wie das Beherrschen auftretender Komplikationen. Zu ihm gehören das Wissen um die technischen Eigenschaften der Instrumente und ihre geschickte Handhabung, aber auch die Erfahrung, wie man eine Endoskopieabteilung einrichtet. Endoskopiker, vor allem der Erlanger Schule, haben sich daran gemacht, diese Grundlagen aufzuzeigen und im Sinne einer Arbeitsanweisung für alle diejenigen zusammenzustellen, welche sich mit der Endoskopie schon befassen oder dies im Sinne haben. Sie wurden dabei von Kollegen aus anderen Teilen der Bundesrepublik und Italien unterstützt. Wenn es richtig ist, daß man, zu den Sternen blickend, die Unebenheiten der Straße nicht übersehen soll, dann ist dieses Büchlein ein Wegweiser, dem ich Erfolg voraussage.

L. Demling

Einführung zur zweiten Auflage

Noch sind keine 20 Jahre vergangen, da fiberendoskopische Untersuchungen von Oesophagus und Magen erstmals möglich wurden. Nach anfänglichen technischen Schwierigkeiten ist nunmehr die Inspektion des gesamten Gastrointestinaltraktes fester und unentbehrlicher Bestandteil gastroenterologischer Diagnostik und Therapie geworden.
Das Ziel der vor 4 Jahren erschienenen 1. Auflage, der hier vorliegenden 2. Auflage und der zwischenzeitlich vorliegenden italienischen sowie der in Vorbereitung befindlichen englischen und portugiesischen Übersetzungen ist: „das bisherige Wissen und die Erfahrung allen zugänglich zu machen, welche die Methoden der gastroenterologischen Endoskopie und Biopsie erlernen und ausüben möchten."
Das erfreulich positive Echo hat die Autoren veranlaßt, eine Überarbeitung vorzunehmen. Neben einer Aktualisierung der bestehenden Kapitel wurden neue Techniken (Papillotomie, Lasercoagulation, percutane transhepatische Cholangiographie mit der Chiba-Nadel etc.), die in die Klinik Eingang gefunden haben, in das Taschenbuch aufgenommen. Die bewährte didaktische Form der Darstellung wurde in allen Kapiteln beibehalten.
Unser Dank gilt den Koautoren für die ausgezeichnete Zusammenarbeit, die das Konzept dieses Taschenbuches und das termingerechte Erscheinen ermöglichten.

Erlangen, im Winter 1978/79 P. Frühmorgen M. Classen

Einführung zur ersten Auflage

Das Ziel der gastroenterologischen Diagnostik ist die frühzeitige morphologische Sicherung der Diagnose durch direkte Methoden. Kein anderes Untersuchungsverfahren ist hierzu besser geeignet als die Endoskopie präformierter Körperhöhlen und die präoperative Entnahme von Gewebe aus den erreichbaren Organen.

Die Entwicklung des geeigneten Instrumentariums sowie praktikabler, effektiver und ökonomischer Methoden ist das Ergebnis einer engen Kooperation zwischen biomedizinischen Technologen, klinischen Pathologen und Endoskopikern.

Einige der noch vor wenigen Jahren für kaum möglich gehaltenen oder auf wenige gastroenterologische Zentren beschränkten endoskopischen Eingriffe gelten heute als Routinemethoden von hohem diagnostischen Wert. Diese Entwicklung kann keinesfalls als abgeschlossen gelten.

Den Autoren dieses Taschenbuches erscheint es daher sinnvoll, das bisherige Wissen und die Erfahrung allen zugänglich zu machen, welche die Methoden der gastroenterologischen Endoskopie und Biopsie erlernen und ausüben möchten. Die Beherrschung der Technik ist zur Vermeidung von Komplikationen ebenso nötig wie die Kenntnis des Stellenwertes der Endoskopie im Rahmen aller diagnostischen und therapeutischen Möglichkeiten zur gezielten Indikationsstellung.

Eine kurze, manchmal stichwortartige Fassung des Textes ermöglichte die Zusammenfassung des umfangreichen Stoffes in einem Taschenbuch. Praktische Beispiele und Skizzen sollen das Erlernen der Methoden erleichtern, ausgewählte Literaturhinweise zum weiteren und ausführlichen Studium anregen. Die einheitliche Gliederung aller Kapitel soll eine schnelle Orientierung ermöglichen und dieses

Büchlein zu einem Nachschlagwerk machen. Übergeordnete Themen, die in gleicher Weise für den Arzt sowie das Hilfs- und Pflegepersonal bestimmt sind, werden in einem allgemeinen, die detaillierte Beschreibung der endoskopischen Eingriffe in einem speziellen Teil zusammengefaßt.
Den Koautoren gilt unser besonderer Dank, daß sie sich in der Darstellung ihrer Spezialgebiete diesen didaktischen Überlegungen angepaßt haben.

Erlangen, im Frühjahr 1974 P. Frühmorgen M. Classen

Inhaltsverzeichnis

Mitarbeiterverzeichnis

ARNOLD, K., Priv.-Doz. Dr.; Deutsche Klinik für Diagnostik, Aukamm-Allee 33, 6200 Wiesbaden.

CLASSEN, M., Prof. Dr.; Leitender Arzt der I. Medizinischen Abteilung Allg. Krankenhaus Barmbek, Rübenkamp 148, 2000 Hamburg 60.

ELSTER, K., Prof. Dr.; Leiter des Pathologischen Institutes der Städt. Krankenanstalten, Kulmbacher Straße 23, 8580 Bayreuth.

FRÜHMORGEN, P., Priv.-Doz. Dr.; Medizinische Universitätsklinik, Krankenhausstraße 12, 8520 Erlangen.

HENNING, H., Priv.-Doz. Dr.; Leiter der Klinik Föhrenkamp der Bundesversicherungsanstalt f. Angestellte, Birkenweg 24, 2410 Mölln.

HOHNER, R., Schwester; I. Medizinische Abteilung Allg. Krankenhaus Barmbek, Rübenkamp 148, 2000 Hamburg 60.

KOCH, H., Priv.-Doz. Dr.; Oberarzt der Medizinischen Universitätsklinik, Krankenhausstraße 12, 8520 Erlangen.

LINDNER, H., Prof. Dr. †; Chefarzt der Medizinischen Abteilung des DRK-Krankenhauses, Beim Schlump 84, 2000 Hamburg 13.

LOOK, D., Dr.; Klinik Föhrenkamp der Bundesversicherungsanstalt f. Angestellte, Birkenweg 24, 2410 Mölln.

MANEGOLD, B. C., Priv.-Doz. Dr.; Chirurgische Klinik der Fakultät für Klinische Medizin Mannheim der Universität Heidelberg, Postfach 23, 6800 Mannheim 1.

MENGHINI, G., Prof. Dr.; Via Bontempi 40-C.P. 336, I-06100 Perugia/Italien.

ROMFELD, Chr., Schwester; I. Medizinische Abteilung Allg. Krankenhaus Barmbek, Rübenkamp 148, 2000 Hamburg 60.

Rösch, W., Priv.-Doz. Dr.; Medizinische Universitätsklinik, Krankenhausstraße 12, 8520 Erlangen.
Wannagat, L., Prof. Dr.; Ärztlicher Leiter der Bad Mergentheimer Leberklinik, Lothar-Daiker-Straße, 6990 Bad Mergentheim.
Weidenhiller, S., Dr.; Frauenbergl 2, 8400 Regensburg.
Wenz, W., Prof. Dr.; Direktor des Institutes für Röntgendiagnostik der Universität Freiburg, Hugstetter Straße 55, 7800 Freiburg.

1. Allgemeiner Teil

1.1. Organisation einer Endoskopieabteilung

P. Frühmorgen

1.1.1. Planung und Einrichtung der Endoskopieräume

Die Einrichtung und Ausstattung einer modernen Endoskopieabteilung wird weniger von den technischen Möglichkeiten und den Wünschen des Endoskopikers, als durch die räumlichen und finanziellen Gegebenheiten bestimmt. Dieser Tatsache soll dadurch Rechnung getragen werden, daß, soweit möglich, minimale und optimale Arbeitsbedingungen aufgezeigt werden.
An die Räume, welche für eine funktionsfähige und moderne Endoskopieabteilung zur Verfügung stehen sollten, müssen folgende Forderungen gestellt werden:

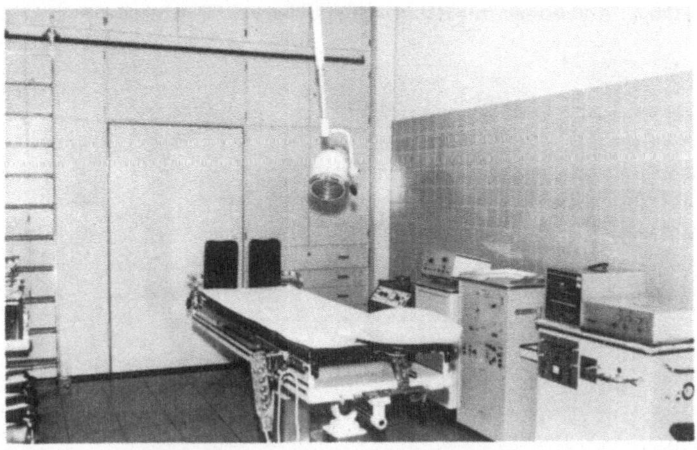

Abb. 1. Teilweise gekachelter Endoskopieraum mit Schrankwand und höhenverstellbarem sowie kippbarem Untersuchungstisch (Fa. Maquet)

a) Leicht zu reinigende, besser gekachelte Untersuchungsräume mit der Möglichkeit zum aseptischen Arbeiten (Abb. 1). Eine nach außen abgeleitete Belüftungsanlage sowie Isolierung der Fußböden, soweit in diesen Räumen Narkosen und elektrochirurgische Eingriffe durchgeführt werden. Die Möglichkeit zur Durchleuchtung und rönt-

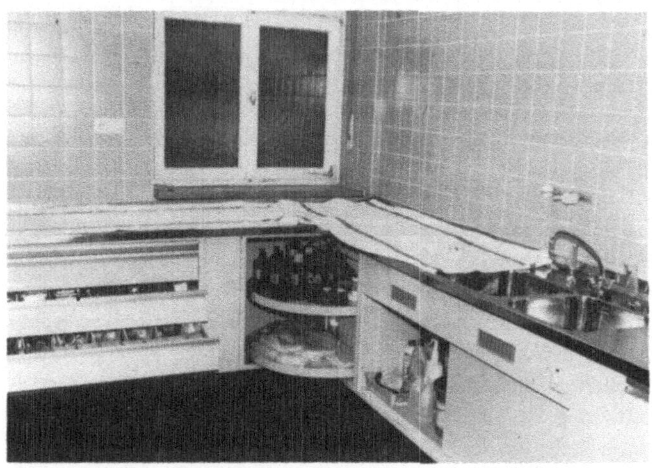

Abb. 2. Arbeitsraum zur Reinigung und Pflege des Instrumentariums

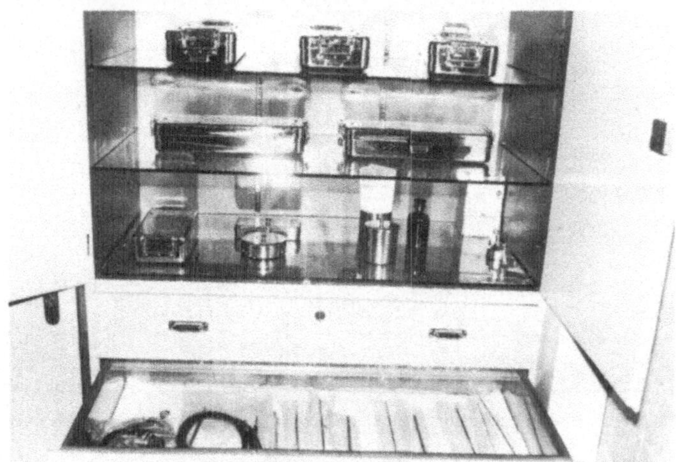

Abb. 3

genologischen Befunddokumentation bei der endoskopischen retrograden Cholangio-Pancreaticographie, der Papillotomie, der Enteroskopie und Coloskopie (Abb. 8).

b) Möglichkeiten zur Reinigung, Desinfektion, Sterilisation und Aufbewahrung des Instrumentariums (Abb. 2–4).

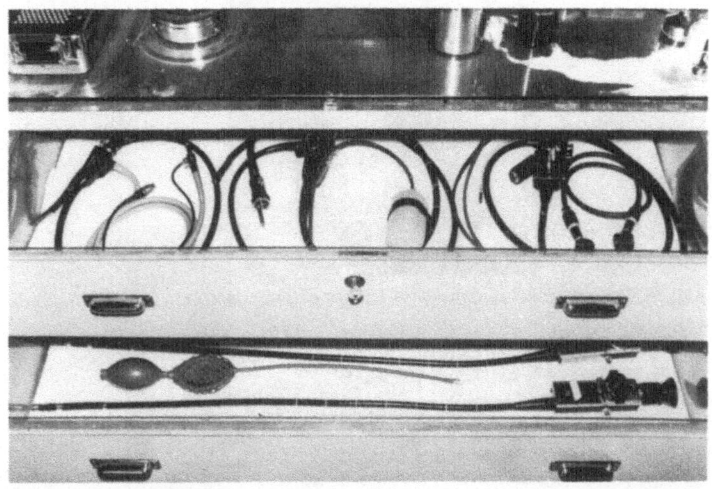

Abb. 3 und 4. Wandschränke und Schubkästen zur Aufbewahrung des Instrumentariums

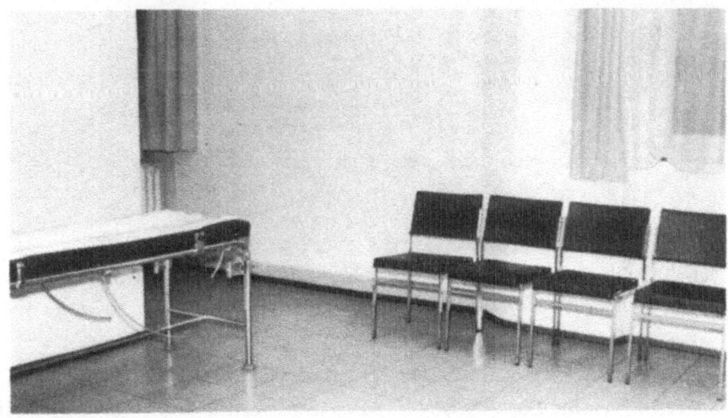

Abb. 5. Warteraum für ambulante und stationäre Patienten

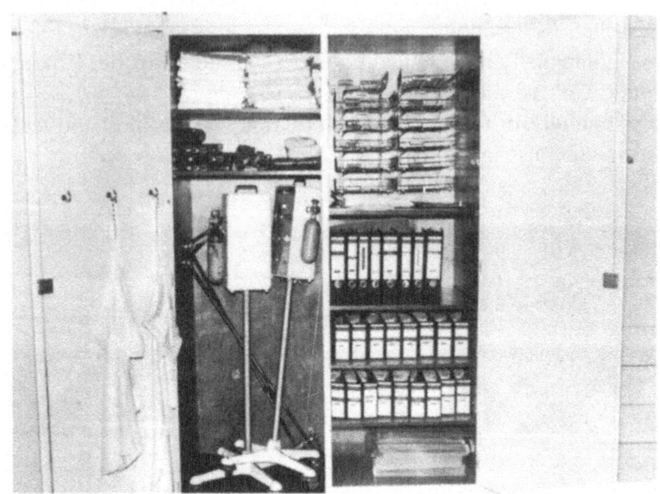

Abb. 6. Archivierungsmöglichkeit für schriftliche Befunde und Röntgenaufnahmen

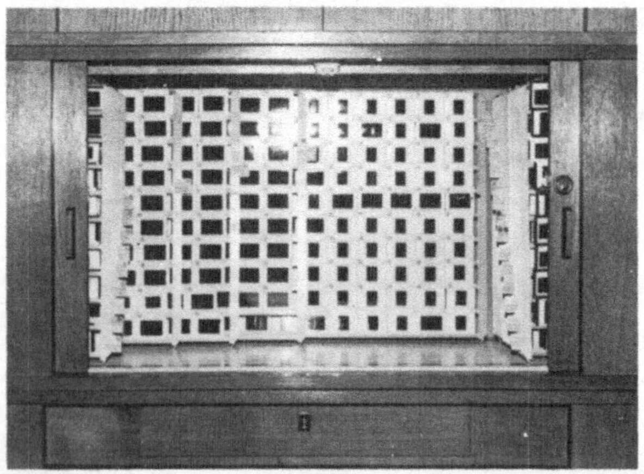

Abb. 7. Dia-Sichtschrank mit seitlichen Fächern für die Aufbewahrung von Diapositiven und Filmen (Fa. Bonacker, Bremen)

c) Warteraum für ambulante und stationäre Patienten (Abb. 5).
d) Archivraum zur Aufbewahrung der Befunddokumente (schriftliche Befunde, Foto, Film, Röntgenaufnahmen) (Abb. 6, 7).

e) Aufenthalts- und Arbeitsräume für Ärzte und Pflegepersonal.

f) Sekretariat, dessen Aufgaben selbstverständlich auch von einer anderen Stelle wahrgenommen werden können.

Die Anzahl und Größe der benötigten Zimmer ist von der Art und der Frequenz endoskopischer Leistungen abhängig. In jedem Fall sollten für endoskopische Untersuchungen separate Zimmer zur Verfügung stehen. Oft wird man dabei auf bereits vorhandene, bislang andersweitig genutzte Räume zurückgreifen müssen, so daß die Planung und der Umbau auf die örtlichen Gegebenheiten Rücksicht zu nehmen hat. Somit können hier keine allgemein gültigen und für alle Fälle verbindliche Normen aufgestellt, sondern lediglich Anregungen vermittelt werden.

Um eine ökonomische Nutzung der vorhandenen Räume und Geräte zu gewährleisten, sollten die Untersuchungsfrequenz und der Ausbildungsgrad des Endoskopikers darüber entscheiden, wo welche endoskopischen Methoden durchgeführt werden (Tabelle 1).

Tabelle 1. Gastrointestinale Endoskopie in Praxis, Krankenhaus und Klinik

Endoskopische Leistung	Praktiker/ Internist	Krankenhaus	Klinik (Gastroent. Zentren)
Recto-Sigmoidoskopie	+	+	+
Oesophago-Gastro-Duodenoskopie[a]	–	+	+
Postbulbäre Duodenoskopie[a]	–	+	+
Retrogr. Pancreatico-Cholangiographie	–	(+)	+
Jejuno-Ileoskopie (Enteroskopie)	–	–	+
Partielle Coloskopie[a]	–	+	+
Coloskopie[a]	–	+	+
Ileoskopie	–	–	+
Therapeutische Endoskopie[a]	–	+	+
Laparoskopie	–	+	+

[a] Diese Untersuchungen werden z. T. auch von niedergelassenen Gastroenterologen ausgeführt.

Ein Endoskopieraum muß die ungestörte Untersuchung des Patienten, die Pflege und Aufbewahrung des Instrumentariums sowie die Befunddokumentation ermöglichen. Dieses kann, wenn auch nicht immer optimal, in einem einzigen Raum geschehen. Bei dieser räumlichen Beschränkung kann es sich jedoch lediglich um die Ausführung einiger weniger und einfach durchzuführender endoskopischer Methoden handeln. Probleme der Sepsis und Asepsis, bzw. der örtlichen Sterilität bei Laparoskopien sind dabei besonders zu beachten.
Zur Grundausstattung eines einzelnen Endoskopieraumes gehören neben Waschgelegenheiten ein Untersuchungstisch (bei Laparoskopien höhenverstell- und kippbar), Röntgenschaukasten, fahrbarer Abstelltisch mit Boden, Spülbecken zur Instrumentenreinigung, abschließbarer Schrank mit Fächern zur Aufbewahrung des Instrumentariums und der Befunde sowie ein Schreibtisch mit Sitzgelegenheit und mindestens fünf im Raum verteilte Steckdosen.
An jenen Krankenhäusern und Kliniken, in denen die Anzahl endoskopischer Leistungen weit über 30 pro Woche liegt und zugleich die Notwendigkeit zu einer differenzierten endoskopischen Diagnostik gegeben ist, erscheint die Aufteilung der endoskopischen Untersuchungen auf mehrere Räume sinnvoll (Tabelle 2). Bei der Durchführung mehrerer endoskopischer Untersuchungen in einem Raum müssen die Gebote der Sepsis und Asepsis sowie die Untersuchungsfrequenz beachtet werden. Besondere Probleme ergeben sich bei jenen endoskopischen Methoden, zu denen eine Rötngeneinrichtung nötig (retrograde Cholangio-Pancreaticographie (ERCP), Papillotomie (EPT), Angiographie, Enteroskopie) oder wünschenswert (Colo-, Ileoskopie) ist.
Wenngleich endoskopische Untersuchungen, zu denen eine Durchleuchtung oder röntgenologische Befunddokumentation nötig ist, prinzipiell auch in der Röntgenabteilung durchführbar sind, so sollte bei einer hohen Untersuchungsfrequenz jedoch dem Endoskopiker eine zu jeder Zeit im Bereich der Endoskopieabteilung verfügbare Röntgeneinrichtung zugänglich sein.
Eine speziell für kombinierte endoskopisch-radiologische Untersuchungen geeignete Röntgenanlage stellt ein Röntgenuntersuchungsgerät mit Zielgerät (Sireskop 3 und Explorator 35, Fa. Siemens) mit einer Bildverstärker-Fernseh-Durchleuchtung dar (Abb. 8). Eine schwimmende Untersuchungsplatte und eine zusätzliche Bildverstär-

Tabelle 2. Verteilung endoskopischer Untersuchungen auf einen oder mehrere Räume

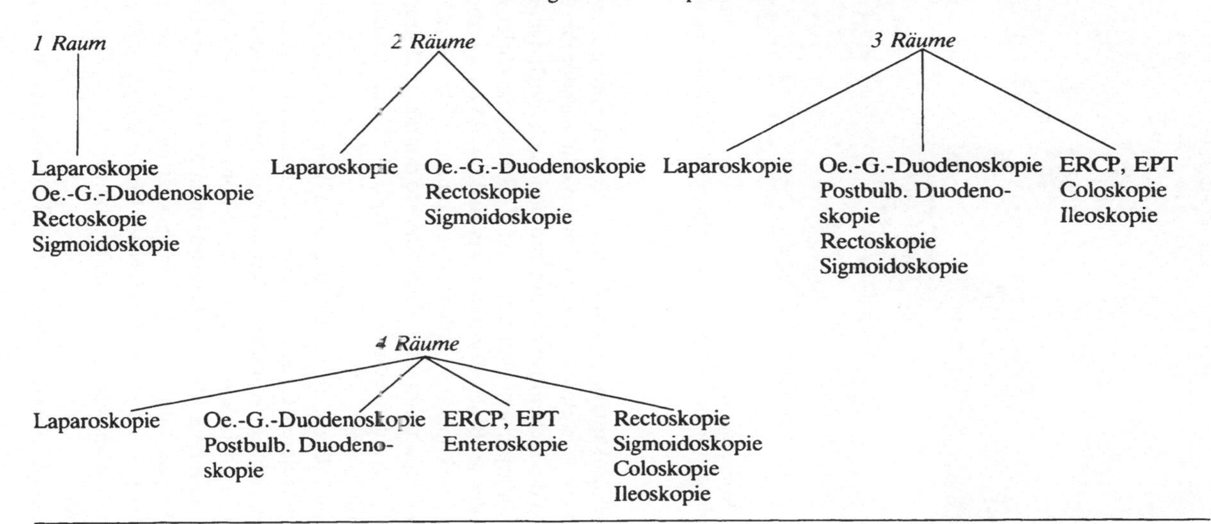

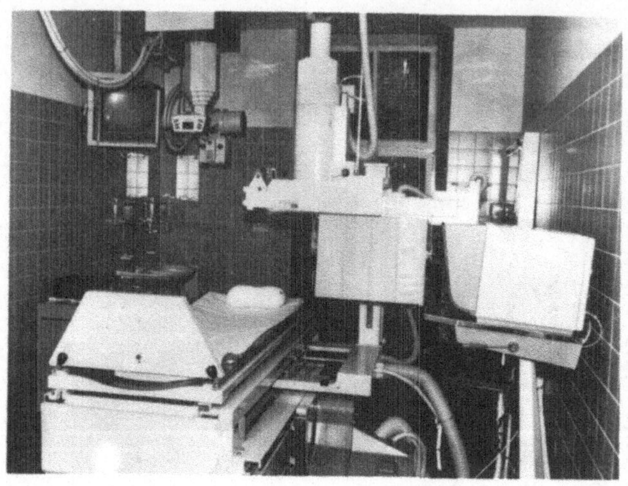

Abb. 8. Röntgenuntersuchungsgerät (Sireskop 3 mit Explorator 35, Fa. Siemens) mit schwimmender Platte und Bildverstärker-Fernsehdurchleuchtung

ker-Rollfilmkamera (Format 70 × 70 mm) ermöglichen ohne zeitraubenden Kasettenwechsel in kurzer Zeit vornehmbare Einstellungen und die lückenlose Dokumentation namentlich dynamischer Untersuchungsphasen. Auf einen AOT-Blattfilmwechsler kann jedoch wegen des größeren Formates (bis zu 35 × 35 cm), insbesondere bei der laparoskopischen Splenoportographie, nicht verzichtet werden. Für die laparoskopische Splenoportographie und transhepatische Cholangiographie empfiehlt sich zusätzlich die Anschaffung einer Drehmulde.

Von besonderem Interesse ist der Einfluß der Röntgenstrahlen auf die verwendeten Glasfaserendoskope. Bestrahlungsversuche, die im Auftrag der Fa. Wappler International GmbH, München durchgeführt wurden, haben gezeigt, daß ein konventionelles Fiberendoskop, nimmt man eine 50%ige Absorption in Kauf, bis zu etwa 800 Stunden (Dosisleistung 0,5 r/Std) eingesetzt werden kann. Ein zusätzlicher Röntgenschutz im Bereich des Mantels einiger Endoskoptypen soll die Gefährdung der Glasfaserbündel weiter herabsetzen bzw. aufheben.

Bei einem Um- oder Neubau einer Endoskopieabteilung [2, 3] stellt

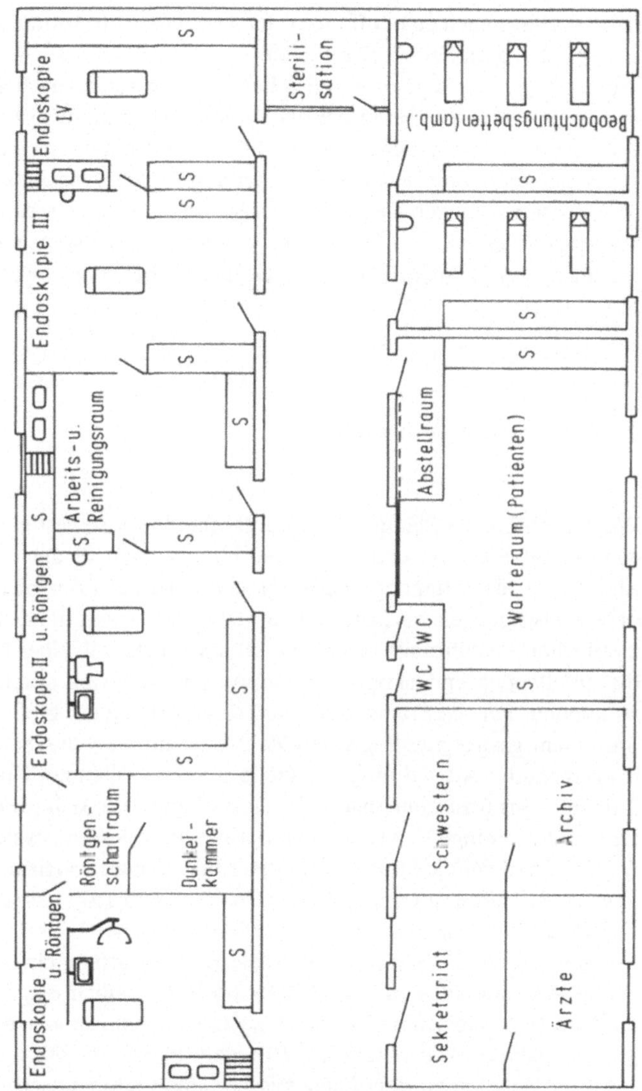

Abb. 9. Grundriß einer modernen Endoskopieabteilung
Endoskopieraum I: Rectoskopie, Sigmoidoskopie, Coloskopie, Ileoskopie
II: ERCP, EPT, Enteroskopie
III: Oe.-G.-Duodenoskopie, postbulb. Duodenoskopie
IV: Laparoskopie S = Schrank

sich die Frage nach einer offenen oder geschlossenen Anordnung der Untersuchungseinheiten. Die partielle Trennung der Untersuchungstische durch Vorhänge oder freistehende Trennwände erscheint wegen der mangelnden Geräuschisolation weniger empfehlenswert. Ein Entwurf für die räumliche Anordnung und Aufteilung der Funktionen einer modernen Endoskopieabteilung, welche zugleich ambulante Untersuchungen ausführt, ist in Skizze 1 wiedergegeben. Auch hier handelt es sich um Optimalforderungen, die entsprechend den räumlichen und finanziellen Gegebenheiten beliebig abwandelbar sind.

1.1.2. Instrumentelle Ausrüstung

Wie bereits bei der Planung der Endoskopieräume, so bestimmen die Art und die Frequenz endoskopischer Untersuchungen auch die Anzahl der anzuschaffenden endoskopischen Geräte. Prinzipiell sollte davon ausgegangen werden, daß ein jedes Instrument mindestens in zweifacher Ausführung vorhanden ist, um bei Ausfall eines Gerätes die anfallenden endoskopischen Leistungen weiterhin durchführen zu können. Für die Praxis, das Krankenhaus sowie die große Klinik mit einem gastroenterologischen Zentrum sind die wünschenswerte instrumentelle Ausstattung in Tabelle 3, die anfallenden Kosten in Tabelle 4 bis 6 zusammengestellt. Dabei handelt es sich jeweils um Optimalforderungen. Als minimale Investitionskosten, welche jedoch nur bedingt eine funktionsfähige Endoskopie ermöglichen, sind jeweils die Hälfte der angegebenen Preise (Stand 1978) anzusetzen. Die Preise verstehen sich zuzüglich Mehrwertsteuer.
Wenngleich der Preis für die optimale Erstausstattung einer Endoskopieabteilung auf den ersten Blick hoch erscheinen mag, so sind die Investitionskosten im Vergleich zu anderen, im Rahmen der Diagnostik gebräuchlichen Geräte (Röntgen, Nuklearmedizin, Labor) sowie in Relation zu den diagnostischen und therapeutischen Möglichkeiten endoskopischer Untersuchungsverfahren als gering zu bezeichnen. Es ist jedoch auch festzustellen, daß die nach der Gebührenordnung honorierte Oesophago-Gastro-Duodenoskopie, Duo-

Tabelle 3. Vorschläge für die instrumentelle Ausrüstung endoskopischer Einheiten in Praxis, Krankenhaus und Klinik

Praktiker/Internist	Krankenhaus	Klinik (Gastroenterolog. Zentren)
2 Anoskope	3 Anoskope	4 Anoskope
2 Recto-Sigmoidoskope	3 Recto-Sigmoidoskope	6 Recto-Sigmoidoskope
	3 Leberblindpunktionsbestecke	6 Leberblindpunktionsbestecke
	2 Laparoskope	4 Laparoskope
	2 Dünndarmbiopsiekapseln + 1 Vakuumpumpe	3 Dünndarmbiopsiekapseln + 2 Vakuumpumpen
	2 Oesophago-Gastro-Duodenoskope	3 Oesophago-Gastro-Duodenoskope
	1 Duodenoskop (Seitblick)	3 Duodenoskope (Seitblick)
	1 Fibersigmoidoskop	1 Sigmoidoskop
	1 Coloskop	3 Coloskope
		Zubehör für therapeutische Endoskopie
		Phantom für Lehrzwecke
		Diaserien (audiovisuelles Training)

Tabelle 4. Kosten der instrumentellen Ausrüstung endoskopischer Einheiten in einer Praxis (Stand 1978)

Instrumentelle Ausstattung: Praxis (Allgemeinmediziner, Internist, Chirurg)	
2 Anoskope mit Zubehor	600. DM
2 Recto-Sigmoidoskope mit Zubehör	1340.– DM
1 Lichtquelle und -leitung	1300.– DM
Gesamtsumme	3240.– DM

Tabelle 5. Kosten der instrumentellen Ausrüstung endoskopischer Einheiten in einem Krankenhaus (Stand 1978)

Instrumentelle Ausstattung: Krankenhaus	
3 Anoskope mit Zubehör	750.– DM
3 Recto-Sigmoidoskope mit Zubehör	1540.– DM

Tabelle 5 (Fortsetzung)

Instrumentelle Ausstattung: Krankenhaus	
1 Lichtquelle und -leitung	1300.– DM
3 Leberblindpunktionsbestecke mit Zubehör	500.– DM
2 Laparoskope mit Zubehör	10000.– DM
2 Dünndarmbiopsiekapseln + 1 Vakuumpumpe	2850.– DM
2 Oesophago-Gastro-Duodenoskope	37100.– DM
1 Duodenoskop (Seitblick)	18800.– DM
1 Fibersigmoidoskop	17000.– DM
1 Coloskop	19500.– DM
1 Lichtquelle	4000.– DM
Zubehör (Zangen, Kameras)	1500.– DM
1 Lehraufsatz	5400.– DM
Zwischensumme	120240.– DM
Instrumentarium für Zwischenfälle	400.– DM
Beatmungsgerät (Beutelresutator)	2000.– DM
HF-Diathermiegerät	3000.– DM
CO_2-Gerät (Siede)	2270.– DM
	127910.– DM

Tabelle 6. Kosten der instrumentellen Ausrüstung endoskopischer Einheiten in einer Klinik (Stand 1978)

Instrumentelle Ausstattung: Klinik (Gastroenterologische Zentren)		
Grundausstattung (wie Krankenhaus)		127910.– DM
zusätzlich	1 Anoskop ohne Zubehör	160.– DM
	3 Recto-Sigmoidoskope ohne Zubehör	600.– DM
	3 Leberblindpunktionsbestecke ohne Zubehör	470.– DM
	2 Laparoskope ohne Zubehör	6480.– DM
	1 Dünndarmbiopsiekapsel ohne Zubehör	600.– DM
	1 Oesophago-Gastro-Duodenoskop	18550.– DM
	2 Duodenoskope (Seitblick)	37600.– DM
	2 Coloskope	39000.– DM
Zubehör für therapeutische Endoskopie (Schlingen, Zangen, Papillotom etc.)		4000.– DM
Phantom		1500.– DM
Diaserien (audiovisuelles Training)		500.– DM
		237370.– DM

Tabelle 6 (Fortsetzung)

Instrumentelle Ausstattung: Klinik (Gastroenterologische Zentren)		
Erweiterte Ausstattung:		
Filmkamera (16 mm)		4500.– DM
Farbfernseh-Anlage		150000.– DM
Filmlichtfontäne		13600.– DM
Kleine Röntgenanlage (Arcoskop 100–3D, Fa. Siemens)	168000.– DM	
Röntgengerät (Sireskop 3, Fa. Siemens)		600000.– DM
Gesamtsumme	573470.– DM	1005470.– DM

Tabelle 7. Sachkosten für endoskopische Untersuchungen (Medizinische Univ.-Klinik Erlangen, Stand 1978)

Oesophago-Gastro-Duodenoskopie	213.– DM
Duodenoskopie mit retrograder Gangdarstellung	301.– DM
Coloskopie	188.– DM
Laparoskopie	75.– DM

deno-Jejunoskopie oder Coloskopie sowie die Laparoskopie in Relation zu den entstehenden Sachkosten (Anschaffung, Abnutzung, Reparaturkosten) (Tabelle 7) in keinem Verhältnis stehen.

1.1.3. Personelle Besetzung

Die Effektivität einer endoskopischen Abteilung und die Qualität der erbrachten Leistungen wird neben der Güte des Instrumentariums von der Qualifikation des Endoskopikers und des Hilfspersonals bestimmt. Bei der Differenziertheit endoskopisch-bioptischer Befunde und der Schwierigkeit endoskopischer Techniken sollten nur jene tätig werden, die über die nötigen Grundkenntnisse der auszuführenden endoskopischen Untersuchungen verfügen. Das Wissen über mögliche Komplikationen, deren Verhütung sowie evtl.

erforderlich werdender Gegenmaßnahmen (S. 41) ist ebenso unabdingbar wie entsprechende Grundkenntnisse in der Pathohistologie der zu erwartenden Befunde [1, 4].

Die Anzahl der endoskopisch tätigen Ärzte sowie deren Hilfspersonal wird von der Untersuchungsfrequenz sowie von der Anzahl der Räume bestimmt, in denen gleichzeitig gearbeitet wird. Steht lediglich ein Raum zur Verfügung, so dürften zwei Ärzte und zwei Schwestern, welche sich gegenseitig vertreten können, ausreichen. Wird jedoch gleichzeitig in mehreren Räumen gearbeitet, so sollte für jeden Raum jeweils ein Endoskopiker und eine Schwester sowie ein Springer zur Verfügung stehen. Lediglich bei jenen Untersuchungen, bei denen eine Röntgenkontrolle oder Röntgendokumentation erforderlich wird (retrograde Pancreatico-Cholangiographie, Papillotomie, Enteroskopie, Angiographie, Splenoportographie, Coloskopie), sowie im Einzelfall bei der Laparoskopie, sollte ein zweiter Arzt verfügbar sein. Zur Einrichtung eines über 24 Std zur Verfügung stehenden endoskopischen Notfalldienstes werden bei wochenweisem Wechsel mindestens 4 Endoskopiker und 4 Schwestern benötigt.

Literatur

1. Classen, M., Frühmorgen, P., Rösch, W.: Gastrointestinale Endoskopie: Versuch einer Bewertung. Internist (Berl.) *14*, 245 (1973)
2. Ottenjann, R.: Die gastroenterologische Abteilung im Stadt- und Kreiskrankenhaus. Fortschr. Med. *91*, 866 (1973).
3. McQueen, M.: Endoscopy Room. In: Endoscopy (Hrsg. G. Berci, p. 175–178. New York: Appleton-Century-Crofts 1976
4. Morson, B. C.: Histological Typing of Intestinal Tumours: Geneva: World Health Organization 1976

1.2. Reinigung und Pflege endoskopischer Instrumente

R. Hohner und Chr. Romfeld

Die wesentlichen Aufgaben der Hygiene in der Endoskopieabteilung bestehen in der Desinfektion, Sterilisation und Hospitalismuskontrolle [2, 4, 5, 6].

Tabelle 1. Desinfektion in der Endoskopie

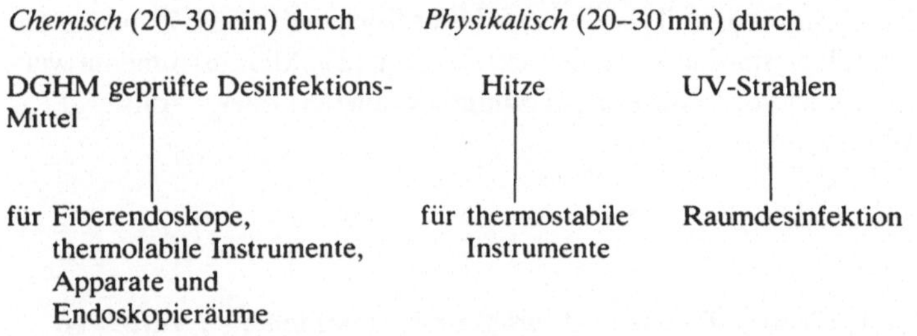

Chemisch (20–30 min) durch	*Physikalisch* (20–30 min) durch	
DGHM geprüfte Desinfektions-Mittel	Hitze	UV-Strahlen
für Fiberendoskope, thermolabile Instrumente, Apparate und Endoskopieräume	für thermostabile Instrumente	Raumdesinfektion

Tabelle 2. Sterilisation in der Endoskopie

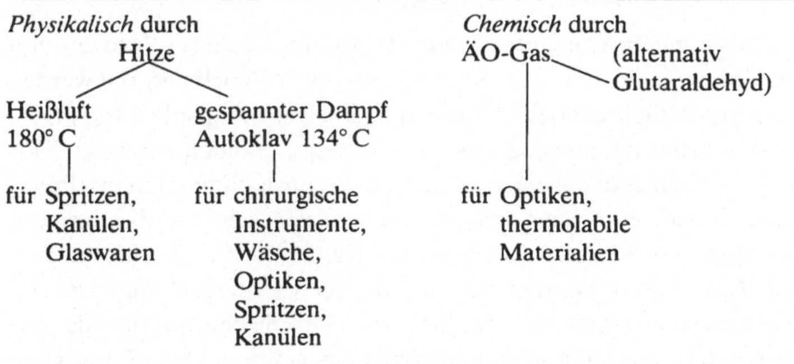

Physikalisch durch		*Chemisch* durch
Hitze		ÄO-Gas (alternativ Glutaraldehyd)
Heißluft 180° C	gespannter Dampf Autoklav 134° C	
für Spritzen, Kanülen, Glaswaren	für chirurgische Instrumente, Wäsche, Optiken, Spritzen, Kanülen	für Optiken, thermolabile Materialien

Tabelle 3. Gerätereinigung in der Endoskopie

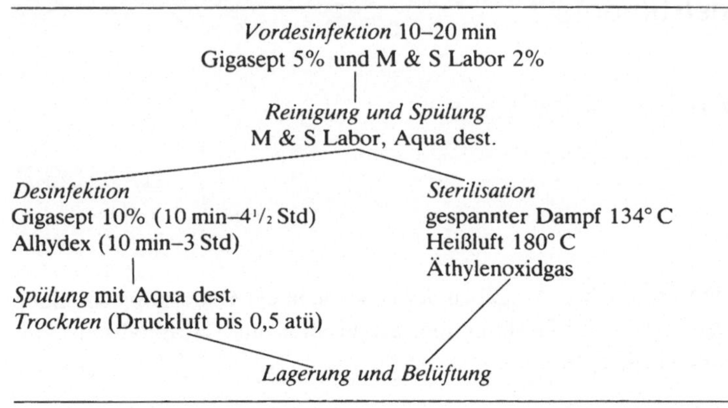

Die Desinfektion (Tabelle 1) und Sterilisation (Tabelle 2) bilden die Grundlage für die Instrumentenreinigung [3]. Alle Instrumente werden zuerst vordesinfiziert, gereinigt, desinfiziert oder sterilisiert (Tabelle 3).

1.2.1. Geräte, die uneingeschränkt mit verschiedenen Verfahren sterilisiert werden können

Chirurgische Instrumente, Punktionsnadeln, Trokare, Spritzen und Behälter, Glaswaren und autoklavierbares Schlauchmaterial werden sofort nach Gebrauch für 10 min in eine selbstreinigende 5%ige Desinfektionslösung eingelegt und anschließend manuell gereinigt. Moderne Möglichkeiten bieten Instrumentenwaschmaschinen. Pneunadeln und Punktionskanülen müssen vor der Sterilisation auf Durchgängigkeit und Schäden an der Kanülenspitze geprüft werden. Die Instrumente werden für die einzelnen Untersuchungen zu gebrauchsfertigen Sieben verpackt (Abb. 1). Die Sterilisation des Instrumentariums kann in Heißluft oder gespanntem Dampf erfolgen.

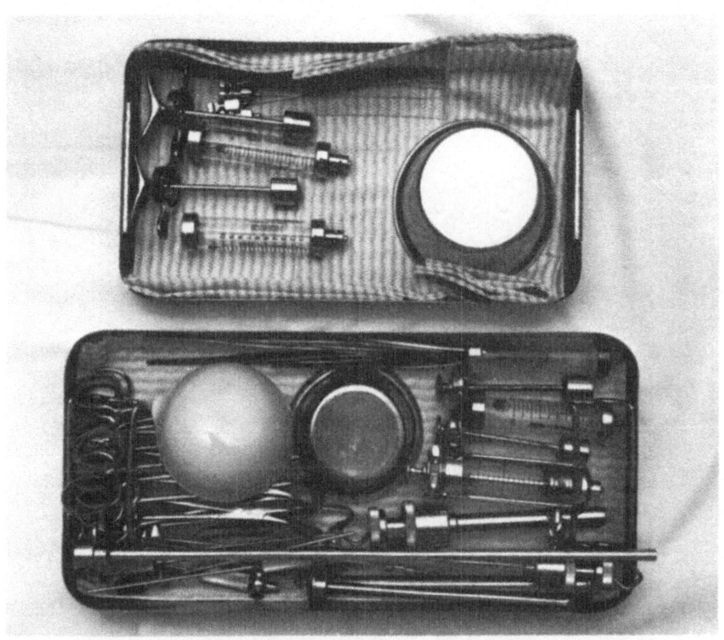

Abb. 1. Uneingeschränkt sterilisierbares Instrumentarium (Deponetten-System/Martin)

1.2.2. Geräte mit eingeschränkter Sterilisierbarkeit

Für starre Endoskope, Fiberlichtleitungen, Polypektomieschlingen, Biopsiezangen, Katheter und Papillotome können konstruktionsbedingt oder durch die Art des verwendeten Materials nur bestimmte Desinfektions- und Sterilisationsverfahren angewendet werden.

a) Die Reinigung und Desinfektion starrer Endoskope ist problemlos. Laparoskope, Bronchoskope, Oesophagoskope und Rectoskope sind in ihrem Aufbau leicht verständlich und können gut zerlegt werden. Nach der Benutzung werden alle Teile in eine selbstreinigende, desinfizierende Lösung gelegt und die Biopsiekanäle der starren Endoskope mit einer Bürste und Reinigungspistole (Selecta) gesäubert. Insbesondere müssen anhaftende Blut- und Serumreste, Öl- und

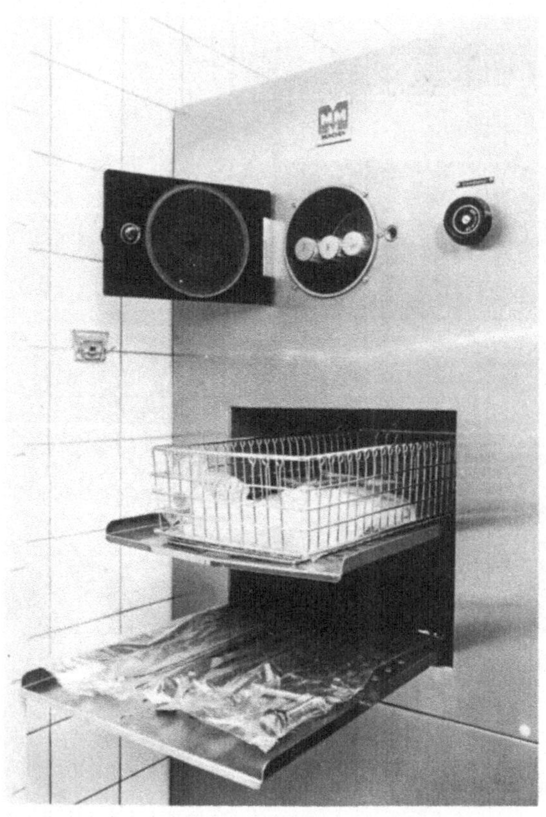

Abb. 2. Gassterilisation von Geräten mit eingeschränkter Sterilisierbarkeit

Fettbestandteile, sowie anorganische Stoffe entfernt werden. Nach Abschluß der Desinfektion und Reinigung werden die Instrumente mit destilliertem Wasser abgespült. Vor der Sterilisation ist besonders auf Objektiv-, Ocularfenster, auf die Lichteintritts- und Austrittsflächen der Optiken und das Fiberkabel zu achten. Noch vorhandene Verschmutzungen lassen sich leicht durch Abreiben mit Kernseife und feuchtem Wattetupfer beseitigen. Gummikappen und Dichtungen können nur dann die ihnen zugedachte Aufgabe erfüllen, wenn die Bohrungen die richtige Größe und keine Einrisse aufweisen. Die Scharniere der Zweiweghähne sind mit Spezialöl zu fetten.

Nachdem die Instrumente auf Schäden geprüft wurden, werden sie in Folien doppelt verpackt, mit Teststreifen und Datum versehen, gassterilisiert oder auf Empfehlung der Hersteller in entsprechenden Kassetten dampfsterilisiert. Als Alternative kommt die chemische Sterilisation mit Lösungen in Betracht. Die Einwirkungszeit beträgt 3–4$^{1}/_{2}$ Stunden.

Um eine Verschleppung von Keimen zu verhindern, werden Rectoskope von allen anderen Geräten getrennt behandelt.

b) Die manuelle Reinigung von Biopsiezangen und Polypektomieschlingen, die zum Teil sehr kleine und kompliziert geformte Instrumente sind, nimmt täglich viel Zeit in Anspruch. Kleine Winkel und Ritzen werden nur ungenügend erreicht. Ein besserer Reinigungseffekt wird durch Ultraschall erzielt. Ultraschallschwingungen erzeugen in der Reinigungsflüssigkeit winzige Bläschen, die beim Implodieren eine mechanische Reinigungswirkung ausüben. Sie wurden speziell dafür entwickelt, Verunreinigungen zu entfernen, die für das menschliche Auge nicht mehr sichtbar sind.

Coagulationssonden, Polypektomieschlingen und Papillotome verkrusten bei Gebrauch an der Oberfläche. Durch Abreiben mit feinem Schmirgelpapier läßt sich die Schicht beseitigen. Diese thermolabilen Materialien, sowie Spezialkatheter und Sonden sollten in trockenem Zustand in Klarsichtfolien von 0,03 mm Dicke eingeschweißt und anschließend gassterilisiert werden (Abb. 2).

1.2.3. Geräte die nur ausnahmsweise sterilisiert werden können

Flexible Fiberendoskope können nicht nach jeder Untersuchung ausreichend desinfiziert und sterilisiert werden. Sie sind im Gegensatz zu den bereits genannten Instrumenten nicht zu zerlegen. Die Luft- und Biopsiekanäle sind einer Reinigung schlecht zugänglich. Das Okularteil ist zudem wasserempfindlich. Das benutzte Fiberendoskop wird nach Abnahme der Dichtungskappen zunächst vom aufliegenden Schleim und Blut befreit und unter fließendem Wasser sorgfältig abgewaschen, der Biopsiekanal gebürstet und durchspült. Diese Vordesinfektion erfolgt mit einer 5%igen Desinfektionslösung (Giga-

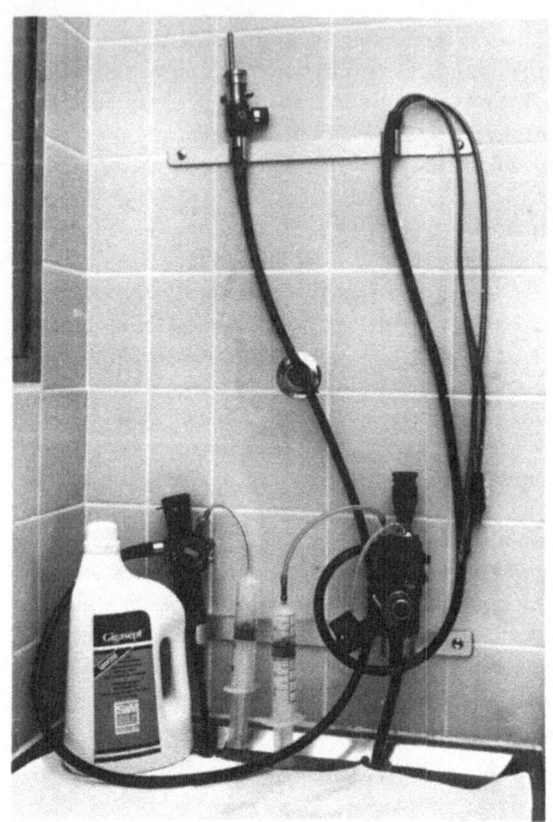

Abb. 3. Desinfektion von Fiberendoskopen

sept) und einem 2%igem Reinigungsmittel als Zusatz (M & S Labor). Danach werden die Fiberendoskope desinfiziert. Dabei sollten der Instrumentierkanal sowie die Außenseite des Endoskops sorgfältig mit Desinfektionslösung gespült werden, wobei es am zweckmäßigsten erscheint, den Biopsie- und Luftkanal mit Desinfektionsmittel zu füllen und das Instrument selbst, bis auf Okular und Zuleitungsschlauch, für 15–20 min in die Lösung zu legen (Abb. 3).
In den Schläuchen dürfen keine Luftblasen stehenbleiben, da sie den Desinfektionsvorgang behindern. Nachteilig sind ebenfalls Eiweißreste. Sie führen zur Inaktivierung der Desinfektionssubstanz. An-

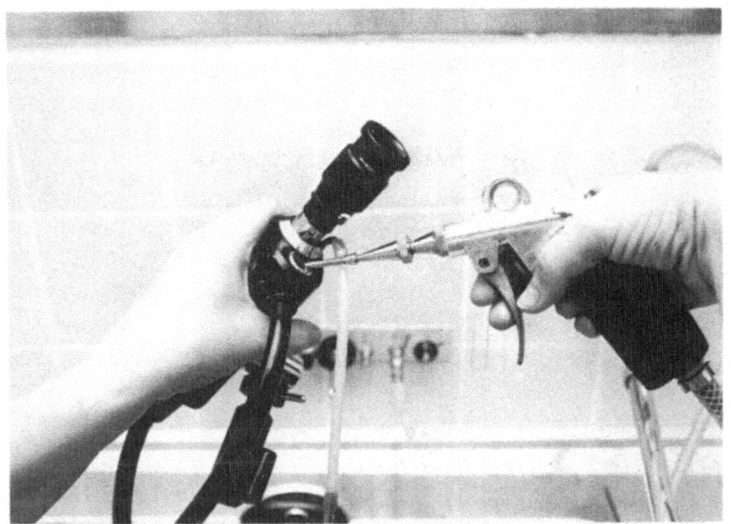

Abb. 4. Spülung der Endoskopkanäle mit destilliertem Wasser

schließend werden die Endoskope mit destilliertem Wasser durchspült. Entgegen den Vorschriften der Hersteller verwenden wir dazu eine Selecta-Spritzpistole mit besonders feinen Düsen. Diese setzen wir an den Öffnungen der Saug- und Luftknöpfe bzw. Kanäle an und spülen sie mit geringem Druck durch (Abb. 4).
Zur Arbeitserleichterung gibt es neuerdings ein vollautomatisches Desinfektionsgerät für Fiberendoskope (Fiberskop-Desinfektor nach Baas, Fa. Riwoplan, Knittlingen). Das Arbeitsprinzip dieses Desinfektionsgerätes beruht auf einer Kreislaufspülung sämtlicher Kanäle des Fiberendoskops. Die Umwälzzeit des Desinfektionsmittels ist in Stufen von 1, 5, 10, 15, 20 und 30 min wählbar.
Nach diesen Desinfektionsvorgängen werden die Fiberendoskope vorsichtig getrocknet und alle Feuchtigkeitsreste aus den Zuleitungen und Biopsiekanälen entfernt. Bei Verwendung von Druckluft überschreiten wir 0,5 atü nicht (Abb. 5). Außerdem werden Korrosionen am Anschlußstecker der Versorgungszuleitung beseitigt und Dichtungen erneuert.
Zu einer sorgfältigen Vorbereitung einer endoskopischen Untersuchung gehört auch die Prüfung sämtlicher Funktionen des Instru-

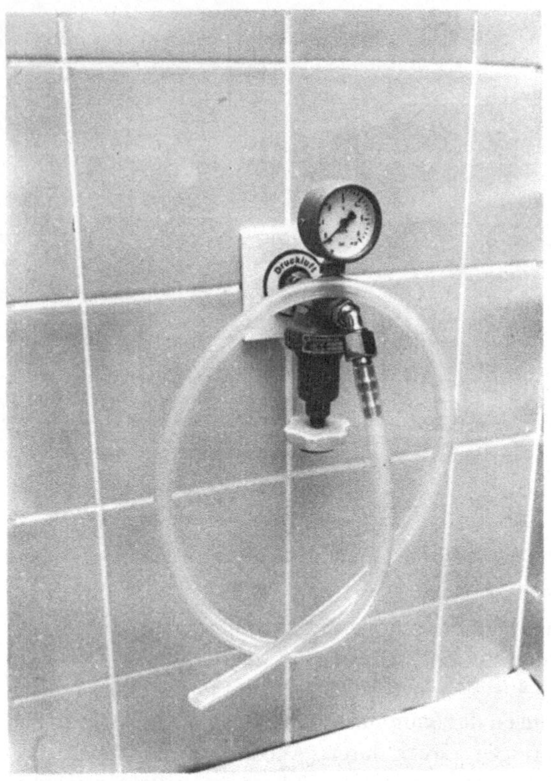

Abb. 5. Druckluft-Reduzierventil zum Durchblasen der Endoskopkanäle (Druckluftminderer/Dräger)

ments. Die regelmäßige und sorgfältige Inspektion der Endoskope und die Beseitigung kleiner Defekte helfen größere Reparaturen zu verhindern. Als Beispiel sei der kleine, durch einen Zahn verursachte Dreiangel in der Gummimanschette der Instrumentenspitze genannt. Das Auswechseln allein ist eine kleine Reparatur, ein größerer Wassereinbruch kann teuer werden.

Aufbewahrt werden die Fiberendoskope in liegender oder hängender Position in entsprechenden Schränken und Schubfächern (Abb. 6). Coloskope samt Zubehör werden von allen Geräten getrennt behandelt und aufbewahrt.

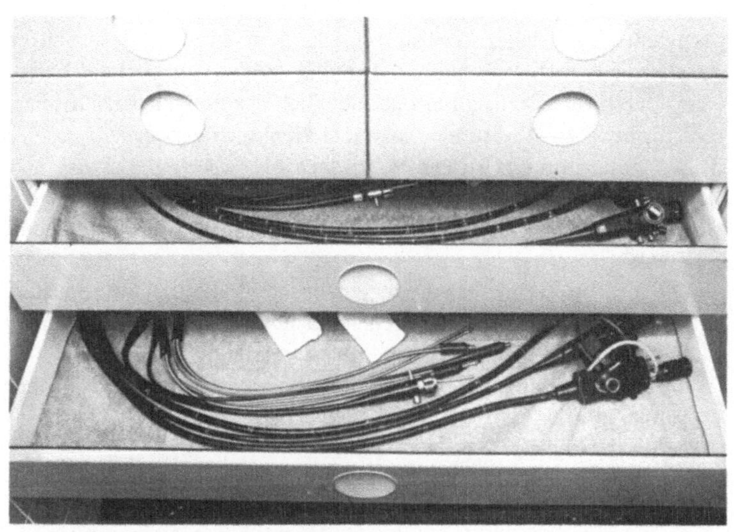

Abb. 6. Aufbewahren der Fiberendoskope

1.2.4. Hospitalismus

Endoskopieabteilungen sind nach ihrer Struktur als Diagnostikeinheiten, von denen eine erhöhte Infektionsgefahr ausgeht, anzusehen [1]. Auch die gründliche manuelle Reinigung und Desinfektion der Fiberendoskope mit ihrem komplizierten Aufbau, insbesondere der langen und mit Ventilen versehenen Kanälen erreicht lediglich eine Sauberkeit, die ästhetischen Ansprüchen genügt. Die Übertragung von Keimen während mehrerer aufeinanderfolgender endoskopischer Untersuchungen ist zumindest theoretisch und aufgrund von bakteriologischen Ergebnissen möglich. Deshalb sollte der Arzt entscheiden, ob er zumindest einmal am Tag eine „Volldesinfektion" der Fiberendoskope über mehrere Stunden durchführen will, um eine relative Sicherheit zu erhalten, daß auch schwerbeeinflußbare Sporen und Viren eliminiert werden.

Eine Sterilisation ist aus Materialgründen bisher nicht durchführbar. Unsere Untersuchungen zeigen zwar, daß Fiberglasendoskope mit

Äthylenoxidgas sicher sterilisiert werden können [7]. Das Verfahren ist allerdings verhältnismäßig aufwendig. Außerdem wird das Endoskop durch die Sterilisation einschließlich der nötigen Auslüftungszeit für etwa 24–48 Stunden aus dem Gebrauch gezogen.

Eine Gassterilisation ist aber zu fordern:

1. Bei Kontamination des Endoskops mit infektiösem Material (Salmonellen, Tuberkelbakterien, Hepatitis-Viren, Spirochaeta pallidum),
2. bei der Endoskopie besonders gefährdeter Patienten mit reduzierter Infektabwehr (cytostatische und immunsuppressive Behandlung),
3. nach Anwendung des ERCP-Gerätes bei Patienten mit eitriger Cholangitis,
4. bei Endoskopie am offenen Bauch,
5. bei täglich eingesetztem Gerät einmal wöchentlich, z. B. am Wochenende als Kompromiß zwischen den Maximalforderungen des Hygienikers und den praktischen Möglichkeiten.

Um dem Hospitalismus vorzubeugen, muß in einer Endoskopieabteilung größtmögliche Sauberkeit herrschen, d. h.

a) getrennte Behandlung von septischen und aseptischen Instrumenten,

b) gründliche mechanische Reinigung und Desinfektion,

c) großzügige Sterilisation von leicht sterilisierbarem Material,

d) Gassterilisation von Fiberendoskopen im Einzelfall.

Literatur

1. Bass, E. U.: Fiberendoskop-Desinfektion – ein ungelöstes Problem? Aktuelle Gastrologie *6* (4), 307–314 (1977)
2. Demling, L.: Significance and Current Status of Desinfection in Gastroenterological Endoscopy. Endoscopy *10,* 69–70 (1978)
3. Kanz, E.: Aseptik in der Chirurgie, Stuttgart: Thieme 1973
4. Nemethy, G.: Instrumentation: Cleaning, Storage, and Maintenance and Supervision of Endoscopes In: Berci, G. (Ed.): Endoscopy, p. 133–154. New York: Appleton-Century-Crofts 1976

5. Slotnick, I. J.: Microbiology and Sterilization of Endoscopes. In: Berci, G. (Ed.): Endoscopy, p. 155–172. New York: Appleton-Century-Corfts 1976
6. Tolon, M., Thofern, E., Miederer, S. E.: Disinfection procedures of fiberscopes in endoscopy deparments. Endoscopy *8,* 24–19 (1976)
7. Ujeyl, A. K. Wurbs, D., Adam, W., Classen, M.: Gassterilization of Fiber Endoscopes. Endoscopy *10,* 71–74 (1978)

1.3. Dokumentation endoskopischer Befunde

P. Frühmorgen

Die Archivierung endoskopischer Befunde kann schriftlich (Klartext, Lochkarte, Computer) sowie durch eine objektive Bilddokumentation (Zeichnung, Kleinbildkamera, Polaroid-Kamera, Super-8- und 16-mm-Film, Röntgen) erfolgen [1, 8]. Die alleinige Bilddokumentation [7] kann jedoch den schriftlich niedergelegten Befund nur bedingt ersetzen.

1.3.1. Schriftlicher Befund

Jeder endoskopische Befund muß sofort im Anschluß an die Untersuchung dokumentiert werden. Dies kann entweder direkt im Krankenblatt oder, auf Band diktiert, durch einen separaten Befundbericht erfolgen. Das schriftlich fixierte Untersuchungsergebnis, bei welchem sich eine subjektive Stereotypie nicht immer vermeiden läßt, dient in erster Linie der Interpretation und Gesamtbeurteilung des erhobenen Befundes. Auf zeitraubende detaillierte Schilderungen, die besser durch eine objektive Bilddokumentation archiviert werden, sollte man in der Regel verzichten [1].

1.3.2. Lochkarten

Zur statistischen Auswertung hat sich die Verwendung einer Randlochkarte bewährt (Abb. 1–3). Jene Informationen, die für eine spätere Auswertung von Interesse und am Rand der Karte angege-

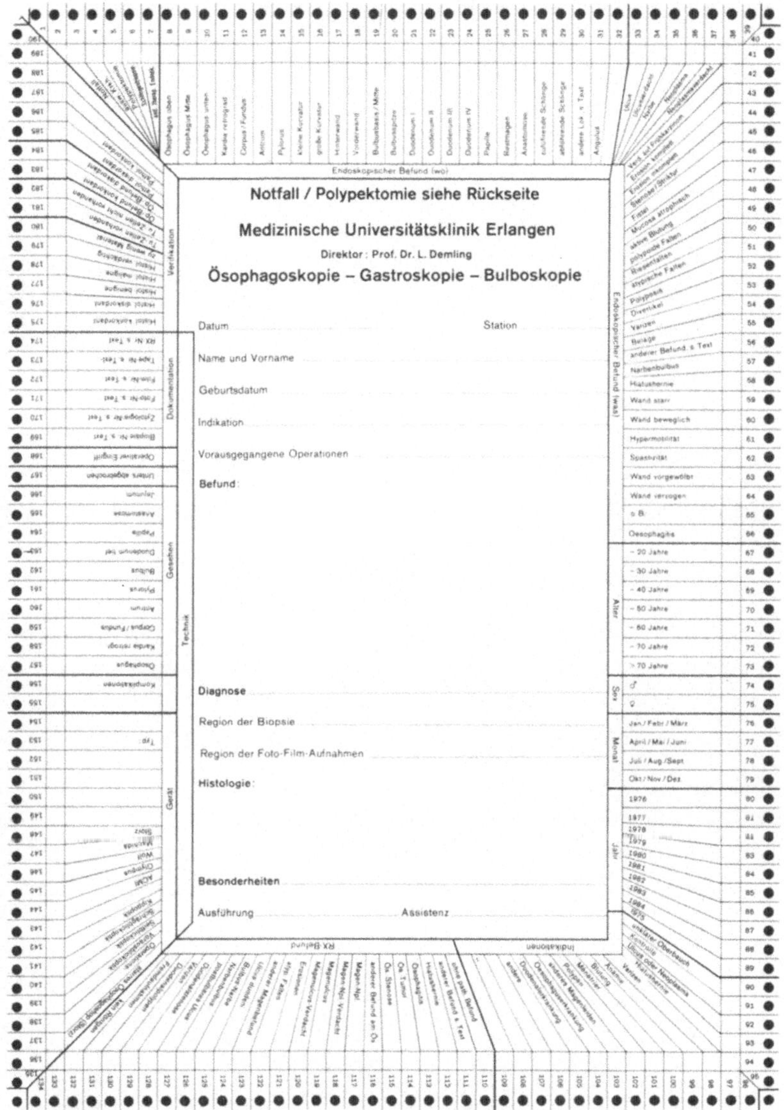

Notfall / Polypektomie siehe Rückseite

Medizinische Universitätsklinik Erlangen

Direktor: Prof. Dr. L. Demling

Ösophagoskopie – Gastroskopie – Bulboskopie

Datum .... Station ....

Name und Vorname ....

Geburtsdatum ....

Indikation ....

Vorausgegangene Operationen ....

Befund:

Diagnose ....

Region der Biopsie ....

Region der Foto-Film-Aufnahmen ....

Histologie:

Besonderheiten ....

Ausführung .... Assistenz ....

Abb. 1a

Abb. 1–3. Muster für die Befunddokumentation (Oesophago-Gastro-Duodenoskopie, Postbulbäre Duodensokopie mit retrograder Gangdarstellung, Coloskopie) mit Randlochkarten (Fa. Edler und Krische, Hannover)

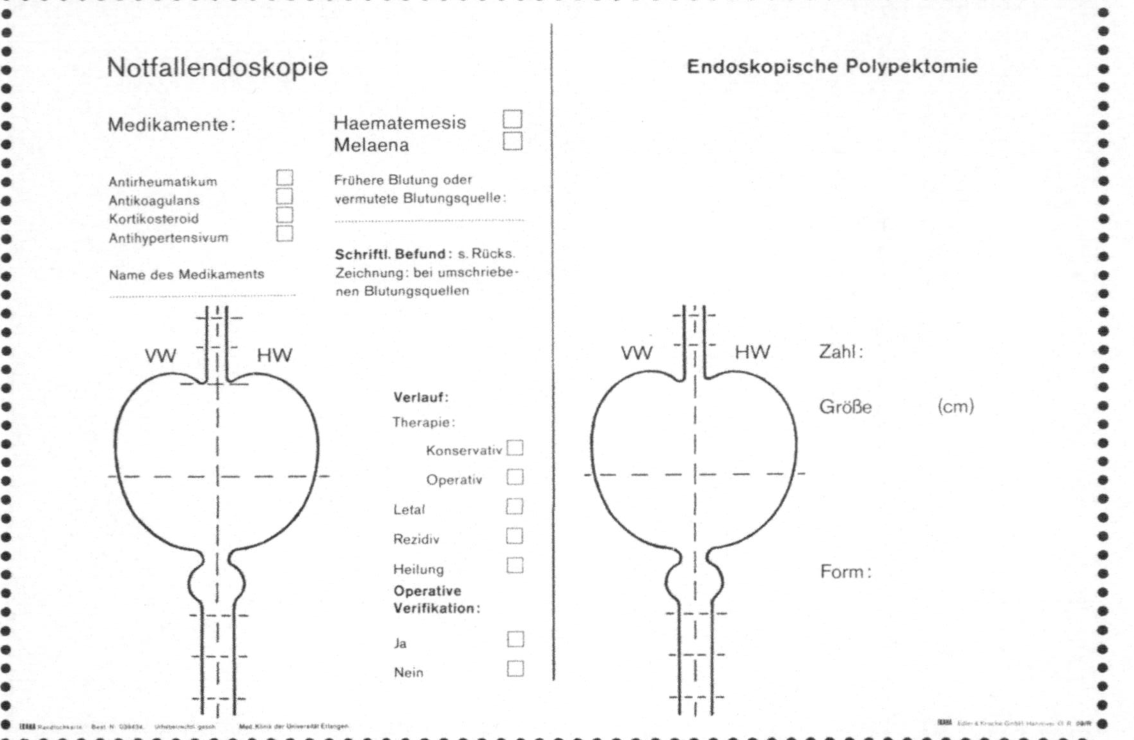

Notfallendoskopie

Medikamente:
Antirheumatikum
Antikoagulans
Kortikosteroid
Antihypertensivum
Name des Medikaments

Haematemesis
Melaena

Frühere Blutung oder vermutete Blutungsquelle:

Schriftl. Befund: s. Rücks.
Zeichnung: bei umschriebenen Blutungsquellen

VW
HW

Verlauf:
Therapie:
Konservativ
Operativ
Letal
Rezidiv
Heilung
Operative Verifikation:
Ja
Nein

Endoskopische Polypektomie

VW
HW

Zahl:
Größe (cm)
Form:

Abb. 1b (Rückseite von Abb. 1a)

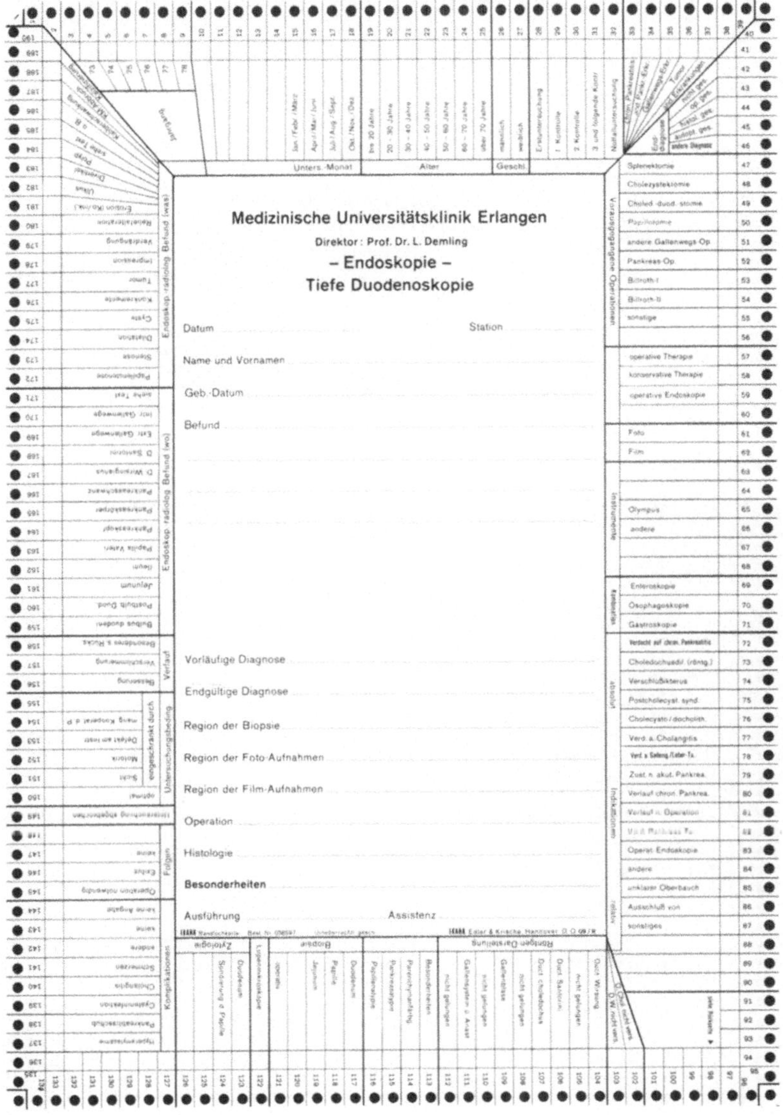

Medizinische Universitätsklinik Erlangen

Direktor: Prof. Dr. L. Demling

– Endoskopie –

Tiefe Duodenoskopie

Datum .... Station ....

Name und Vornamen ....

Geb.-Datum ....

Befund ....

Vorläufige Diagnose ....

Endgültige Diagnose ....

Region der Biopsie ....

Region der Foto-Aufnahmen ....

Region der Film-Aufnahmen ....

Operation ....

Histologie ....

Besonderheiten ....

Ausführung .... Assistenz ....

Unters.-Monat: Jan./Febr./März; April/Mai/Juni; Juli/Aug./Sept.; Okt./Nov./Dez.

Alter: bis 20 Jahre; 20–30 Jahre; 30–40 Jahre; 40–50 Jahre; 50–60 Jahre; 60–70 Jahre; über 70 Jahre

Geschl.: männlich; weiblich

Erstuntersuchung; 1. Kontrolle; 2. Kontrolle; 3. und folgende Kontr.; Notfalluntersuchung

Vorausgegangene Operationen: Splenektomie; Cholezystektomie; Choled.-duod.-stomie; Papillotomie; andere Gallenwegs-Op.; Pankreas-Op.; Billroth-I; Billroth-II; sonstige

operative Therapie; konservative Therapie; operative Endoskopie

Instrumente: Foto; Film; Olympus; andere

Kombination: Enteroskopie; Ösophagoskopie; Gastroskopie

Indikationen – absolut: Verdacht auf chron. Pankreatitis; Choledochusdil. (röntg.); Verschlußikterus; Postcholecyst. synd.; Cholecysto-/docholith.; Verd. a. Cholangitis; Verd. a. Gallenweg-/Leber-Tu.; Zust. n. akut. Pankrea.; Verlauf chron. Pankrea.; Verlauf n. Operation; Operat. Endoskopie; andere

Indikationen – relativ: unklarer Oberbauch; Ausschluß von; sonstiges

Endoskop.-radiolog. Befund (was): Steinose; Papillenstenose; Dilatation; Cyste; Konkremente; Tumor; Impression; Verdrängung; Retiefalteration; Erosion; Ulcus; Divertikel; Polyp; siehe Text

Endoskop.-radiolog. Befund (wo): Bulbus duodeni; Postbulb. Duod.; Jejunum; Ileum; Papilla Vateri; Pankreaskopf; Pankreaskörper; Pankreasschwanz; D. Wirsungianus; D. Santorini; Extr. Gallenwege; Intr. Gallenwege; siehe Text

Verlauf: Besserung; Verschlimmerung; Besonderes s. Rücks.

Untersuchungsbeding. eingeschränkt durch: optimal; Sicht; Motorik; Defäkat am Instr.; mang. Kooperat. d. P.

Folgen: Operation notwendig; Exitus; keine; keine Angabe

Komplikationen: keine; andere; Schmerzen; Cholangitis; Cystenruptation; Pankreastitisschub; Hyperamylasämie

Zytologie: Sondierung d. Papille; Duodenum

Lupenendoskopie

Biopsie: Jejunum; Papille; Duodenum

Papillenadenom; Pankreaskopf; Pankreasschwanz; Besonderheiten

Röntgen-Darstellung: Gallensystem u. Ausat.; nicht gelungen; Gallenblase; nicht gelungen; Duct. choledochus; Duct. Santorini; nicht gelungen; Duct. Wirsung.

D. Chol. nicht vers.; D. W. nicht vers.

siehe Rückseite

Abb. 2

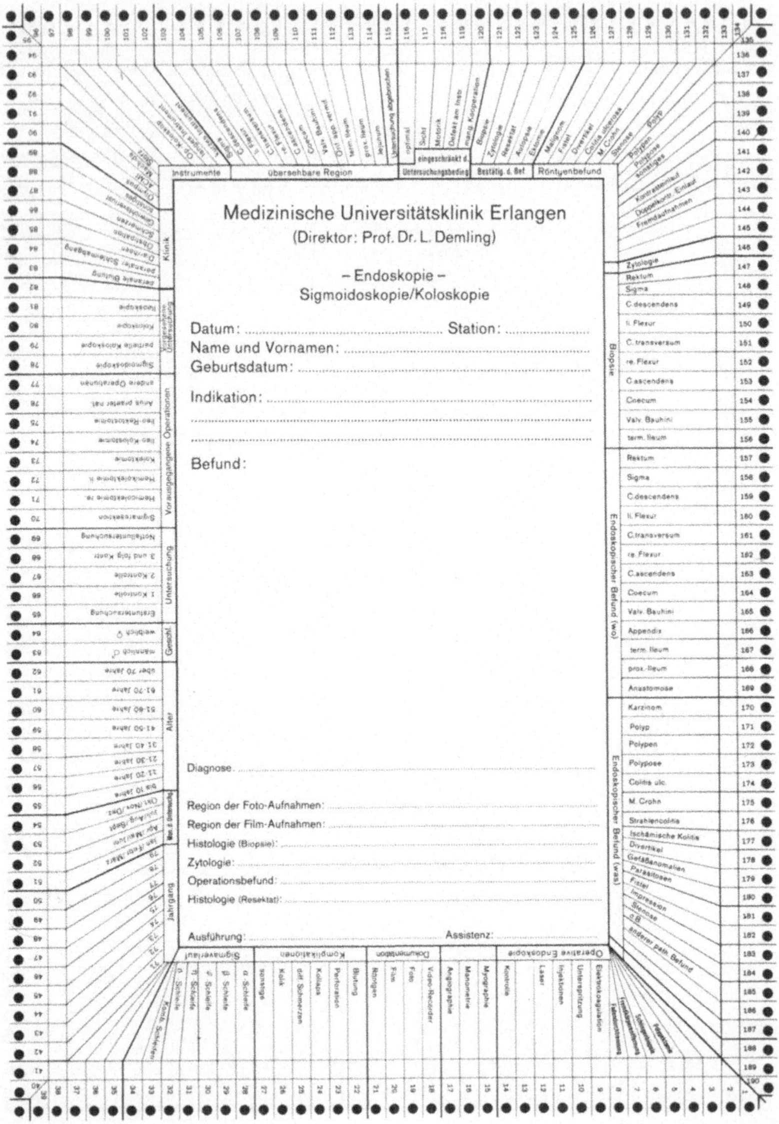

Instrumente | übersehbare Region | eingeschränkt d. Untersuchungsbeding. | Bestätig. d. Bef. | Röntgenbefund

Medizinische Universitätsklinik Erlangen

(Direktor: Prof. Dr. L. Demling)

– Endoskopie –
Sigmoidoskopie/Koloskopie

Datum: .... Station: ....

Name und Vornamen: ....

Geburtsdatum: ....

Indikation: ....

....

....

Befund:

Diagnose ....

Region der Foto-Aufnahmen: ....

Region der Film-Aufnahmen: ....

Histologie (Biopsie): ....

Zytologie: ....

Operationsbefund: ....

Histologie (Resektat): ....

Ausführung: .... Assistenz: ....

Biopsie: Zytologie, Rektum, Sigma, C.descendens, li. Flexur, C. transversum, re. Flexur, C.ascendens, Coecum, Valv. Bauhini, term. Ileum

Endoskopischer Befund (wo): Rektum, Sigma, C.descendens, li. Flexur, C.transversum, re. Flexur, C.ascendens, Coecum, Valv. Bauhini, Appendix, term. Ileum, prox. Ileum, Anastomose

Endoskopischer Befund (was): Karzinom, Polyp, Polypen, Polypose, Colitis ulc., M. Crohn, Strahlencolitis, Ischämische Kolitis, Divertikel, Gefäßanomalien, Parasitosen, Fistel, Impression, Stenose, o.B., anderer path. Befund

Abb. 3a

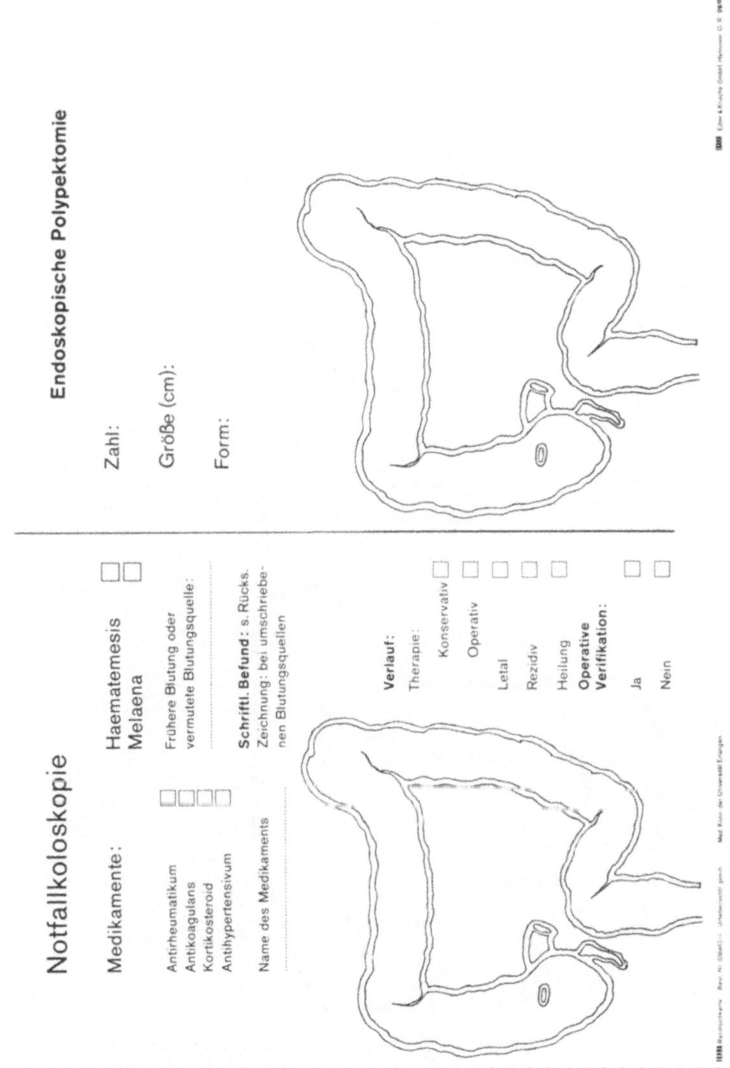

Notfallkoloskopie

Medikamente:

Antirheumatikum ☐
Antikoagulans ☐
Kortikosteroid ☐
Antihypertensivum ☐

Name des Medikaments

Haematemesis ☐
Melaena ☐

Frühere Blutung oder vermutete Blutungsquelle:

Schriftl. Befund: s. Rücks.
Zeichnung: bei umschriebenen Blutungsquellen

Verlauf:

Therapie:
Konservativ ☐
Operativ ☐

Letal ☐
Rezidiv ☐
Heilung ☐

Operative Verifikation:
Ja ☐
Nein ☐

Endoskopische Polypektomie

Zahl:

Größe (cm):

Form:

Abb. 3b (Rückseite von Abb. 3a)

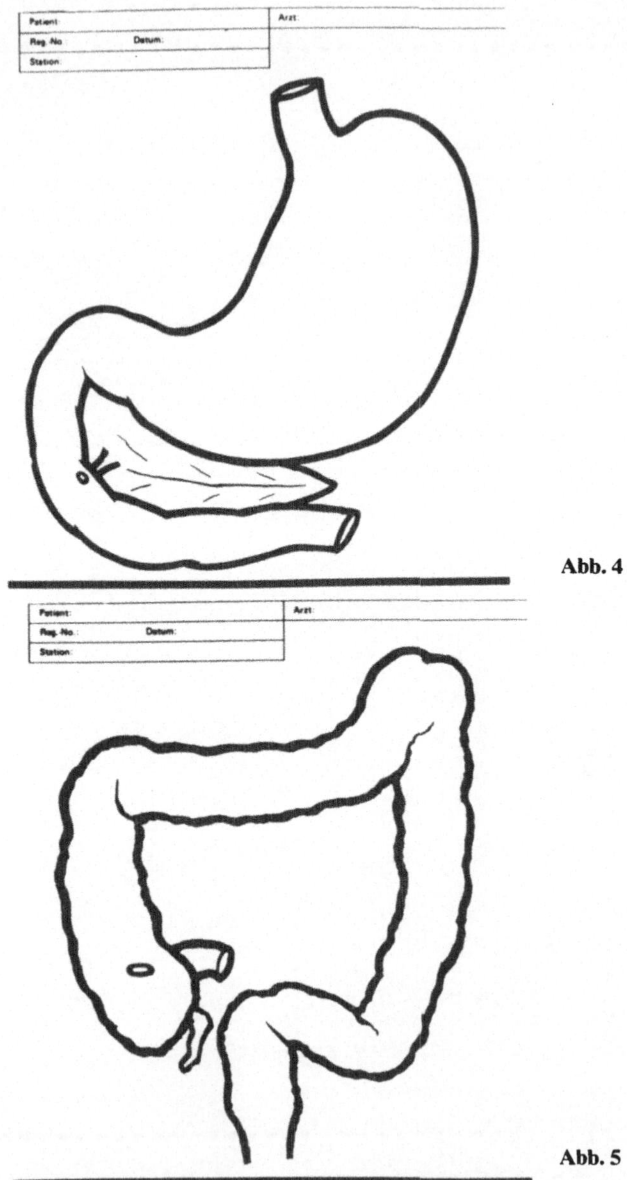

Abb. 4 u. 5. Schemata zum Einzeichnen pathologischer Befunde

ben sind, werden unmittelbar im Anschluß an die Untersuchung angekreuzt und später gelocht. Darüber hinausgehende Informationen können im Klartext auf die Kartenmitte (Vorder- und Rückseite) geschrieben werden. Zur Lokalisation von Befunden haben sich zusätzliche Skizzen oder Stempel bewährt (Abb. 4 u. 5).

1.3.3. Bilddokumentation

Zur objektiven Bilddokumentation stehen die Zeichnung, die intra- und extragastrale Photographie, der Film sowie in besonderen Fällen die radiologische Dokumentation zur Verfügung. Die Weiterentwicklung der Farbphotographie [1, 4] hat die Anfertigung von Zeichnungen weitgehend überflüssig gemacht. Bilddokumente dienen in erster Linie der Verlaufskontrolle, der Aus- und Weiterbildung sowie Therapiestudien. Bei einem Wechsel des Untersuchers sowie zur Kontrolle junger Endoskopiker hat sich dieses Vorgehen besonders bewährt. Die Bilddokumentation sollte jedoch in jedem Fall, vorausgehend oder gleichzeitig, mit der bioptischen Gewebeentnahme zur histologischen Sicherung der Diagnose kombiniert werden. Als diagnostisches Hilfsmittel ist die alleinige Photodokumentation nur bedingt einsetzbar. In der Wiedergabe des makroskopischen Aspektes hingegen ist die Photographie, eine natürliche Farbwiedergabe vorausgesetzt, dem schriftlich fixierten Befund überlegen. Die Deutung und sichere Aussage über die biologische Wertigkeit des erhobenen Befundes muß jedoch durch die histologische oder zytologische Untersuchung ergänzt werden.
Während die Qualität der laparoskopischen (S. 193) und der rectosigmoidoskopischen Photographie [1] über starre Instrumente befriedigend gelöst ist, entsprach die Farbbilddokumentation durch Glasfiberoptiken lange Zeit nicht der wünschenswerten Qualität (Bildhelligkeit, Auflösungsvermögen). Die intragastrale Photographie (Gastrokamera) ist von einigen dieser störenden Faktoren (Bildhelligkeit, Glasfaseroptik, Adapter) unabhängig. Sie galt somit lange Zeit als optimale Form der Gastrophotographie [7]. Seit die Qualität der extragastralen Photographie jene der intragastralen photographi-

schen Systeme erreicht hat, ist erstere durch den Einsatz hochwertiger Fiberoptiken als Bildträger ohne Informationsverlust anwendbar [2, 3, 5, 6].
Ein gewisser Nachteil der genannten Photodokumentation besteht darin, daß die aufgenommenen Bilder erst nach einigen Tagen verfügbar sind. Die mit einer Polaroidkamera innerhalb von 1–2 min entwickelten Bilder sind jedoch wegen der nicht immer exakten Farbwiedergabe und der schlechten Detailerkennbarkeit (kleines Bild) noch nicht zu empfehlen.
Im folgenden seien die häufigsten, im Rahmen der extragastralen Photographie gemachten Fehler und deren Verhütung genannt.

a) Falsche Einstellung der Belichtungszeit.

b) Nichtbeachtung des Tiefenschärfebereiches (angegebene Werte sind Grenzwerte). Die Einstellentfernung (d. h. der Abstand des Ortes maximaler Schärfe von der vorderen Hauptebene des Objektives) entspricht in etwa dem Mittelwert der angegebenen Grenzbereiche.

c) Unzureichende Lichtverhältnisse (besonders bei weitlumigen Organen). Durch geringe Luftinsufflation sollte das Hohlorgan möglichst klein und die Entfernung zwischen Objekt und Objektiv gering gehalten werden.

d) Unzureichende Reinigung von Objekt, Objektiv und Okular. Die Überprüfung des optischen Systems vor Untersuchungsbeginn sowie die Spülung während der Untersuchung, bei Schaumbildung möglichst mit einem Dimethylpolysiloxanpräparat (Endo-Paractol, Lefax) kann die Störfaktoren beseitigen.

e) Falsches Filmmaterial: Tageslichtfilme bei lichtstarken Kaltlichtquellen (Olympus CLX, CLS; ACMI 1010 A) oder Blitzlicht. Kunstlichtfilme bei schwachen Lichtquellen oder Glühlicht. Die durch die DIN-Zahl des Filmes angegebene Empfindlichkeit bestimmt die anzuwendende Belichtungszeit. Filme mit geringer DIN-Zahl, wie Agfachrome (professional) und Agfa CT 18 mit 18 DIN, haben zwar eine gute Farbwiedergabe, führen jedoch, wegen der zu einer guten Ausleuchtung nötigen längeren Belichtungszeit leicht zur Bewegungsunschärfe. Um dies zu verhindern, empfiehlt sich die Verwendung hochempfindlicher Filme (Kodak Ektachrome 23 bzw. 27 DIN), da die Belichtungszeit wegen der höheren Empfindlichkeit kürzer sein kann, und somit die Gefahr der Bewegungsunschärfe

(Atem während der Photographie anhalten lassen) geringer wird.
f) Bei einer vermuteten Unterbelichtung des Filmmaterials kann durch eine Spezialentwicklung die Empfindlichkeit des Filmes korrigiert werden (Stufe 1–2, eine Stufe = 3 DIN). Auch eine spätere Aufhellung der bereits entwickelten Diapositive ist möglich. Dieses Verfahren ist jedoch kostspielig und somit nur bei Aufnahmen von besonderem Interesse durchführbar.
g) Bei Verwendung fokusierbarer Instrumente muß nach Einstellung des Objektes vor der Photographie manuell die Fokusierung vorgenommen werden.

1.3.4. Technik der Photographie mit extragastraler Kamera unter Verwendung einer Olympus-Lichtquelle

Die Kaltlichtquelle brennt konstant mit der vollen Leistung. Ein während der Beobachtungszeit vorgeschaltetes lichtabsorbierendes Gitter wird während der Aufnahme über den Auslöser elektronisch gesteuert und der Belichtungszeit entsprechend aus dem Strahlengang genommen. In dieser Zeit wird die volle Lichtstärke für die Photographie freigegeben. Bei konstanter Einstellung der Belichtungszeit an der Kamera ($^{1}/_{4}$ sec = 4) wird abhängig von der Entfernung Objekt-Objektiv über eine Photozelle die tatsächlich benötigte Belichtungszeit ermittelt und automatisch eingestellt ($^{1}/_{4}$ $^{1}/_{100}$ sec). Die Kamera mit auswechselbarem oder fixiertem Adapter wird auf das Okular des Endoskopes aufgesetzt und durch Drehung fest fixiert. Durch diese Drehung wird über einen Metallstift gleichzeitig das während der Beobachtung dem Auge des Untersuchers angepaßte Endoskop-Okular in die zur Photographie nötige Nullstellung gebracht, d. h. das Okular des Endoskopes wird durch diese Manipulation auf die Filmebene scharf eingestellt. Lediglich bei Endoskopen mit variablem Fokus muß, wie bereits erwähnt, die optimale Bildschärfe mechanisch mit der Hand nachgestellt werden. Die Einstellung der richtigen Belichtungszeit ($^{1}/_{4}$ sec) und der feste Sitz des Synchronisationskabels sollten beachtet werden.

Die Wahl des Exposure-Index an der Lichtquelle ist von dem verwendeten Film abhängig. Über ihn kann vor der Aufnahme Einfluß auf die Belichtungszeit genommen werden, so daß eine Anpassung an die Empfindlichkeit des Filmes möglich ist (Stufe 1 = längste Belichtungszeit, Stufe 5 = kürzeste Belichtungszeit). Demzufolge eignen sich für hochempfindliche Filme die Stufen 4 und 5, für weniger empfindliche Filme die Stufen 1 und 2. Bei Verwendung eines Ektachrome 23-DIN-Filmes sollte die Stufe 3, bei einer neuen CLE-Lichtquelle von Olympus (violetter Kreis am Regler) die Stufe 4 eingestellt werden. Für den Agfa CT 18-Film muß wegen der geringeren Empfindlichkeit die Belichtungszeit verlängert werden (Stufe 1 oder 2).
Reicht die Ausleuchtung des Objektes nicht aus, so wird das beschriebene elektronische Gitter nicht aus dem Strahlengang genommen (fehlendes Arbeitsgeräusch in der Lichtquelle) mit der Folge, daß der Film nicht ausreichend belichtet wird. Die Verkleinerung des Objektiv-Objektabstandes oder die Einstellung eines niedrigeren Exposure-Index können als Korrekturmaßnahme empfohlen werden.

1.3.5. Technik der automatischen Photographie mit extragastraler Kamera unter Verwendung einer ACMI-Lichtquelle

Für die vereinfachte automatische Photographie mit Endoskopen der Fa. ACMI (Wappler International) benötigt man eine Kleinbildkamera (Contax RTS), eine Kamera-Kupplung, ein flexibles Endoskop der FX- bzw. TX-Serie sowie eine leistungsstarke Kaltlichtquelle 1010 A.
Das Kameragehäuse wird über eine Kupplung am Okularteil des Endoskopes fixiert, wodurch das Okular automatisch auf die Filmebene eingestellt wird. Als Filmmaterial kann der Ektachrome EH-Film von Kodak mit 23 DIN (160 ASA) empfohlen werden. Die Filmempfindlichkeit an der Kamera ist dabei auf 400-ASA einzustellen. An dem gleichen Ring kann eine zu erwartende Über- oder Unterbelichtung korrigiert werden. Im automatischen Betrieb sollte

die Position 1X und die Belichtungszeit (rechts oben auf der Kamera) auf „automatic“ eingestellt werden. Hierdurch wird über einen Kleinkomputer in der Kamera die richtige Belichtungszeit gemessen und ausgelöst. Die Einstellung der Entfernung und der Blende entfällt. Während der Photographie muß lediglich an der Kaltlichtquelle das Photolicht eingeschaltet werden.
Bei der ebenfalls möglichen, aber umständlicheren und störanfälligeren Verwendung von Objektiven mit entsprechendem Adapter muß das Okular während der Photographie in die „Normalstellung“ (Okular durch Drehen einrasten) gebracht werden. Das Objektiv ist auf unendlich zu stellen und die Blende soweit wie möglich zu öffnen (bei Normalobjektiven z. B. 2,8).

1.3.6. Diapositive von Röntgenfilmen

Die Anfertigung von Diapositiven von Röntgenfilmen ist möglich. Am einfachsten kann dies mit einer Spiegelreflexkamera auf einem gut ausgeleuchteten Lichtkasten geschehen. Aufwendiger und teurer ist die Aufnahme mit einer Leica über ein Reprovit (Stativ und Okular) der Firma Leitz.
Filmmaterial: Über Negativfilm (Agfa IFF 15 DIN) zum Positivfilm oder besser, da kontrastreicher, Agfa-Dia-Direkt-Film (16 DIN). In jedem Fall sollte mit einem Belichtungsmesser gearbeitet werden.

1.3.7. Diapositiv-Archivierung

Archivierung der Diapositive: a) Markierung auf dem Rahmen mit fortlaufender Nummer, Jahreszahl, Name und Diagnose (Abb. 6). Die Eintragung in einer nach Diagnosen und/oder Namen geordneten Kartei erleichtert das Auffinden der Diapositive. b) Die Aufbewahrung in einem Diasichtschrank mit kulissenförmig angeordneten,

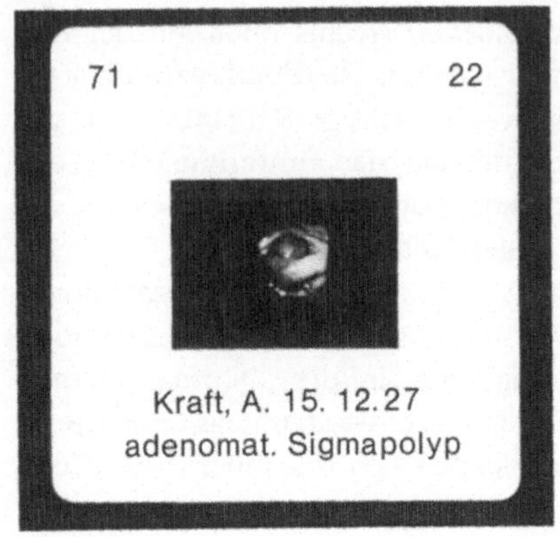

Abb. 6. Beschriftung von Diapositiven

verschiebbaren und nach Organabschnitten geordneten Diaträgern erleichtert vor einer eingebauten Leuchtplatte das rasche Auffinden gesuchter Diapositive (Fa. A. Bonacker KG, Bremen-Lesum).

Literatur

1. Beck, K., Dischler, W., Helms, M.: Die Bilddokumentation in der gastroenterologischen Endoskopie. Med. Welt (Stuttg.) *20*, 2573 (1969)
2. Frühmorgen, P., Demling, L., Seiler, C. F., Classen, M.: Gastrophotography-Gastroscopy. Endoscopy *4*, 133 (1972)
3. Frühmorgen, P., Habermalz, F., Demling, L., Haselmann, H.: The Efficiency of Gastrophotographic Systems. An experimental study. Endoscopy 5, 1 (1973)
4. Haase, E.: Der Verwendungsbereich für Farbfilm in der Endoskopie. In: L. Demling, R. Ottenjann (Hrsg.): Endoskopie, Methoden und Ergebnisse. München: Werk-Verlag Banaschewski 1969
5. Lindner, H., Fintelmann, V.: Systematik der Oesophago-, Gastro- und Bulboskope, Leber Magen Darm *1*, 155 (1971)
6. Lindner, H.: Leistungsvermögen der Glasfaseroptiken. Z. Gastroent. *10*, 387 (1972)
7. Oshima, H.: Gastrokamera-Untersuchung. Berlin: de Gruyter 1971
8. Winter, P., Heinkel, K.: Die Dokumentation endoskopischer Magenbefunde. In: Heinkel, K. (Hrsg.): Grundlagen der gastroenterologischen Endoskopie. Verhandlungsband Nr. 1 der Zeitschrift für Gastroenterologie. Gräfelfing: Demeter Verlag 1970

1.4. Sofortmaßnahmen bei Komplikationen

W. Rösch

Auch bei strenger Beachtung von absoluten und relativen Kontraindikationen bei endoskopischen Eingriffen lassen sich Komplikationen nicht immer vermeiden. Trotzdem gehen die meisten beobachteten Zwischenfälle auf eine Mißachtung der bei den einzelnen Untersuchungsmethoden erwähnten Kontraindikationen zurück, wobei dem unkooperativen Patienten eine besondere Rolle zukommt. Treten Komplikationen auf, so sollte sich der Endoskopier für die weitere Versorgung des Patienten verantwortlich fühlen. Bei Zwischenfällen während des Untersuchungsvorgangs hat die Wiederherstellung des Normalzustands absoluten Vorrang vor dem erwarteten oder erhofften Untersuchungsergebnis, wenn der Patient nicht unnötig weiter gefährdet werden soll.

Jeder Endoskopier sollte mit den bei den einzelnen Untersuchungsverfahren möglichen Komplikationen vertraut sein und die erforderlichen Sofortmaßnahmen beherrschen. Dazu gehört die Kenntnis, wo entsprechende Medikamente griffbereit lagern, sowie die Fähigkeit, einen bewußtlosen Patienten innerhalb kürzester Zeit zu intubieren und zu reanimieren.

1.4.1. Endoskopie des oberen Verdauungstrakts

Reaktionen auf Lokalanaesthetica, wie sie vor der Einführung des Instruments allgemein Anwendung finden, sind nicht vorhersehbar und lassen sich auch durch intracutane oder conjunctivale Sensibilitätstests nicht ausschließen. Bewußtseinsverlust mit Atemstillstand und Krampfanfällen, Bronchospasmus oder anhaltender Vasomotorenkollaps sind typische Symptome, die sich zumeist durch rasch wirkende intravenös verabreichte Barbiturate oder eine künstliche Beatmung überbrücken lassen. Einige wenige tödliche Zwischenfälle geben trotzdem zu denken, zumal sich in einer Doppelblindstudie gezeigt hat, daß auf die Lokalanaesthesie verzichtet werden kann [11]. Häufiger sind Aspirationspneumonien, die sich auch durch Linksseitenlage nicht vermeiden lassen und die besonders bei der Notfallendoskopie eine gefürchtete Komplikation darstellen, weshalb hierbei prinzipiell auf eine Rachenanaesthesie verzichtet werden sollte. Während einige Patienten, vorwiegend Alkoholiker, auf die übliche *Prämedikation* mit Narkotica, Anticholinergica, Barbituraten, Tranquilizern oder Neuroleptanalgetica nur wenig reagieren, kann es unter dieser Medikation bei älteren Patienten zu einem vorübergehenden Atemstillstand, Bewußtseinsverlust oder einer akuten Coronarinsuffizienz kommen. Starre Dosierungsschemata sind unbedingt zu vermeiden, ältere Patienten tolerieren eine Spiegelung auch ohne jede Prämedikation häufig besser als Jugendliche. Bei drei Viertel aller Patienten läßt sich nach einer norwegischen Studie [9] mit physiologischer Kochsalzlösung i. v. derselbe Effekt erzielen.

Auf die Gabe von Atropin vor der Untersuchung sollte aus juristischen Gründen nicht verzichtet werden, auch wenn sich damit *vagovagale Reflexe* nicht ausschalten lassen. Durch die Passage des Instruments durch die Speiseröhre und die Aufdehnung des Magens kann es zu einer Alteration von Herzrhythmus und Coronardurchblutung kommen. Bei primär pathologischem EKG-Befund finden sich in bis zu 60% Veränderungen wie Rhythmusstörungen, ST-Senkungen und T-Veränderungen vorübergehender Natur [6], die in seltenen Fällen bis zum asystolischen Herzstillstand gehen können.

Alle bislang genannten Komplikationen stellen seltene, lebensbedrohliche Ereignisse dar, die, soweit sie nicht passager sind, einer Intensivbehandlung bedürfen. Die zur Aufrechterhaltung von Atmung und Kreislauf erforderlichen Hilfsmittel (Intubationsbesteck, Sauerstoffbombe, Absauggerät, Narkotica, Antiarrhythmica) müssen zentral in einer Endoskopieabteilung griffbereit liegen.

Die gefürchtetste Komplikation bei der Spiegelung des oberen Verdauungstrakts stellt die *Perforation* von Speiseröhre oder Magen dar. Die Perforation im Recessus piriformis gibt sich schon während der

Untersuchung durch ein collares Hautemphysem zu erkennen. Bei der Magenperforation stellt eine plötzlich beobachtete mangelnde Aufdehnbarkeit des Organs einen ersten Hinweis dar. Meist ist das Abdomen durch die exogen zugeführte Luft prall gespannt, bei einer Probepunktion mit einer einfachen Kanüle entweicht zischend Luft, so daß auf Röntgenaufnahmen zum Nachweis der subphrenischen Luftsicheln verzichtet werden kann.

Die Therapie der Oesophagusperforation hängt von Ort, Größe, Wandverhältnissen (benigne oder maligne), Zeitintervall zwischen Perforation und Beginn der Behandlung, Mitbeteiligung von Pleura sowie Allgemeinfaktoren ab. Auch wenn einige Autoren bei frischen Perforationen ohne Verletzung von Pleura und Peritoneum eine konservative Therapie befürworten, gilt die Präsenz von Pneumothorax, Mediastinalemphysem und subcutanem Emphysem sowie ein Extravasat von wasserlöslichem Kontrastmittel allgemein als absolute Kontraindikation für ein konservatives Abwarten.

Nur bei einem Viertel aller Perforationen erinnert sich der Endoskopiker an Schwierigkeiten bei der Instrumentation. Dies gilt vor allem für Magenperforationen, die meist im subkardialen Hinterwandbereich erfolgen. Hier kann eine konstante Absaugung des Magensekrets unter antibiotischem Schutz versucht werden, da der saure Magensaft zumeist steril ist. Beruhigender für den Endoskopier ist allerdings ein aktiv chirurgisches Vorgehen. Nicht selten jedoch entgeht eine instrumentelle Magenperforation dem Nachweis und wird als klinisch stummes „Pneumoperitoneum unklarer Genese“ anläßlich einer Röntgenuntersuchung entdeckt.

Nach endoskopischen Untersuchungen des oberen wie des unteren Verdauungstraks läßt sich röntgenologisch gelegentlich Luft intramural nachweisen. Offenbar ist es hierbei durch Schleimhauteinrisse zu einem Darmwandemphysem gekommen. Nach Biopsie oder Polypektomie ist diese Komplikation noch nicht beobachtet worden. Schmerzen bestehen hierbei keine, auch die Gefahr eines Pneumoperitoneums ist nicht gegeben. Von amerikanischen Autoren [7] ist wiederholt auf ein pseudo-akutes Abdomen nach Gastroskopie hingewiesen worden. Durch zu starke Luftinsufflation kommt es hierbei, möglicherweise begünstigt durch eine Anticholinergicamedikation, zu einer akuten Überblähung von Magen und Dünndarm mit heftigen abdominellen Schmerzen und diffuser Druckschmerzhaftigkeit des Abdomens. Röntgenologisch ist die Diagnose einfach zu stellen, extraluminale Luft ist nicht nachweisbar, doch sind einige Patienten mit diesem Beschwerdebild unter der Fehldiagnose einer Perforation laparotomiert worden.

Blutungen durch Instrumentieren oder gezielte Biopsie nehmen selten Ausmaße an, die ein aktives Vorgehen erfordern. Wenn es einmal, z. B. bei einer Abtragung eines Polypen oder einer Schleimhautfalte mit der Diathermieschlinge zu einer stärkeren Nachblutung kommt, läßt sich diese in der Regel durch Elektrocoagulation zum Stillstand bringen. Im Rahmen einer Notfallendoskopie schließlich kann es während der Untersuchung zu einer erneuten Blutung aus Oesophagusvaricen kommen, in der Regel beim Inversionsmanöver zum Ausschluß von Fornixvaricen. Dann sollte die Untersuchung unverzüglich abgebrochen werden, da die Blutung durch weitere Manipulationen nur verstärkt wird.

Bei einer ambulanten Endoskopie ohne jede Prämedikation kann es gelegentlich durch Würgen des Patienten zu einem spontanen Mallory-Weiss-Syndrom kommen. Meistens finden sich mehrere kleinere Schleimhauteinrisse am oesophago-kardialen Übergang in Verbindung mit einer Hiatushernie oder einem ausgeprägten oesophagokardialen Prolaps, die Blutung selbst steht meist spontan nach einigem Zuwarten.

Bei allen endoskopischen Untersuchungen kann es zu einer Bacteriämie kommen, die jedoch fast immer klinisch stumm verläuft. Bei Patienten mit akuter Leukämie sind nach einer diagnostischen Oesophagoskopie tödliche Pseudomonas-Septicämien beobachtet worden [2], so daß bei diesen ohnehin gefährdeten Patienten die Indikation für eine endoskopische Untersuchung strenger zu stellen ist. Andere Autoren empfehlen bei derartigen Risikopatienten einschließlich Patienten mit bekanntem Herzvitium eine Chemoprophylaxe.

Von einigen Autoren ist über eine *Einklemmung* des invertierten Instruments in den Oesophagus während der Inversion berichtet worden, wobei das Endoskop in einigen Fällen operativ entfernt werden mußte. Bei den neueren prograden Panendoskopen kann es bereits beim Einführen im Rachenraum zu einer haarnadelförmigen Umbiegung des Instruments kommen, das in dieser Form sich im Oesophagus verkeilt. Gelingt ein Vorschieben in den Magen zur Reversion oder ein Zurückziehen in den Pharynx nicht, sollte ein Extraktionsversuch unter hohen Dosen Buscopan i. v. versucht werden. Persistierende Überreste des 4. Kiemenganges, innere Oesophagusfisteln, können sich als *Comptonsche Taschen* während der Luftinsufflation mit Luft füllen und an ein Hautemphysem erinnern. Sie lassen sich mühelos manuell ausdrücken. *Schwellungen der Submandibulardrüse* nach längerer Untersuchung gehen auf einen transitorischen Sekretstau zurück und bedürfen keiner weiteren Therapie.

1.4.2. Blindbiopsien

Komplikationen bei Blindbiopsien sind selten: HENGST [3] konnte bei 13949 Magensaugbiopsien 36 Blutungen und 2 Perforationen ermitteln. Ähnlich liegen die Verhältnisse bei der Dünndarmbiopsie, wo Perforationen eine operative Intervention erforderlich machen. Gelegentlich „verbeißt" sich die Biopsiekapsel in der Schleimhaut, ohne diese zu durchtrennen. Hier hilft meist ein Zuwarten, bis der Partikel nekrotisch geworden ist und abfällt, was allerdings Tage bis Wochen dauern kann. Wenn sich die Sonde nach dem hydraulischen Biopsievorgang nicht entfernen läßt, sollte auf jeden Fall zugewartet werden, da sie am folgenden Tag fast immer leicht zu extrahieren ist.

1.4.3. Endoskopisch retrograde Cholangio-Pancreaticographie (ERCP)

Nach Kontrastmittelinstillation in das Pankreasgangsystem kommt es in Abhängigkeit von Kontrastmittelmenge und Instillationsdruck bei etwa einem Drittel aller untersuchten Patienten zu einer transitorischen Hyperamylasämie, die innerhalb weniger Tage abklingt und klinisch stumm verläuft. Gravierender sind durch die Untersuchung induzierte akute Pankreatitiden, die auch in einer „normalen" Bauchspeicheldrüse auftreten können und die besonders häufig nach einer Anfärbung des Parenchyms beobachtet werden. Die Häufigkeit

dieser iatrogenen Pankreatitiden, die auch durch prophylaktische Gabe von Trasylol, Somatostatin, Calcitonin oder Glucagon nicht verhindert werden können, liegt zwischen 1 und 2 Prozent.
Eine weitere gefürchtete Komplikation ist die Infektion einer Pankreaspseudocyste nach Anfärbung mit Kontrastmittel. Da hierbei vielerorts Todesfälle nach zu später chirurgischer Intervention in Kauf genommen werden mußten, empfiehlt es sich, die Untersuchung nach Anfärbung einer Pankreaspseudocyste abzubrechen und den Patienten zur Cystendrainage innerhalb von 24 Stunden zu verlegen. Wir selbst gehen so vor, daß Patienten mit echographisch dargestellter Pankreaspseudocyste primär in die Chirurgie verlegt werden und daß am Operationstag die retrograde Pankreaticographie durchgeführt wird.
Bei allen durch ein Abflußhindernis dilatierten Gangsystemen besteht die Gefahr einer eintrigen Entzündung. Dies trifft in erster Linie für den steintragenden Choledochus zu, wo die Gefahr einer eitrigen Cholangitis mit gram-negativer Sepsis besteht. Durch Beimischung eines Antibioticums zum Kontrastmittel oder durch direkte Instillation eines Antibioticums in den Gallengang läßt sich diese Komplikationsmöglichkeit reduzieren, wesentlich ist jedoch eine baldige Entlastung. Die prophylaktische Gabe eines Antibioticums, wie wir sie mit einem Tetracyclinpräparat vornehmen, ist umstritten. Diskutiert wird ferner eine Aspiration der Galle zur Keimzüchtung und zum Anlegen eines Antibiogramms.
Seltene Komplikationen, die zumeist keine weiteren therapeutischen Maßnahmen erfordern, sind Blutungen aus der Papille nach mehreren Kanülierungsversuchen, ein submucöses Kontrastmitteldepot und ein Verlust der metallenen Sondierungsspitze in der Papille.

1.4.4. Endoskopie des unteren Verdauungstrakts

Von allen endoskopischen Untersuchungsverfahren ist die *Rectoskopie* mit dem geringsten Risiko behaftet. Am meisten gefürchtet ist die Perforation, die fast immer am Übergang von Rectum zum Sigma auftritt. Ein heftiger Schmerz, eine rasch einsetzende Peritonitis und eine Schocksymptomatik sind die untrüglichen Kennzeichen einer *Perforation;* die subphrenische Luftsichel beweist sie. Entscheidend für das weitere Schicksal des Patienten ist die Zeitdauer zwischen Perforation und operativer Versorgung; nach einem Intervall von 12 Std liegt die Mortalität bereits bei 75%. Auch wenn vereinzelt über eine erfolgreiche konservative Therapie berichtet wurde, gehört jede Rectumperforation umgehend in die Hand des Chirurgen. Das gleiche gilt für Perforationen während einer coloskopischen Untersuchung, wobei die Perforation durch Biopsie eines Divertikels noch besonders erwähnt werden sollte.

Bei der Darmperforation kann es infolge des stark *geblähten* Abdomens zu einer akuten Dyspnoe mit Schocksymptomatik kommen, die ein sofortiges Eingreifen erforderlich macht. Eine umgehende Entlastung des Pneumoperiotoneums durch eine dickkalibrige Punktionsnadel vermag den lebensbedrohlichen Zustand innerhalb weniger Sekunden zu beheben [4].

Während eine Perforation in die freie Bauchhöhle in der Regel sofort evident ist, kann eine retroperitoneale Perforation weitgehend stumm verlaufen. Ein subcutanes Emphysem oder Luft pararenal weist auf diese Komplikation hin.

Seltenere Komplikationen sind ein Absceß nach Perforation bei der Passage einer Striktur, Hämatome im Mesosigma, hervorgerufen durch ein gewaltvolles Begradigungsmanöver, bei dem es im übrigen auch einmal zu einer Milzruptur kommen kann, und eine Incarceration des Coloskops in einer zuvor unbemerkten Leistenhernie.

Über *Wasserstoff- und Methangasexplosionen* ist wiederholt während eines elektrochirurgischen Eingriffes (Coagulation, Polypenabtragung) berichtet worden. Aus diesem Grund insufflieren manche Untersucher während eines elektrochirurgischen Eingriffes ein nicht brennbares Gas (CO_2), auch wenn dies nach neueren Untersuchungsergebnissen nicht erforderlich zu sein scheint, da durch die intensive Darmvorbereitung bei der Coloskopie keine explosiblen Gase mehr nachweisbar sind [1].

Eine *Blutung* nach einer Zangenbiopsie wird im Rahmen der Rectoskopie nicht selten beobachtet. Meist läßt sie sich durch eine Kompression mit einem mit Topostasin oder Vasopressin getränkten Tupfer zum Stillstand bringen. Daneben kommt eine Verschorfung der Blutungsstelle mit einer Elektro- oder Lasersonde in Frage. Da es immer wieder vorkommt, daß eine solche Blutung sich nicht konservativ beherrschen läßt, sollte ohne zwingende Indikation eine Biopsie nicht oberhalb der Reichweite eines Operationsrectoskops (15–18 cm) entnommen werden, mit dem notfalls das blutende Gefäß umstochen werden kann.

Wie bei der Endoskopie des oberen Verdauungstrakts werden auch bei der Rectoskopie Herzrhythmusstörungen beobachtet. Bei alten Patienten sollte deshalb auf die vielerorts übliche Lagerung auf einem Rectoskopiestuhl mit Kopftieflage verzichtet werden. Neben einer lagebedingten Hypotonie scheint auch eine Reduktion des Atemminutenvolumens durch den Zwerchfellhochstand für die kardialen Komplikationen, die bis zum akuten Myokardinfarkt gehen können, verantwortlich zu sein.

Wie bei der Dünndarmbiopsie kann es auch nach der Colonbiopsie zu einem sogenannten *Postbiopsiesyndrom* kommen, das durch abdominelle Schmerzen, Meteorismus und kurze Fieberschübe gekennzeichnet ist. Durch eine offenbar zu tiefgreifende Biopsie scheint es zu einer peritonealen Reizung zu kommen, die ein Subileusbild auslösen kann. Vereinzelt sind auch Bacteriämien nachgewiesen worden. Therapeutisch empfiehlt sich eine Nahrungskarenz für 24–48 Std. und die Gabe von gegen gram-negative Keime gerichteten Antibiotica.

1.4.5. Leberblindpunktion

Harmlose Komplikationen der percutanen Leberbiopsie sind unbeabsichtigte Punktionen benachbarter Organe wie Niere, Gallenblase, Colon, Pankreas, Nebenniere, Lunge und Dünndarm. Bei einem Morbiditätsrisiko von 0,29% und einem Letalitätsrisiko von 0,015% [5] stellt die Blutung die häufigste Komplikation dar. Zumeist machen sich die Symptome der akuten *Blutung* innerhalb weniger Stunden bemerkbar, nicht selten durch eine ungewöhnlich starke abdominelle Schmerzreaktion. Auch wenn sich viele Blutungen konservativ beherrschen lassen, ist für die Wahl des richtigen Operationszeitpunkts eine enge Kooperation mit dem Chirurgen entscheidend.

Wildhirt [13] hat neben anderen Autoren auf die Möglichkeit von Spätkomplikationen durch eine erst nach Tagen sich klinisch bemerkbar machende Blutung nach Punktion hingewiesen. Schwerwiegender ist eine *gallige Peritonitis*, die sich innerhalb von 2–4 Std nach der Biopsie manifestiert und bei der ein Sofortschmerz auf das Austreten von Galle hinweist. Das weitere therapeutische Vorgehen orientiert sich an der klinischen Symptomatik, wobei einem aktiven chirurgischen Vorgehen wegen der hohen Letalitätsrate der Vorzug zu geben ist.

Von angelsächsischen Autoren [12] ist in der letzten Zeit mehrfach auf eine *akute transitorische Hypotonie* nach einer Leberblindpunktion hingewiesen worden. Möglicherweise über vagovagale Reflexe, die durch das Durchstechen der Pleura mit der Menghini-Nadel ausgelöst werden, kommt es einige Minuten nach der Punktion zu einem plötzlichen Blutdruckabfall, einer Bradykardie und Schmerzen im Epigastrium. Nach 20–30 min normalisieren sich Puls und Blutdruck, eine intraperitoneale Blutung konnte bei allen Patienten ausgeschlossen werden. Im Zweifelsfall empfiehlt sich die Gabe von Plasmaexpandern.

Die Entstehung eines *Pneumothorax*, der häufig nur partiell ist, entgeht nicht selten dem klinischen Nachweis, Gezielte Röntgenuntersuchungen von Ortmans [8] haben gezeigt, daß auch bei richtiger Technik in 0,97% mit einer derartiger Komplikation zu rechnen ist. Eine frustrane Leberpunktion sollte immer den Verdacht auf eine Pleurapunktion lenken. Bei klinischer, auf einen partiellen Pneumothorax hinweisender Symptomatik genügt in vielen Fällen eine einfache Absaugung, eine Bülau oder Monaldidrainage ist zumeist nicht erforderlich.

Intrahepatische arterio-venöse Fisteln nach einer Leberbiopsie stellen Raritäten dar, die jedoch wegen der Möglichkeit der Ausbildung einer portalen Hypertension bei längerem Bestehen ein aktives Vorgehen erfordern.

1.4.6. Laparoskopie

Komplikationen werden bei der Laparoskopie wesentlich häufiger beobachtet als bei allen anderen endoskopischen Untersuchungen, doch handelt es sich zumeist um mehr oder weniger harmlose Abweichungen vom normalen Untersuchungsgang. Sichtbehinderungen bei der Laparoskopie durch Verwachsungsstränge oder ein Netzemphysem lassen sich durch Umgehungsmanöver oder Zuwarten beseitigen. Wird bei der Anlage des Pneumoperitoneums Blut oder Darminhalt aspiriert, kann die Untersuchung an einer anderen Stelle fortgesetzt werden. Beim Auftreten eines collaren Hautemphysems, eines Pneumothorax oder eines Mediastinalemphysems sollte die Untersuchung abgebrochen werden, das Gas aus dem Peritonealraum abgelassen werden und durch Kopftief- und Beckenhochlagerung ein Abströmen des Gases zum höchsten Punkt hin versucht werden. Retrosternales Druck- und Engegefühl, sonorer Klopfschall über dem Sternum, Verlagerung des Herzspitzenstoßes nach links und obere Einflußstauung können beim Mediastinalemphysem eine collare Mediastinotomie erforderlich machen. Bei den seltenen Gasembolien steht eine Schmerzbekämpfung und Sedierung neben Sauerstoffgabe im Vordergrund der therapeutischen Bemühungen, bei einer pulmonalen Gasembolie sollte der Patient aufgesetzt, bei einer cerebralen Gasembolie in Kopftieflage gebracht werden.
Kommt es nach der Punktion zu einer Blutung aus einem Organ, kann diese durch Kompression mit einem Taststab, durch lokale Thrombin- oder Suprareninapplikation oder durch Elektrocoagulation zum Stillstand gebracht werden. Gelingt dies nicht, ist nach überbrückender Gabe von Plasmaexpandern eine chirurgische Revision erforderlich. Bei Galleaustritt aus dem Leberstichkanal kann zunächst unter Sicht abgesaugt und coaguliert werden. Kommt es nicht zum spontanen Sistieren, kann durch die Trokarhülse ein Gummidrain eingelegt werden, das für 2 Tage belassen wird. Ist auch dann noch keine Tendenz zum Nachlassen des Galleflusses erkennbar, muß operiert werden.
Auch während der Laparoskopie kommt es zu kardialen Rhythmusstörungen, die vor allem bei der Verwendung von CO_2-Gas auftreten sollen [10]. Zur Vermeidung ernsterer Komplikationen empfiehlt

sich eine gewisse Selektionierung des Patientenguts, wobei z. B. Patienten nach einem Herzinfarkt etwa 6 Monate lang nicht gespiegelt werden sollten.

Bei rechtzeitiger Erkennung von Komplikationen während einer endoskopischen Untersuchung lassen sich in vielen Fällen ernste Konsequenzen für den Patienten vermeiden, insbesondere wenn umgehend entsprechende Sofortmaßnahmen ergriffen werden. Bewährt hat sich, insbesondere für die Ausbildung jüngerer Kollegen, das Anlegen eines Journals, in das alle Komplikationen, die getroffenen therapeutischen Maßnahmen und der weitere Verlauf eingetragen werden. Schwerwiegende Komplikationen bei endoskopischen Eingriffen sind Gott sei Dank so selten, daß *alle* möglichen Zwischenfälle auch von dem erfahrendsten Untersucher nie beobachtet werden.

Literatur

1. Frühmorgen, P., Joachim, G.: Gas Chromatographic Analyses of Intestinal Gas to Clarify the Question of Inert Gas Insufflation in Electrosurgical Endoscopy. Endoscopy *8*, 133 (1976)
2. Greene, W. H., Moody, M., Hartley, R., Effman, E., Aisner, J., Young, V. M., Wiernik, P. H.: Esophagoscopy as a source of pseudomonas aeruginosa sepsis in patients with acute leukemia: the need for sterilization of endoscopes. Gastroenterology *67*, 912–919 (1974)
3. Hengst, W.: Nil nocere! Zwischenfälle bei der Saugbiopsie des Magens. Münchn. med. Wschr. *45*, 2642 (1968)
4. Jacobsohn, W. Z., Levy, A.: Colonoscopic perforation: its emergency treatment. Endoscopy *8*, 15 (1976)
5. Lindner, H.: Das Risiko der perkutanen Leberbiopsie. Med. Klin. *66*, 924 (1971)
6. McEwan-Alvarado, G., Barnes, R. N., Wallace, T. I.: Electrocardiographic response to upper gastrointestinal endoscopy. Amer. J. Gastroent. *57*, 26 (1972)
7. Moldow, R., Waye, J. D., Cohen, N.: Pseudo-acute abdomen following gastroscopy. Gastrointestinal Endoscopy *17*, 117 (1971)
8. Ortmans, H.: Unbemerkte Pneumothoraxentstehung nach perkutaner Leberbiopsie. Leber Magen Darm *2*, 231 (1972)
9. Peterson, H., Myren, J.: Premedication for peroral endoscopy. Two double-blind studies. Scand. J. Gastroent. *7*, 583 (1972)

10. Scott, D. B., Julian, D. G.: Observations on cardiac arrhythmias during laparoscopy. Brit. med. J. *1972 I*, 411
11. Sparberg, M., Knudsen, K. B.: Is local anesthesia necessary in fibreoptic esophago-gastroscopy? A controlled study. Amer. J. dig. Dis. *12*, 1131 (1967)
12. Sullivan, S., Watson, W. C.: Acute transient hypotension as complication of percutaneous liver biopsy. Lancet *1974 I*, 389
13. Wildhirt, E.: Zur Frage der Spätkomplikation nach Leberbiopsie. Münch. med. Wschr. *112*, 1234 (1970)

1.5. Gastroenterologische Biopsie (Materialgewinnung und Verarbeitung)

K. Elster

Der Aussagewert und damit die Sicherheit der Diagnose an Biopsiepartikeln hängt von zahlreichen Faktoren ab. Diagnostische Probleme ergeben sich nicht nur aus der Schwierigkeit der Deutung und Wertung eines histologischen Bildes, sondern sie beruhen nicht allzu stelten auf der „Unzulänglichkeit" des Materiales. Ausgefeilte Technik und perfektionierte Beherrschung einer Methode werden zunichte gemacht, wenn nicht auch die „kleinen Dinge" be- und durchdacht werden und danach gehandelt wird. Diese dem Experten banal und vielleicht auch unwichtig erscheinenden Probleme, mit denen sich der Pathologe allerdings tagtäglich auseinandersetzen muß, sollen hier im Mittelpunkt der Erörterungen stehen.

1.5.1. Materialgewinnung

Das „wie" der Materialgewinnung bei der Zangenbiopsie ist der Darstellung der Methode vorbehalten. Das „wo" oder „woher" ist eine Frage, die den Endoskopiker ebenso wie den Pathologen unmittelbar angeht. Die Unsicherheit in der Beantwortung dieser Frage sei an einem Beispiel aus der täglichen Praxis aufgezeigt:
Es werden 2 Partikel einer Magenschleimhaut ohne Angabe des Entnahmeortes mit der folgenden „schlichten" Bemerkung übersandt: „Magenbiopsie mit der Frage nach atrophischer Gastritis". Die beiden Biopsiestücke zeigen das Bild der Antrumschleimhaut mit einer geringgradigen Oberflächengastritis. Wenn sich auch an dieses „Ergebnis" ein ganzes Bündel von Fragen und Antworten anknüpfen

ließe, so sollen doch bewußt provokativ nur zwei rhetorische Fragen gestellt werden:
1. Wie wird diese histologische Diagnose vom Endoskopiker interpretiert?
2. Muß nicht die gesamte Untersuchung als frustran gekennzeichnet werden?
Konkret ergeben sich aus dieser Fehlleistung folgende Vorbedingungen und Schlüsse.

1.5.1.1. Gastritisdiagnostik. Die Gastritis ist in einem ziemlich hohen Prozentsatz, insbesondere hinsichtlich des Intensitätsgrades kein diffuser, also im gesamten Magen gleichartig entwickelter Prozeß. Stufenbiopsien entlang der kleinen und der großen Kurvatur mit der Entnahme von 12 Partikeln in relativ gleichmäßigen Abständen haben dies gezeigt [2]. Für die Routinediagnostik ist diese von vielen Untersuchern wohl mit Recht als allzu aufwendig bezeichnete Methode wohl nicht erforderlich, zumal das Spektrum der therapeutischen Konsequenz hierzu in keinem Verhältnis steht. Zwei Partikel aus dem Antrum und zwei aus dem Corpusbereich, nach Möglichkeit vorderwand-großkurvaturseits, dürften dann als „Ersatz“ ausreichen, um gleichsam einen Überblick zur Gastritissituation zu gewinnen. Die Partikel aus den beiden Magenregionen mit unterschiedlicher Schleimhautgrundstruktur müssen aber getrennt, d. h. in zwei verschiedenen Gefäßen eingesandt werden. Ist der Pathologe im Hause, d. h. entfällt der Posttransport, so genügt es, die Partikel auf entsprechend gekennzeichnete Papierstreifen zu legen, um so unter Einsparung eines Gefäßes, die „bestückten“ Streifen vorsichtig in das Formalingläschen einzuführen (sicherer ist selbstverständlich die 2-Glas-Methode).
Die Notwendigkeit dieser „umständlichen Prozedur“ ergibt sich aus der Tatsache, daß die atrophische Gastritis der Corpusschleimhaut durch den Umbau der Corpusdrüsen, deren Hauptmerkmale die Beleg- und Hauptzellen sind, in mucoide Drüsen vom *Antrumtyp* gekennzeichnet ist. Werden also in den Partikeln Hauptdrüsen nicht aufgefunden, so kann eine atrophische Gastritis der Corpusschleimhaut vorliegen, es besteht aber auch die Möglichkeit, daß der Bioptiker nur Antrumschleimhaut erfaßt hat (z. B. bei Verlagerung der Corpus-Antrumgrenze proximalwärts). Dieser Befund ist dann im

Sinne der Oberflächengastritis einer Antrumschleimhaut zu interpretieren.
Die Notwendigkeit der getrennten Einsendung wird aber besonders unterstrichen bei der diagnostisch wie auch therapeutisch wichtigen Befundkonstellation einer praktisch normalen Antrumschleimhaut und dem Vollbild der chronischen atrophischen Gastritis im Corpusbereich, wie sie der perniziösen Anämie eigen ist. Hier können sich bei „Durchmischung“ der Partikel Fehldeutungen insofern ergeben, als die pylorusnahe Antrumschleimhaut häufig eine intestinale Metaplasie zeigt, die in diesem Bereich lediglich als topographische Schleimhautvariante zu werten ist. Es kann sich dann die Fehldeutung ergeben, daß diese intestinale Metaplasie der Corpusschleimhaut zugeordnet wird und die Diagnose einer chronischen atrophischen Gastritis gestellt wird, die dann überhaupt nicht vorliegt.

1.5.1.2. Hyperplasien. Zur Diagnostik der Schleimhauthyperplasien, deren Hauptverteter, bezüglich der diffusen Entwicklung, die glanduläre Form des Zollinger-Ellison-Syndroms und der foveoläre Typ der Ménétrierschen Erkrankung ist, muß als Voraussetzung die Gewinnung *meßbarer* Partikel gelten. Die Biopsiestücke müssen also so beschaffen sein, daß bei der Einbettung in den Paraffinblock Oberfläche und Basis gut erkennbar sind und so eine exakte vertikale Schnittführung gewährleistet ist. Nur an solchen Präparaten, an deren Oberfläche das Grübchen-Leistenspitzenrelief scharf konturiert, der Drüsenkörper gleichmäßig gestreckte und somit in seiner gesamten Längsausdehnung überschaubare Drüsenschläuche erkennen läßt und nach Möglichkeit die Muscularis mucosae die Basisstruktur darstellt, läßt sich eine genaue Schleimhautdickenmessung durchführen. Hierbei stellt der Meßwert, d. h. die Zahl die objektive Beurteilungsgrundlage dar. Es ist einzuräumen, daß die Gewinnung derartiger scharf konturierter Partikel mit der Zange schwierig ist und die Saugbiopsiemethode in diesen Fällen ihre Überlegenheit zeigt. Dieser Nachteil kann aber ausgeglichen werden durch ein „Mehr“ an Partikeln und nicht zuletzt auch die Möglichkeit der gezielten Entnahme, um so auch die Flächenhyperplasie beim Zollinger-Ellison-Syndrom zu erfassen. Konkret bedeutet dies, daß bei Verdacht auf *Zollinger-Ellison-Syndrom*, ähnlich der Stufenbiopsie, vom Antrum bis zur kardianahen Fundusregion in etwa gleichmäßigen Abständen Parti-

kel excidiert werden sollen. Die topographischen Gegebenheiten der Corpus-Antrumgrenze, die bei der flächenhaften Hyperplasie weit distalwärts „verschoben" sein kann, werden damit aufgezeigt. Selbstverständlich müssen die Biopsiepartikel unter genauer Angabe der vermuteten Magenregion in mehreren Gläsern getrennt eingesandt werden. Da nicht jeder Pathologe ein Mathematiker ist, sollte auf die Auszählung der Belegzellen verzichtet werden, zumal dies an Biopsiepartikeln doch zu keinem „greifbaren" Ergebnis führt und einer symbolischen Handlung gleichkommt.
Bei einem *Morbus Ménétrier* sollte sowohl auf den Kämmen der Riesenfalten wie auch aus den Tälern Schleimhautpartikel entnommen werden, da die foveoläre Hyperplasie auch in letzteren Bereichen ausgeprägt ist.
Mit der Entwicklung der *Schlingenbiopsie*, einer Methode, die zunächst der Polypektomie vorbehalten blieb, ergibt sich eine weitere Möglichkeit, Schleimhauthyperplasien morphologisch zu objektivieren. Die Schnittbasis liegt bei der „Rugektomie" (3) zumeist in der Submucosa, so daß die Schleimhaut in der gesamten Höhe bzw. Breite erfaßt wird und zudem die Möglichkeit besteht, auch submucöse Veränderungen aufzudecken. Die z. T. bis gut bohnengroße Partikel sollten aber vor der Fixierung auf einen Papier- oder Pappstreifen ausgebreitet werden, um eine Verwerfung oder ein Zusammenrollen zu verhindern. Partikel und Papierstreifen sind unmittelbar nach Entnahme in formalingefüllte Gläser von ausreichender Größe einzulegen.

1.5.1.3. Umschriebene Prozesse. Zur Diagnostik umschriebener Prozesse muß für die Materialgewinnung die Grundregel gelten: „Soviel wie möglich und so vielseitig wie möglich". So sollten grundsätzlich 6–10 Partikel entnommen werden; denn nicht selten findet man nur in 1 oder 2 Biopsiestücken die für den umschriebenen Prozeß repräsentativen Veränderungen. „Vielseitig" soll besagen, daß Strukturvarianten innerhalb der umschriebenen Läsion Beachtung geschenkt werden soll. Dies gilt nicht nur für den ulcerösen Prozeß, sondern auch für den flach polypoiden. Die flache Einsenkung, die als Ulcusgrund imponieren kann, darf dabei nicht „tabu" sein; denn gerade bei dem häufigeren Typ IIc des Frühcarcinoms finden sich die charakteristischen Veränderungen im „Ulcusgrund". Zur Feststellung

der Flächenausdehnung der carcinomverdächtigen Läsion sollten dann auch Biopsieartikel aus der weiteren Umgebung entnommen werden. Die Antwort auf diese wichtige Frage kann aber nur dann gegeben werden, wenn diese Partikel getrennt, mit der entsprechenden topographischen Bezeichnung, eingesandt werden. Für die flach polypoiden Läsionen gelten die gleichen Grundregeln.
Zur histologischen Klassifizierung und damit Diagnostik der „echten" *Polypen* hatte sich die Kuppen- und Basis- oder Stielbiopsie „eingebürgert". Dieses methodische Vorgehen hat heute keine Berechtigung mehr, da mit der Möglichkeit der Schlingenektomie des gesamten Polypen die Diagnostik sicherer geworden ist. Die Motivierung der Stiel- oder Basisbiopsie ist für Magenpolypen, nämlich ein evtl. infiltrierendes Wachstum eines Carcinoms zu erfassen, in Analogie zum polypösen Adenom des Dickdarms, nicht zutreffend. Für den epithelialen Magenpolypen kann im allgemeinen ein „entweder oder" gelten. Zeigt die Biopsie aus der Kuppe eine foveoläre Hyperplasie mit hochdifferenzierten Epithelien, so handelt es sich entweder um einen hyperplastischen Polypen (focale Hyperplasie) oder um die hyperplastisch-adenomatöse Mischform des hyperplasiogenen Polypen. Beide Polypenarten sind gutartig und zeigen auch keine Tendenz zur malignen Entartung. Werden dagegen „verdächtige" Epithelatypien angetroffen, so kann es sich um eine Präcancerose im Sinne der Drüsenhalsproliferation mit Zellatypie (borderline lesion) oder bereits um ein Frühcarcinom I oder II a handeln. Die therapeutischen Konsequenzen werden sich im ersteren Falle, mit dem Nachweis des gutartigen epithelialen Polypen, aus der Gesamtsituation ergeben, wobei der Polypektomie der Vorzug zu geben ist, während im letzteren Fall, d. h. bei Verdacht auf Frühcarcinom Typ I oder II a, die chirurgische Intervention wohl unumgänglich ist [4].

Für die Biopsie umschriebener Prozesse des Dickdarmes gelten an sich die gleichen Regeln. Die einzelne wie auch die Mehrfachexcision aus einem Polypen ergibt nur dann eine diagnostische Aussage, wenn es sich um den gutartigen hyperplastischen Polypen mit seiner charakteristischen Oberflächenstruktur handelt. Die Frage nach einer „malignen Entartung" eines polypösen Adenoms kann mit einer Teilexcision, also mit der Biopsie, nicht beantwortet werden. Die Zellatypie in diesen Adenomen ist obligat und diesem Polypen eigen.

Der übergang zum Carcinom ist durch das infiltrierende Wachstum dieser atypischen Drüsen in die Submucosa, also unter Durchbrechung der Muscularis mucosae, gekennzeichnet. Die Beurteilung der biologischen Wertigkeit dieser polypösen Adenome, also die Frage nach „gut“ oder „böse“, wird somit nur am Ektomiepräparat mit breiten Basisabschnitten des Polypen zu beantworten sein. Als praktische Konsequenz ergibt sich also als *erster* diagnostischer Schritt die Polypektomie. Selbstverständlich wird man das polypöse oder ulcerierte Carcinom auch mit ein oder zwei repräsentativen Partikeln diagnostizieren können. Hier, wie bei den Polypen, sollte der Pathologe aber stets über Sitz, Größe, Struktur, gestielt oder breitbasig unterrichtet werden, da dies, wie aus dem Vorhergesagten ersichtlich, für die Interpretation des histologischen Befundes, insbesondere beim polypösen Adenom, von entscheidender Bedeutung sein kann. Als „umschriebener Prozeß“ im histologischen Sinne können auch die „Systementzündungen“ des Dickdarmes wie die Colitis ulcerosa und der Morbus Crohn gelten. Gerade bei letzterem können die Schleimhautläsionen ausgesprochen diskontinuierlich sein, so daß man sich nie mit 1 oder 2 Partikeln zufrieden geben soll. Ohne Kenntnis des klinischen Bildes kann auch hierfür nur eine deskriptive histologische Diagnose gegeben werden. Die Rectumbiopsie zur Diagnostik der Amyloidose sollte nach Möglichkeit auch Submucosaanteile erfassen, da hier der höhere Gehalt an Gefäßen am ehesten entsprechende Ablagerungen erwarten läßt.

1.5.2. Materialbearbeitung

Die Materialbearbeitung obliegt nicht allein dem Pathologen. Sie beginnt mit der Excision, d. h. mit der Überführung des Biopsiepartikels in die Fixierungsflüssigkeit. Für die kleinen Biopsiepartikel genügt eine 4%ige Formalinlösung. Das Biopsiestück wird dabei in diese Lösung unmittelbar nach der Entnahme hineingebracht und nicht umgekehrt das Glas später mit der Fixierungslösung aufgefüllt; denn das Partikel muß „schwimmen“ und darf nicht an der Wand anhaften. Spitzgläser sind insbesondere für größere Partikel wie ektomierte Polypen oder Rugektomiepräparate ungeeignet, da sie vielfach an dem sich verjüngenden Gefäßboden festhaften und nur mit „spitzen Gegenständen“ herausgelöst werden können. Anzahl und Art der Partikel sollen auf den Einsendungsgläschen wie auch auf dem Untersuchungsantrag verzeichnet sein. Daß die Bezeichnungen identisch sein müssen, muß aus „gegebenen Anlässen“ betont werden. Die Untersuchungsanträge, die nach Möglichkeit in Blockschrift die Anschrift des einsendenden Arztes wie auch die des Patienten enthalten sollten, sind als „unmittelbares“ Verpackungsmaterial der formalingefüllten Gläschen nicht geeignet. Einige wenige Tropfen des Formalins genügen, um ein solches Schriftstück unleserlich zu machen.

1.5.2.1. Information über klinische Daten und Befunde. Das Interesse des Pathologen an der Anamnese und den klinischen Befunden sollte vom Kliniker nicht als „diagnostische Insuffizienz“ ausgelegt werden. Die Interpretation des histologischen Befundes hängt in vielen Fällen entscheidend von dem Wissen über den makroskopischen bzw. endoskopischen Befund ab. Es ist „old fashioned“, wenn man glaubt, daß diese subjektiven Angaben das objektive Urteil des Pathologen trüben.

1.5.2.2. Objektivierung des Magenfrühcarcinoms. Das diagnostische Bemühen zur Klärung umschriebener Prozesse gilt nicht zuletzt dem Frühcarcinom des Magens. Die Objektivierung dieses durch seine gute Prognose gekennzeichneten Carcinoms kann aber nur am resezierten Magen erfolgen; d. h. es muß die Flächen- und insbesondere die Tiefenausdehnung des Carcinoms festgestellt werden. Diese sehr aufwendige und zeitraubende Untersuchung kann aber nur von Erfolg gekrönt sein, wenn das Magenresektionspräparat in einem Zustand in die Hände des Pathologen gelangt, in dem auch diskrete Schleimhautreliefveränderungen erkannt werden können. Dies wird unmöglich gemacht, wenn der resezierte Magen in ein „übliches“ Gefäß hineingepreßt und dann mit Formalin begossen wird. Dieses fixationsdeformierte Präparat erlaubt eine derartige Untersuchung nicht. Folgendes Vorgehen muß deshalb nicht nur empfohlen, sondern gefordert werden:

1. Resektionspräparat an der großen Kurvatur aufschneiden (sofern nicht direkt in der großen Kurvatur die umschriebene Läsion liegt).
2. Das aufgeklappte Präparat locker auf eine Pappe mit Stecknadeln anheften (nicht spannen!).
3. In einem großen Gefäß das Präparat schwimmend fixieren (Pappe oben, Magenoberfläche nach unten in der Flüssigkeit), 10%iges Formalin etwa 1 1/2 Tage.
4. Präparat einschließlich Pappe in einen Cellophan- bzw. Plastikbeutel einschieben und fest verschließen (vorher nicht abspülen).
5. Plastikbeutel in einen gefütterten Briefumschlag (wie beim Bücherversand) einlegen und so versenden.

Dem Pragmatischen dienen ist nach BÜCHNER [1] ein Verkennen der Aufgabe der Wissenschaft. Dies mag „cum grano salis“ zutreffen. Hier sollte aber gerade auf die Bedeutung dieses Salzkörnchens hingewiesen werden; denn handwerkliche Fertigkeit ist nicht nur die Grundlage für künstlerisches Schaffen, sondern auch für die wissenschaftliche Tätigkeit.

Literatur

1. BÜCHNER, F.: Allgemeine und Spezielle Pathologie. Dtsch. med. Wschr. *83*, 1885–1887 (1958)
2. OTTENJANN, R., RÖSCH, W., ELSTER. K.: Ist die Gastritis ein diffuser Prozeß? Klin. Wschr. *49*, 27–31 (1971)
3. OTTENJANN, R., LUX, G., HENKE, M., STRAUCH, M.: Big Particle Biopsy. Endoscopy *5*, 139–143 (1973)
4. RÖSCH, W., ELSTER, K.: Gastrointestinale Präkanzerosen. Baden-Baden: Witzstock 1977

1.6. Gastroenterologische Cytologie (Materialgewinnung und Verarbeitung)

S. Weidenhiller

Die gastroenterologische Cytodiagnostik dient der Suche nach Tumorzellen in Abstrichen von Schleimhäuten des Gastrointestinaltraktes, im Sediment von Duodenalsaft und Ascitesflüssigkeit sowie im Punktionsmaterial tumorverdächtiger Läsionen.

1.6.1. Endoskopische Abstrichcytologie

Instrumentarium. Endoskopische Abstriche erfolgen mit kleinen, zu den jeweiligen Endoskopen passenden und von den Firmen lieferbaren Cytologiebürsten. Sie werden teilweise mit Plastikschläuchen angefertigt, in deren Spitze die Bürste nach dem Abstrich eingezogen wird, so daß ein Zurückziehen durch den Instrumentierkanal ohne Materialverlust möglich ist (Abb. 1).

Vorbereitung und Nachsorge. Entsprechen denen der endoskopischen Untersuchung.

Technik. Sie ist leicht erlernbar, der Abstrich muß aber sehr sorgfältig durchgeführt werden. Von einem endoskopisch verdächtigen Bezirk werden durch Vorschieben und Zurückziehen der fest gegen die

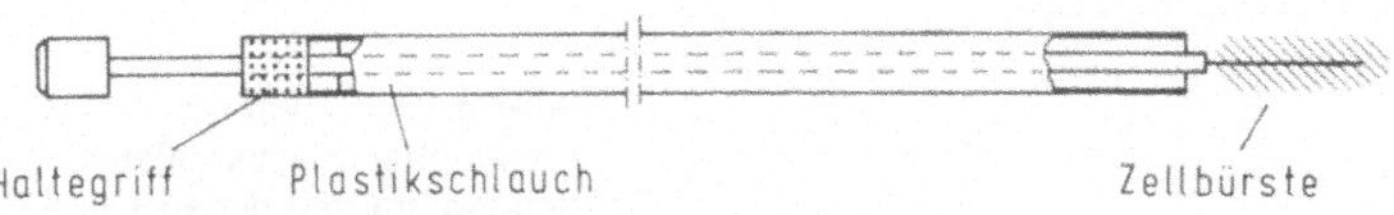

Abb. 1. Zellbürste mit Plastikschlauch und Haltegriff

Schleimhaut gedrückten Cytologiebürste die oberflächlichen Epithelschichten abgehoben. Die Bewegungen der Bürste werden mit entsprechenden Bewegungen des Endoskopes so kombiniert, daß der Abstrich die gesamte verdächtige Stelle und die daran angrenzenden Bezirke erfaßt (Abb. 2). Bürsten mit Plastikschlauch werden durch den Instrumentierkanal (IK) zurückgezogen. Der Abstrich selbst kann zu einem beliebigen Zeitpunkt während der endoskopischen Untersuchung gemacht werden. Bürsten ohne Plastikschlauch zieht man entweder ebenfalls während der Untersuchung durch den IK zurück. Da hierbei ein großer Teil des Abstrichmaterials im IK abgestreift wird, sollte der Abstrich 1–2 mal wiederholt werden. Oder man macht den Abstrich am Ende der endoskopischen Untersuchung und zieht die Bürste anschließend in den Anfangsteil des IK hinein (Abb. 3), um ein Abstreifen des Materials beim Zurückziehen des Endoskopes zu vermeiden.

Die weitere Verarbeitung des Zellmaterials bis zur Fixation muß sofort erfolgen, um brauchbare cytologische Präparate zu erhalten (Abb. 4). Nach Auswaschen der Bürste in einigen Millilitern einer physiologischen Kochsalzlösung, am einfachsten in einem Reagenzglas, wird die so erhaltene Zellsuspension etwa 5–8 min bei 3000 Umdrehungen/min zentrifugiert, der Überstand abgegossen und das

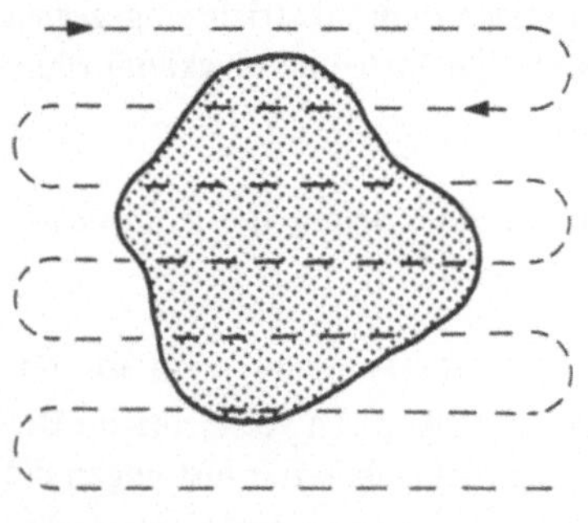

Abb. 2. Abstrichtechnik: Bewegungen der Zellbürste beim Abstrich von einer verdächtigen Läsion und deren Umgebung

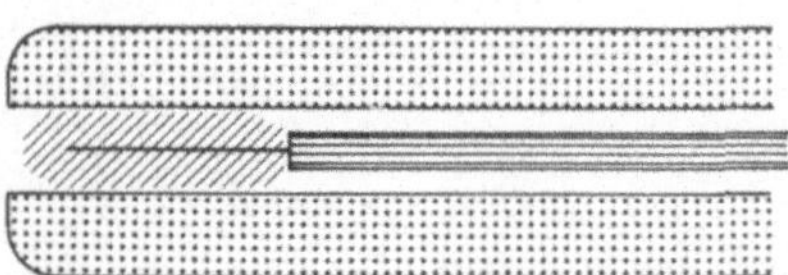

Abb. 3. Einziehen der Zellbürste ohne Plastikschlauch in den Anfangsteil des Instrumentierkanals nach dem Abstrich

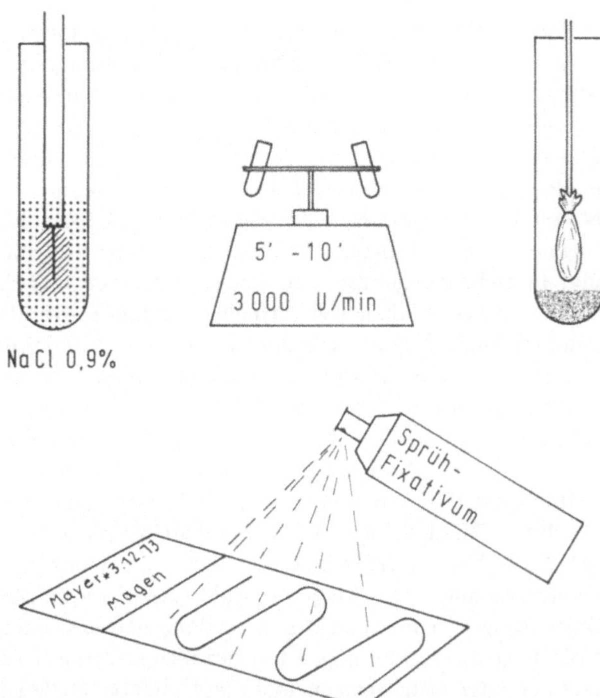

Abb. 4. Verarbeitung des Abstrichmaterials: Ausspülen der Zellbürste, Zentrifugieren, Ausstrich und Fixation

Sediment mit einem Wattetupfer oder einer Plastiköse ausgestrichen. Die Fixation erfolgt am einfachsten mit einem Sprühfixativum (Mercko-Fix, Adams Spray-Cyte) nach entsprechender, aufgedruckter Vorschrift. Daneben können auch andere Verfahren angewandt werden (Äther-96% Alkoholgemisch 1 : 1, Dauer 20 min; Glycerin-96% Alkohol-Gemisch 1:4, Dauer 20 min). Anschließend werden die Präparate nach Papanicolaou gefärbt (Einzelheiten bei 4,5). Die mit Sprühfixativum behandelten ungefärbten Präparate sind auch zum Versand an cytologische Institute geeignet. Zu empfehlen sind Objektträger mit Mattschliffrand, auf die der Name des Patienten und die Herkunft des Materials mit Bleistift geschrieben werden können. Auf einem Begleitzettel sollte die makroskopische Verdachtsdiagnose vermerkt sein.

Weitere Färbemethoden sind möglich, aber nicht notwendig. Sie liefern bei der gastroenterologischen Abstrichcytologie schlechtere Resultate als die Papanicolaoufärbung und sollten nur angewandt werden, wenn diese nicht verfügbar ist.
Pappenheim-Färbung: Nach dem Ausstreichen der Präparate Lufttrocknung, anschließend übliche Färbung (Literatur bei 2). Der Nachteil dieser in der Hämatologie verbreiteten Färbung liegt in der verminderten Transparenz der Präparate, da sich Schleim-, Detritus- und Fibrinbeimengungen sehr intensiv anfärben und die Zellverbände verdecken können. Auch mehrschichtige Zellverbände entziehen sich durch Überlagerung der Einzelzellen meist der Beurteilung. Die Strukturen der Einzelzelle sind dagegen nach dieser Färbemethode sogar besser zu erkennen.
Reis-Färbung (Literatur bei 4): Nach Fixation der feuchten Präparate mit Äther-Alkoholgemisch (Äther-96% Alkohol-Gemisch 1 : 1) Färbung mit 1%iger Safraninlösung für 2–3 min, Differenzierung mit absolutem Alkohol, bis keine Farbwolken mehr abgehen, Spülungen mit Aqua dest., Gegenfärbung für 10 min mit einer May-Grünwald-Giemsa-Lösung (1 ml May-Grünwald-Lösung, 5 Tropfen Giemsa-Stammlösung, 5 ml Aqua dest.), Spülung und anschließende Lufttrocknung. Diese Färbung liefert befriedigend transparente Präparate bei guter Detailerkennbarkeit und kann bei Fehlen der Papanicolaoufärbung als Ersatzlösung am ehesten empfohlen werden.

Indikationen. Abstriche sollten bei allen endoskopisch erkannten Läsionen in Speiseröhre, Magen, Dünn- und Dickdarm durchgeführt werden, bei denen sich ein maligner Prozeß nicht mit Sicherheit ausschließen läßt.

Kontraindikationen und *Komplikationen.* Entsprechen denen der endoskopischen Untersuchung.

1.6.2. Duodenalsaft-Cytologie

Indikation. Sie ist gegeben bei Verdacht auf maligne Tumoren im Bereich des Pankreas, der Gallenwege und des Duodenums.

1.6.2.1. Duodenalsondencytologie. *Instrumentarium, Vorbereitung, Nachsorge, Kontraindikationen* und *Komplikationen* entsprechen denen des Pankreozymin-Secretin-Testes zur Prüfung der exokrinen Pankreasfunktion [1]. Beide Untersuchungen sollten immer gleichzeitig ausgeführt werden.

Technik. Insgesamt werden sieben Fraktionen, eine Probe des Basalsekretes und je drei Proben des durch Secretin bzw. Pankreozymin stimulierten Duodenalsaftes untersucht. Das stimulierte Sekret wird in 10-Minuten-Portionen gesammelt. Nach Entnahme des Anteils für die chemischen Untersuchungen wird sofort die gesamte verbliebene Saftmenge zentrifugiert (etwa 5–8 min bei 3000 Umdrehungen/min). Vom Sediment werden je fünf Ausstriche angefertigt. Vier davon werden nach Naßfixierung nach Papanicolaou [4, 5], eines nach Lufttrocknung nach Pappenheim [2] gefärbt (Einzelheiten bei „Endoskopische Abstrichcytologie“ S. 61). Der Rest des Sedimentes kann in 10%igem Formalin fixiert und zur Untersuchung nach der „Zellblockmethode“ versandt werden.
Eine sofortige Verarbeitung des Duodenalsaftes ist unbedingt erforderlich, um eine hier besonders schnell eintretende Zerstörung der Zellen zu verhindern. Zur Verminderung der Cytolyse werden zwei Verfahren beschrieben, deren Wirksamkeit nach eigener Erfahrung den notwendigen Aufwand nicht rechtfertigen: a) Auffangen des Duodenalsaftes in Röhrchen, in denen etwa 5 ml einer Mischung von Trasylol und 0,2 ml EDTA (Titriplex III = Äthylendiamintetraacetat) vorgelegt sind (Literatur bei 4), oder b) Aufbewahren des Saftes in eisgekühlten Behältern.

1.6.2.2. Endoskopische Sekretabsaugung. *Instrumentarium, Vorbereitung, Nachsorge, Kontraindikationen* und *Komplikationen* entsprechen denen der postbulbären Duodenoskopie (S. 93).

Technik. Im Rahmen einer postbulbären Duodenoskopie mit Inspektion der Papilla Vateri wird vor anderen Maßnahmen Secretin injiziert (1 E/kg Körpergewicht) und das aus der Papille austretende Sekret mit einer Plastiksonde, wie sie für die Papillenintubation verwandt wird, mittels einer außen auf die Sonde aufgesetzten Spritze abgesaugt.

Die selektive endoskopisch-retrograde Gangdarstellung (Ductus pancreaticus, Ductus choledochus) kann ebenfalls mit der Gewinnung cytologischen Materials verbunden werden.
Vor der Instillation von Röntgenkontrastmittel wird die Ampulla Vateri, besser noch das gewünschte Gangsystem, intubiert (Abb. 5). Die Intubationssonde wird über einen 3-Wege-Hahn einerseits mit einer sterilen physiologischen Kochsalzlösung enthaltenden 10-ml-Spritze, andererseits über ein Reagenzröhrchen zum Auffangen der Flüssigkeit mit einer Unterdruckpumpe oder 20-ml-Spritze verbunden. Nach vorsichtiger Injektion von 1–2 ml Kochsalzlösung wird ein kurzdauernder leichter Unterdruck erzeugt und die injizierte Flüssigkeit im Reagenzröhrchen aufgefangen. Der Vorgang wird etwa 8–10 mal wiederholt. Anschließend wird wieder Secretin (1 E/kg Körpergewicht) intravenös injiziert und das ablaufende Sekret unter intermittierendem geringen Unterdruck über etwa 15–20 min abgesaugt. Die weitere Verarbeitung erfolgt wie bei der Duodenalsondencytologie (S. 65).

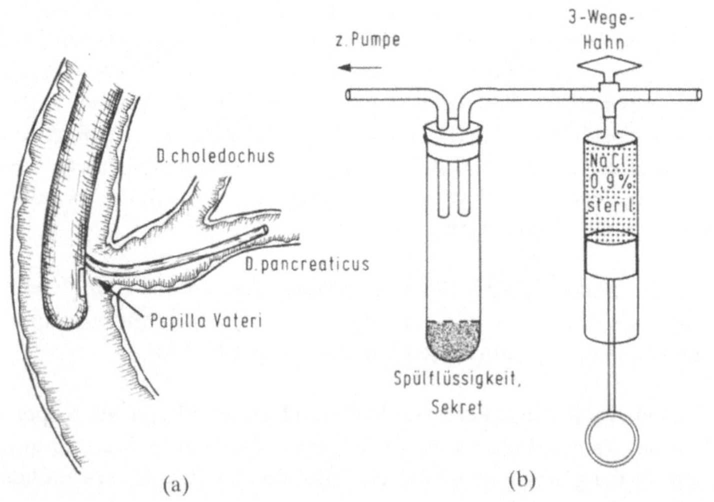

Abb. 5. Intubation des Ductus pancreaticus (a) und Vorrichtung zur Gangspülung sowie Sekretabsaugung (b)

1.6.3. Feinnadelpunktion

1.6.3.1. Ultraschallgezielte Feinnadelpunktion von Bauchorganen.

Instrumentarium. Erforderlich sind ein Ultraschallgerät mit einem zweidimensionalen Darstellungsverfahren (z. B. Gerät Vidoson, Firma Siemens, Erlangen), Punktionskanülen mit einem Außendurchmesser von 0,7–0,8 mm und einer Länge von 3–12 cm (Fa. Storz, Tuttlingen) sowie zur Aspiration 10-ml- oder 20-ml-Spritzen. Bezüglich der Ultraschalluntersuchung muß auf ausführliche Beschreibungen verwiesen werden [3, 7].

Vorbereitung. Gerinnungsstatus (Quickwert, partielle Thromboplastinzeit, Thrombocyten); bei Leberpunktionen zusätzlich Bilirubin und alkalische Phosphatase im Serum, bei Nierenpunktionen i. v. Pyelogramm.

Nachsorge. 24-stündige Kontrolle zum Ausschluß von Blutungen durch Messung von Puls, Blutdruck, eventuell erneutes Sonogramm.

Technik. Punktionsort und Einstichrichtung werden sonographisch bestimmt [6]. Der Abstand des Tumors von der Hautoberfläche wird auf dem Bildschirm abgemessen und durch einen Pflasterstreifen oder Reiter auf der Punktionskanüle markiert. Nach Desinfektion und Anaesthesie der Punktionsstelle wird die Kanüle bis zur markierten Eindringtiefe vorgeschoben. Durch maximale Aspiration unter gleichzeitigem leichten Vorschieben und Zurückziehen der Kanüle wird aus der verdächtigen Stelle über einen Zeitraum von 1/2 bis 1 sec Material angesogen, die Aspiration dann unterbrochen und die Kanüle entfernt. Das gewonnene Material wird durch mehrmaliges leichtes Durchblasen der Kanüle mit Luft auf einen Objektträger mit Mattschliffrand gebracht und unter ganz leichtem Druck mit der Punktionskanüle oder einem Deckglas ausgestrichen. Massive Blutbeimengungen kann man mit einem Saugpapier vorsichtig entfernen. Nach Lufttrocknung erfolgt die Färbung der beschrifteten Präparate nach Pappenheim [2].

Indikationen. Sonographisch tumorverdächtige Veränderungen der Leber, des Pankreas (falls sie oberflächennah liegen) und der Bauchdecken. Da bei Nierentumoren die Gefahr von Impfmetastasen im Stichkanal besteht, sollte die Feinnadelpunktion nur nach Absprache mit dem Urologen erfolgen.

Kontraindikationen. Ausgeprägte Gerinnungsstörung, massiver Stauungsikterus.

Komplikationen. Blutungen, bei Ikterus gallige Peritonitis.

1.6.3.2. Laparoskopische Feinnadelpunktion. *Indikationen.* Sie bestehen nur, wenn die Entnahme von Biopsiematerial für die histologische Untersuchung nicht möglich ist; vor allem bei Lebermetastasen und Pankreastumoren.

Instrumentarium, Vorbereitung, Nachsorge, Technik, Kontraindikationen, Komplikationen. Wie bei der ultraschallgezielten Feinnadelpunktion (S. 67).

Literatur

1. Barthelheimer, H.: In: Demling, L. (Hrsg.): Klinische Gastroenterologie. Stuttgart: Thieme 1973
2. Begemann, H., Harwerth, H. G.: Praktische Hämatologie. Stuttgart: Thieme 1970
3. Engelhart, G. J., Blauenstein, U. W.: Ultraschalldiagnostik am Oberbauch. Stuttgart/New York: Schattauer 1972
4. Henning, N., Witte, S.: Atlas der gastroenterologischen Cytodiagnostik. Stuttgart: Thieme 1968
5. Koss, G.: Diagnostic Cytology. Philadelphia/Toronto: Lippincott 1968
6. Lutz, H., Weidenhiller, S., Rettenmaier, G.: Ultraschallgezielte Feinnadelbiopsie der Leber. Schweiz. med. Wschr. *103*, 1030 (1973)
7. Lutz, H.: Ultraschalldiagnostik (B-Scan) in der Inneren Medizin. Berlin, Heidelberg, New York: Springer 1978
8. Witte, S.: In: Ottenjann, R., Elster, K., Witte, S.: Gastroenterologische Endoskopie, Biopsie und Zytologie. Stuttgart: Thieme 1970

2. Spezieller Teil

2.1. Oesophago-Gastro-Duodenoskopie

W. Rösch

Während noch vor wenigen Jahren die Endoskopie von Speiseröhre und Magen gezielte Fragestellungen zu beantworten versuchte, die durch die vorausgegangene Röntgendiagnostik aufgeworfen worden waren, hat sich mit der Entwicklung vollflexibler und von außen dirigierbarer Fiberendoskope und insbesondere mit der Konstruktion prograder optischer Systeme ein grundlegender Wandel in der Indikation zur Oesophago-Gastro-Duodenoskopie vollzogen. Nachdem sich im klinischen Alltag gezeigt hat, daß bei 16 Prozent aller Patienten mit Mehrfachbefunden zu rechnen ist, gehört die Inspektion des gesamten oberen Verdauungstraktes bis zum postbulbären Duodenum in einem Arbeitsgang zur endoskopischen Routine. Vielerorts geht es dabei nicht mehr so sehr um die endoskopisch-bioptische Verifizierung eines suspekten Befundes, als vielmehr um eine Ausschlußdiagnostik bei unklaren und uncharakteristischen Oberbauchbeschwerden.

2.1.1. Instrumentarium

Für die endoskopische Diagnostik des oberen Verdauungstrakts stehen eine Vielzahl in- und ausländischer Instrumente zur Verfügung. Die Wahl der Herstellerfirma wird zum Teil von der bestehenden Grundausstattung, insbesondere den zur Verfügung stehenden Lichtquellen, zum Teil vom angebotenen Kundendienst mitbestimmt. Bei den Glasfaserinstrumenten ist nach wie vor eine technische Überlegenheit ausländischer Produkte festzustellen.
Die starren und halbstarren Instrumente sind trotz ihrer hervorra-

genden Bildqualität weitgehend außer Mode gekommen, nicht zuletzt deshalb, weil das Komplikationsrisiko eindeutig, und zwar um eine Zehnerpotenz, höher liegt als bei den vergleichbaren flexiblen Modellen. Wer jedoch einmal mit dem starren Oesophagoskop gearbeitet hat, möchte bei bestimmten Indikationen auf dieses Instrument nur ungern verzichten.

Die kurzen flexiblen Oesophagoskope, mit deren verlängerter Variante man Teile des Magens inspizieren konnte, sind heute durch die 120 cm langen prograden Instrumente überflüssig geworden.

Die Seitblickgastroskope sind ebenfalls, allerdings etwas zu Unrecht, durch die extrem flexiblen prograden Oesophago-Gastro-Duodenoskope in den Hintergrund gedrängt worden. Für die gezielte Magendiagnostik, z. B. die endoskopisch-bioptische Kontrolle eines Ulcus am Angulus oder eines subkardial im Bereich der Hinterwand gelegenen Prozesses sind sie unerreicht und gerade für den Anfänger, der noch etwas Schwierigkeiten im Einführen hat, ideal geeignet. Die Oesophago-Gastro-Duodenoskope mit prograder Optik und einer in zwei Ebenen abwinkelbaren Spitze sollten das Routineinstrument einer endoskopischen Abteilung darstellen. Mit ihnen läßt sich praktisch jede gewünschte Information gewinnen; durch eingebaute Spül- und Absaugvorrichtung sind sie den alten Gastroskopen eindeutig überlegen. Als besonders schonend haben sich primär für die Pädiatrie entwickelte, dünnkalibrige Endoskope erwiesen (Abb. 2).

Nur selten sind für die komplette Inspektion des narbig deformierten Bulbus oder für einen Blick ins postbulbäre Duodenum Seitblick-Duodenoskope erforderlich, wie sie für die retrograde Gangdarstellung Verwendung finden. Dem trägt auch eine neue Entwicklung einer sogenannten Kippoptik Rechnung, mit der von einer prograden Blickrichtung in eine orthograde gewechselt werden kann (Abb. 1–4).

2.1.2. Vorbereitung

Die Empfehlung, vor jeder endoskopischen Untersuchung des oberen Verdauungstrakts, von Notfällen natürlich abgesehen, eine Röntgenuntersuchung durchzuführen, hat kaum noch Gültigkeit.

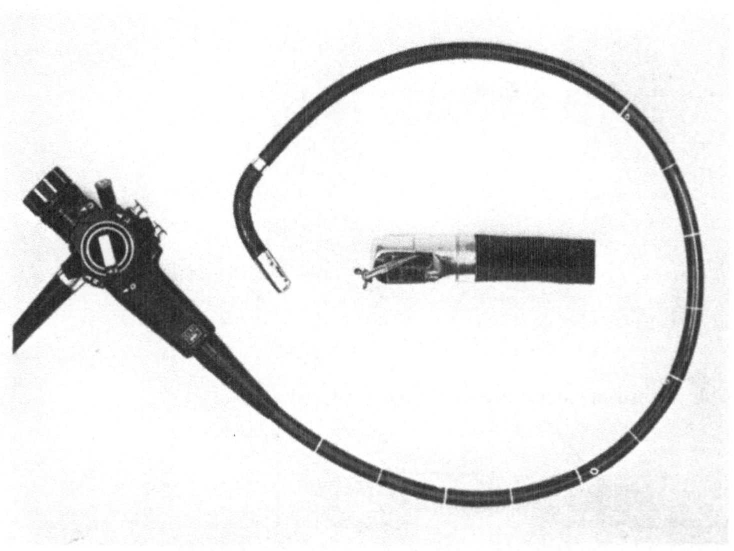

Abb. 1. Seitblickendoskop GF-B2 der Firma Olympus

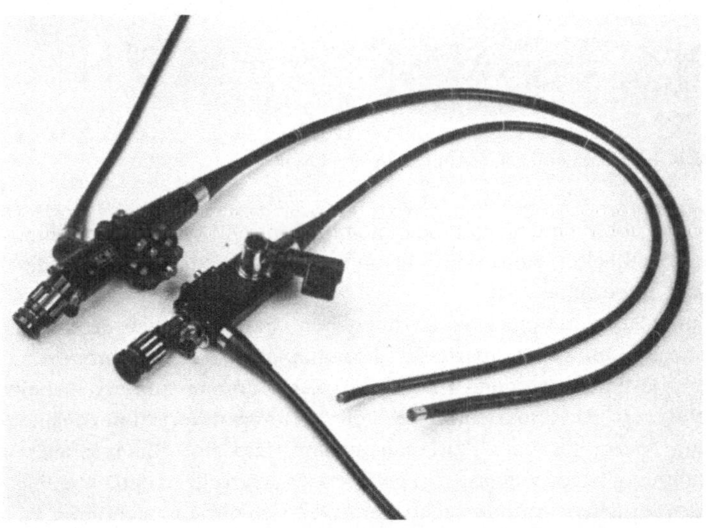

Abb. 2. Endoskope mit prograder Optik: Typ TX-8 Panendoskop und Typ FX-7 Panendoskop (∅ 9,5 mm) der Fa. Wappler (ACMI)

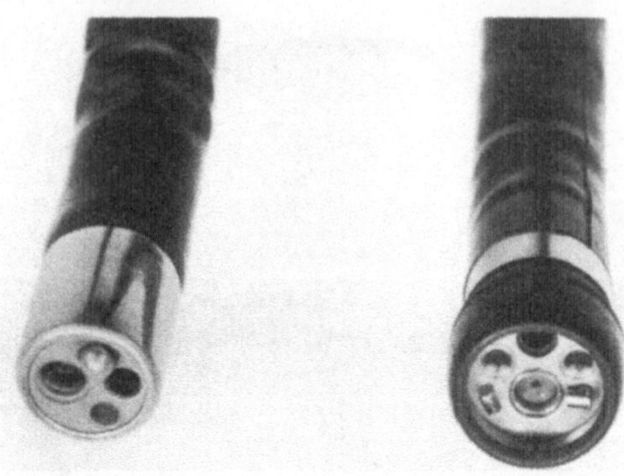

Abb. 3. Instrumentenspitze mit prograder Optik

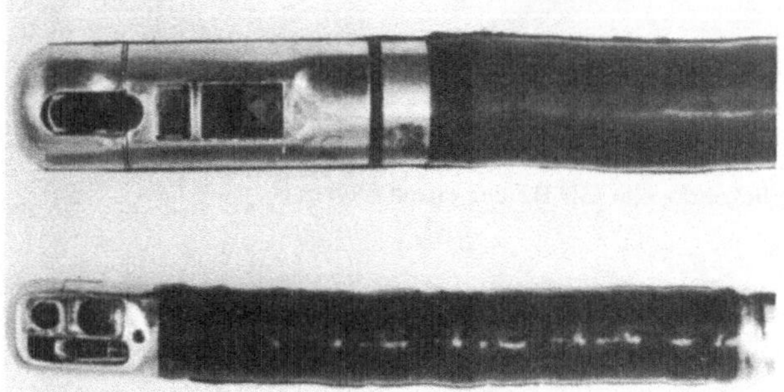

Abb. 4. Instrumentenspitze mit seitlicher Optik

Wenn überhaupt, so gilt dies in erster Linie für eine Untersuchung mit Seitblickinstrumenten, mit denen im Oesophagus keine Übersicht zu gewinnen ist.

Zum Ausschluß einer hämorrhagischen Diathese sollten Prothrombinzeit (Quickwert), partielle Thromboplastinzeit und Thrombocyten bestimmt werden. Ein Elektrokardiogramm zum Ausschluß schwerer Rhythmusstörungen, eine Röntgenthoraxuntersuchung zum Ausschluß eines Aortenaneurysmas und eine Blutgruppenbestimmung liegen zumeist vor, gehören jedoch nicht zu den unbedingt erforderlichen Voruntersuchungen. Daß sich nur ein nüchterner Patient optimal untersuchen läßt, versteht sich von selbst; eine Einverständniserklärung muß vorliegen.

große Kurvatur möglich. Man muß deshalb zunächst die groben Falten der großen Kurvatur einstellen, das Instrument U-förmig abwinkeln und dann entlang der großen Kurvatur in Richtung Fornixkuppel hochschieben, bis die Kardia eingestellt ist (Abb. 6a–d). Über den weiteren Untersuchungsablauf orientiert Abb. 7a–j.
Schleimauflagerungen auf der Mucosa lassen sich durch einen gezielten Wasserstrahl meist abspülen. Kommt die Peristaltik nicht spontan in Gang oder ergibt sich der Verdacht auf eine umschriebene Wandinfiltration, kann Metoclopramid (Paspertin) i. v. gegeben werden. Zur optimalen Beurteilung eines nur ungenügend aufdehnbaren Bulbus duodeni empfiehlt sich ferner die Gabe von Buscopan (1–2 ml) i. v.
Zur Gewinnung repräsentativer Schleimhautpartikel sollte die Biopsiezange fest ins Gewebe gepreßt werden, bis sich die Biopsiesonde etwas biegt. Dann ist im Zangenbiß meist die gesamte Schleimhautdicke bis zur Muscularis mucosae erfaßt. Bei umschriebenen Schleimhautveränderungen sollten soviel Partikel wie möglich gewonnen werden, wobei es sich empfiehlt, die Zahl sechs nicht zu unterschreiten.

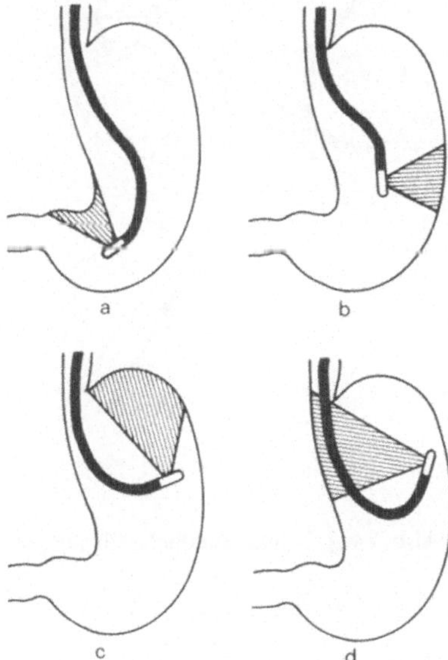

Abb. 6. Inversion mit der Seitblickoptik
a) Aufsuchen des Angulus
b) Drehung des Instruments mit Blickrichtung große Kurvatur

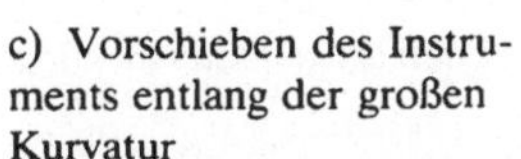

c) Vorschieben des Instruments entlang der großen Kurvatur
d) Endposition mit Blickrichtung Kardia

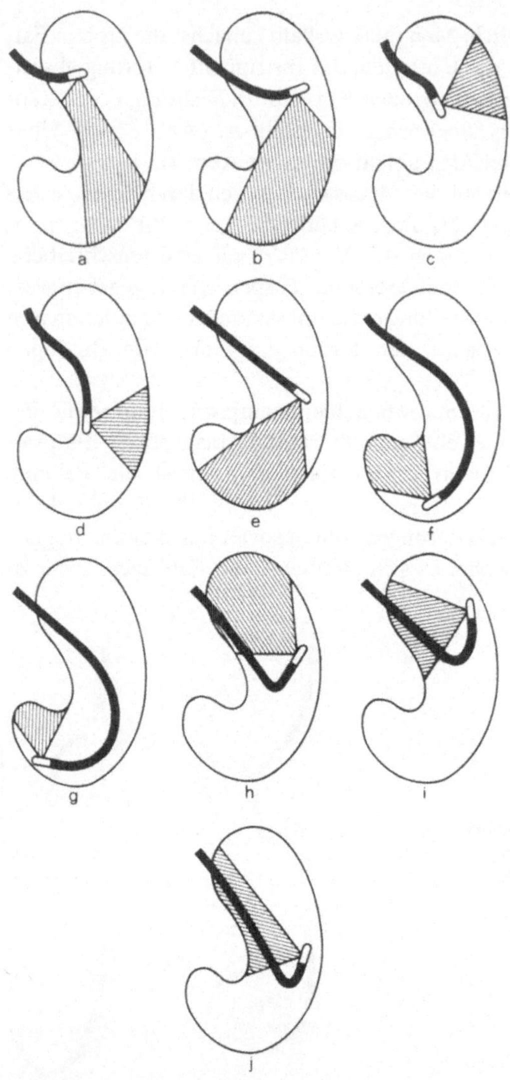

Abb. 7a–j. Unterschiedliche Phasen der endoskopischen Magenuntersuchung

Die endoskopische Chromographie der Antrum-Corpusgrenze hat keine weite Verbreitung gefunden, da sie relativ aufwendig ist und nur wenig klinische Relevanz aufweist. Erfahrungen über die sogenannte „dye scattering“ Methode, bei der Methylenblau oder Cardiogreen über einen Teflonschlauch auf die Schleimhaut gesprüht werden, um Niveauunterschiede deutlicher hervortreten zu lassen, liegen nur in beschränktem Umfang vor [3].
Spezielle Untersuchungsmethoden oder endoskopisch-therapeutische Eingriffe am oberen Verdauungstrakt werden in getrennten Kapiteln besprochen (S. 140).

2.1.5. Indikationen

Die endoskopische Untersuchung des oberen Verdauungstraktes hat die bioptische Verifizierung röntgenologisch vermuteter Malignome, die Lokalisation einer Blutungsquelle und die Gewinnung einer zusätzlichen Information bei negativer Voruntersuchung zum Ziel.
In der *Oesophagusdiagnostik* ist eine endoskopische Untersuchung der Speiseröhre immer dann indiziert, wenn dysphagische Beschwerden länger als 14 Tage persistieren. Jede röntgenologisch nachweisbare Alteration des Mucosaprofils bedarf einer histologisch-cytologischen Verifizierung, wobei die „Trefferquote“ beim Carcinom bei Verwendung starrer Instrumente bei etwa 60% liegt, während sie bei den Fiberendoskopen und gleichzeitiger cytologischer Materialgewinnung annähernd 100% erreicht [6]. Die Differenzierung zwischen einem Plattenepithelcarcinom und einem auf die Speiseröhre übergreifenden Kardiacarcinom ist für die weitere Therapie von entscheidender Bedeutung. Während die Diagnose einer Hiatushernie röntgenologisch einfacher und wahrscheinlich auch zuverlässiger zu stellen ist, lassen sich die Folgen einer Spincterinsuffizienz bei Hiatushernie nur endoskopisch nachweisen. Alle Oesophagusvaricen, die röntgenologisch nachzuweisen sind, lassen sich auch endoskopisch dokumentieren; auf der anderen Seite findet der Endoskopiker in 25 bis 60% Varicen, die dem Röntgennachweis unter Routinebedingungen entgangen sind [7]. Die endoskopische Untersuchung der Speise-

röhre gehört deshalb zum „Pflichtprogramm" bei allen chronischen Leberkranken.
Ziel der endoskopischen *Magendiagnostik* ist die Früherkennung maligner Veränderungen. Dazu bedarf es der gezielten Gewebeentnahme aus allen umschriebenen Schleimhautveränderungen, wobei dem Ulcus ventriculi bzw. als Ulcus imponierenden Läsionen eine entscheidende Bedeutung zukommt. Nur durch konsequente Biopsie aller Magenulcera lassen sich kleine Carcinome selektionieren. Riesenfalten im Magen können ein sehr differentes morphologisches Substrat aufweisen, das von gutartigen Hyperplasien bis zur Systemerkrankung reicht. Erosionen der Magenschleimhaut mit bevorzugter Lokalisation im Antrum werden auf Grund des Röntgenbefunds nicht selten fehlgedeutet. Hier dient die Endoskopie häufig dem Ausschluß eines Malignoms. Magenpolypen werden aus diagnostischen Gründen in toto mittels Diathermieschlinge entfernt und zur weiteren Aufarbeitung und zum Ausschluß eines polypös wachsenden Carcinoms in Stufenschnitten aufgearbeitet.
Die gezielte Inspektion eines Bulbus duodeni läßt bei nicht wenigen Patienten Geschwüre erkennen, die dem Röntgennachweis entgangen sind [4]. Auch wenn ein Malignom des Bulbus oder postbulbären Duodenums extrem selten ist, hilft die Duodenoskopie viele Patienten von dem Makel des Magenneurotikers zu befreien. Erosive Veränderungen im Bulbus, Ulcusnarben im Bulbus und ein hochgradig narbig veränderter Bulbus lassen Beschwerden erklären, die an ein Ulcus duodeni denken lassen, das jedoch weder röntgenologisch noch endoskopisch vorliegt [2]. Die unmittelbar im Pylorusbereich gelegenen Veränderungen lassen sich nur mit einem Vorausblickinstrument einstellen, die Seitblickoptik erreicht diese Region nicht. Postbulbäre Ulcera sind relativ selten; bei entsprechender klinischer Symptomatik sollte gezielt nach ihnen gesucht werden.
Der operierte Magen mit seinen für den Röntgenologen oft verwirrenden Taschen- und Nischenbildungen stellt eine spezielle Indikation für die endoskopische Untersuchung dar. Einige Kliniken verzichten sogar auf eine vorausgegangene Röntgenuntersuchung. Mit pro- und orthograder Optik lassen sich praktisch alle Anastomosenulcera einstellen. Die zu- und abführende Schlinge sollte intubiert und nach peptischen Läsionen abgesucht werden, wobei gelegentlich im blind verschlossenen Duodenalstumpf belassene Antrumschleim-

haut als Ursache des Anastomosenulcus bioptisch nachgewiesen werden kann [5]. Nicht resorbierbares Nahtmaterial läßt sich während der Untersuchung mit der Biopsiezange oder einer Diathermiesonde entfernen [1]. Die Früherkennung des Magencarcinomrezidiv und des Stumpfcarcinoms sind zwei spezielle Anliegen der Endoskopie des operierten Patienten (s. auch S. 84).

Entscheidende Bedeutung hat die Oesophago-Gastro-Duodenoskopie als sogenannte *„Notfallendoskopie"* bei der Lokalisation akuter gastrointestinaler Blutungen erlangt. Nach Stabilisierung der Kreislaufverhältnisse wird ohne vorausgegangene Röntgenuntersuchung, ohne Prämedikation und ohne Rachenanaesthesie (zur Vermeidung einer Aspirationspneumonie) „unter erschwerten Bedingungen" endoskopiert, wobei nicht selten auch auf eine Magenspülung zur Beseitigung der Blutcoagel verzichtet wird. Zwei Fragen lassen sich praktisch immer beantworten, die für das weitere Vorgehen von entscheidender Bedeutung sind: a) blutet der Patient weiterhin aktiv und b) kommt die Blutung aus der Speiseröhre oder aus tiefer gelegenen Abschnitten. Neben der genauen Lokalisation der für die Blutung verantwortlichen Läsion kommen nicht selten noch weitere „potentielle" Blutungsquellen zur Beobachtung, die jedoch für die akute Blutung nicht in Frage kommen. Die Notfallendoskopie erfordert eine gewisse endoskopische Erfahrung; sie ist besonders dann effektiv, wenn ein geübtes Team rund um die Uhr zur Verfügung steht (s. auch S. 135).

2.1.6. Kontraindikationen

Absolute Kontraindikationen für eine geplante endoskopische Untersuchung gibt es nur wenige: an erster Stelle ist hier der unkooperative oder undisziplinierte Patient zu nennen, der nicht nur sich selbst, sondern in erster Linie auch das Instrument gefährdet. Bei mangelnder Kooperation sollte lieber auf die Untersuchung verzichtet werden. Die akute korrosive oder pflegmonöse Oesophagitis stellt eine absolute Kontraindikation dar; vor allem bei frischer Säure- oder Laugenverätzung empfiehlt sich große Zurückhaltung. Bei einem

Aneurysma der Aorta ascendens, das möglicherweise zu einer Arosion des wandinstabilen Oesophagus geführt hat, ist Vorsicht am Platze.

Relative Kontraindikationen sind Pulsionsdivertikel, extreme Kyphoskoliose der Wirbelsäule, excessive Strumen und eine ausgeprägte Osteochondrose der Halswirbelsäule.

Keine Kontraindikation, auch nicht bei einer akuten Blutung, stellen Oesophagusvaricen dar. Eine durch die Spiegelung provozierte Blutung ist nicht zu befürchten.

2.1.7. Komplikationen

Am meisten gefürchtet ist die Perforation, die sich jedoch bei Beachtung der Kontraindikationen weitgehend vermeiden läßt. Wann immer sich bei der Einführung des Instruments oder beim weiteren Vorschieben ein federnder Widerstand zeigt, sollte die Untersuchung abgebrochen oder das Instrument soweit zurückgezogen werden, bis wieder klare Sichtverhältnisse herrschen. Blindes Hantieren ist außerordentlich gefährlich. Blutungen durch die Biopsie kommen praktisch nicht vor, eine Aspiration wird durch die Linksseitenlage weitgehend ausgeschlossen. Zwischenfälle durch Prämedikation und Lokalanaesthetica können nur bedingt der endoskopischen Untersuchung angelastet werden (s. auch S. 41).

Literatur

1. Classen, M., Rösch, W., Frühmorgen, P., Seuberth, K., Demling, L.: Operative endoscopy: a diathermy hook for cutting of non-absorbable suture material. Endoscopy *6*, 42 (1974)
2. Frühmorgen, P., Jenny, S., Classen, M., Bäuerle, H., Koch, H.: Anamnese bei Ulcus und Narben im Bulbus duodeni. Dtsch. med. Wschr. *97*, 188 (1972)
3. Ida, K., Kohli, Y., Shimamoto, K., Hashimoto, Y., Kawai, K.: Endoscopic

findings of fundic and pyloric gland area using dye scattering method. Endoscopy *5*, 21 (1973)

4. Jenny, S., Frühmorgen, P., Classen, M., Bauerle, H., Demling, L.: Endoskopisch-radiologische Diagnostik des Bulbus duodeni. Dtsch. med. Wschr. *97*, 118 (1972)
5. Pohl, W., Flachsenberg, E., Elster, K.: Endoscopic-bioptical diagnosis of antral mucosa within the duodenal stump. Endoscopy *4*, 162 (1972)
6. Rösch, W., Weidenhiller, S., Fuchs, H. F.: Endoskopie der Speiseröhre. Radiologe *13*, 361 (1973)
7. Stadelmann, O., Paul, F.: Endoskopische Diagnose der Oesophagusvarizen. Endoscopy *1*, 49 (1969)
8. Wienbeck, M., Wurbs, D.: Oesophago-Gastro-Duodenoskopie-Suchmethode oder letzte diagnostische Instanz. Internist (Berl.) *17*, 190 (1976)

2.2. Endoskopie des operierten Magens

B. C. Manegold

Die Oesophago-Gastro-Duodeno-Jejunoskopie erfaßt mit großer Sicherheit lokale morphologische Veränderungen am operierten Magen, unabhängig von der vorausgegangenen Operationsart. Resezierende, anastomosierende, plastische oder funktionelle Operationsverfahren hinterlassen charakteristische Zeichen, die endoskopisch aufgesucht und beurteilt werden können. Regelrechte Verhältnisse, chirurgische Komplikationen der ersten postoperativen Tage [13] und Spätstörungen nach Jahren sind endoskopisch sichtbar, wenn andere diagnostische Methoden versagen.

2.2.1. Instrumentarium

Für die Endoskopie des operierten Magens ist primär ein Gastroskop prograder Optik normalen Kalibers mit Saugspüleinrichtung und hochgradiger 4facher Abwinkelbarkeit der Instrumentenspitze zunächst ausreichend. Hiermit lassen sich unter direkter Sicht die zu- und abführende Schlinge einer End-zu-Seit-Anastomose verfolgen und plastische Einengungen (Fundoplicatio) und plastische Erweiterungen (Pyloroplastik) passieren [1]. Die retrograde Duodenoskopie und Kanülierung der Papilla Vateri am B-II-Magen gelingt mit vorausschauendem Instrument und eingebautem Albarran-Hebel.
Ein kleines Anastomosengeschwür am Dach einer herangezogenen Jejunumschlinge ist mit einem schlankeren, seitwärtsblickenden Duodenoskop noch erkennbar, wo prograden Optiken der Nachweis nicht gelingt. Anastomosenengen und Magenernährungsfisteln sind mit dünnkalibrigen Kindergastroskopen in der Regel passierbar.

Als Hilfsinstrument ist ein leistungsstarker Saugapparat zur instrumentellen Absaugung des häufig reichlichen Einstroms schaumigen, galligen Sekretes notwendig. Entschäumungsmittel ist bei Bedarf erforderlich. Es wird, in Wasser verdünnt, durch den Sondenkanal gezielt auf die schaumverdeckte Schleimhaut gespritzt.
Zur Biopsie sind Zangen mit zentralem Dorn und langen Löffeln vorzuziehen, sie liefern größere, repräsentativere Gewebspartikel. Bei Seitblickinstrumenten muß auf die vom Hersteller empfohlenen Zangen wegen des kürzeren Zangenmaules zurückgegriffen werden.
Die retrograde Duodenoskopie zur Inspektion des zuführenden Schenkels eines B-II-Magens kann durch spitzwinklige Fixierung der hochgezogenen Jejunumschlinge an der kleinen Kurvatur des Magenstumpfes gelegentlich große Schwierigkeiten bereiten. Ein Versteifungsdraht im Instrumentierkanal des Gastroskops kann die Passage der Anastomose ermöglichen. Eine Röntgen-Fernsehanlage erleichtert die Orientierung zum Auffinden des Duodenalstumpfes eines B-II-Magens, insbesondere bei langer zuführender Schlinge oder gleichzeitigem Vorliegen einer Braunschen Entero-Anastomose. Die terminolaterale Jejuno-Jejunostomie (Y-Anastomose nach ROUX) ist auch unter Röntgenkontrolle und Benutzung spezieller langer Enteroskope nicht passierbar.

2.2.2. Vorbereitung

Zur Prämedikation ist zu beachten, daß die Endoskopie des operierten Magens zur Orientierung langwieriger, wegen narbiger Fixierung der Anastomose bzw. des Magenstumpfes anstrengender und wegen einer möglicherweise erst kurz zurückliegenden Laparotomie schmerzhafter sein kann. Mann kommt daher zuweilen ohne Analgeticum nicht aus, besonders wenn bei einem B-II-Magen die Inspektion des Duodenalstumpfes oder bei einer Interpositionsoperation die Inspektion der tiefen Anastomose gefordert wird.
Die Prämedikation erfolgt, sofern erforderlich, intravenös mit 0,5 mg Atropin, 10–20 mg Benzoctamin (Tacitin), gegebenenfalls zusätzlich mit 1 mg/kg Meperidine cum Levallorphano (Dolantin spezial).

Etwa 5 Minuten danach wird das Fiberskop in Rückenlage des Patienten und nach Rachen-Spray-Anaesthesie eingeführt. Bei dieser Lagerung ist das sich im Rachen ansammelnde Sekret von der Assistenz in ein vom Gastroskop unabhängiges zweites Saugsystem abzusaugen.
Die Kenntnis eines vorherigen Röntgenbefundes ist für die Gastroskopie des operierten Magens erwünscht, aber keineswegs Voraussetzung. Viel ergiebiger wäre die Kenntnis des Operationsberichtes, auch wenn die Operation lange zurückliegt. Der Endoskopiker hat in der Regel die operativ veränderte Anatomie selbst festzustellen und richtig zu deuten.
Zur Endoskopie des frisch operierten Magens hingegen sollten die operativen und intraoperativen Besonderheiten im Detail bekannt und mit dem Operateur besprochen sein, damit die risikoreichere Untersuchung möglichst schonend und gezielt vorgenommen werden kann.

2.2.3. Nachsorge

Die Nachsorge nach Endoskopie eines am Magen voroperierten Patienten richtet sich nach den Regeln der allgemeinen Gastro-Duodenoskopie [3, 7]. Ambulante Patienten können nach einer kurzen Ruhepause bedenkenlos aus der Beobachtung entlassen werden, eine Begleitperson ist nicht erforderlich. Sie können aktiv als Fahrer eines Fahrzeugs am Straßenverkehr teilnehmen, sofern eine Prämedikation unterblieb. Wurde Atropin verabreicht, beträgt die aktive Fahruntüchtigkeit in der Regel 6 Stunden, bei Anwendung von Narkotica zumindest 12 Stunden nach der Injektion. Die Oesophago-Gastro-Duodenoskopie des operierten Magens bedarf sonst keiner weiteren Nachsorge, es sei denn, der aktuelle Befund erfordert dringliche oder notfallmäßige Maßnahmen.

2.2.4. Technik

Bei der Untersuchung des Magenoperierten ist zu bedenken, daß nach Oesophagoantro- und Oesophagojejunostomie, aber auch nach der B-II-Resektion ein beträchtlicher Darmsaftreflux in den Oesophagus plötzlich eintreten kann. Das Einführen des Endoskopes ist daher unter steter Absaugbereitschaft vorzunehmen. Ein B-II-Magen erfordert die Berücksichtigung der Gastrojejunostomie sowohl von gastral wie auch von jejunal [12]. Die kleincurvaturseitige Raffnaht kann kurz oder lang, pseudopolypös erhaben oder pseudodivertikelartig eingesenkt erscheinen. Die Anastomosenöffnung ist sehr weit bei der Anastomisierung nach Polya-Reichel oder relativ eng nach Hofmeister-Finsterer angelegt. Der Anastomosenrand ist kreisrund, ovalär oder durch Falteneinstrahlung perlschnurartig gehökkert. Fadenreste der seromusculären Nahtreihe [8] finden sich in einem hohen Prozentsatz noch viele Jahre nach der Resektion, bevorzugt an der linken oder rechten Kommissur, meist dorsal.
Bauchdeckenfisteln als Komplikation einer Nahtmaterial-Unverträglichkeit können durch Indigocarmin-Injektion von außen endoskopisch als Anastomosen- oder Duodenalstumpffisteln identifiziert werden. Die gezielte endoskopische Fadenextraktion kann derartige Fisteln, aber auch nicht fistelnde Fadenulcerationen zur Ausheilung bringen. Eine endoskopische Extraktion asymptomatischen Fadenmaterials aus einer Anastomose ist daher nicht indiziert [11].
Beim B-II-Magen ist auf das Vorhandensein einer Braunschen Entero-Anastomose zu achten, da sie die antecolische Gastroenterostomie [1] anzeigt. Die heute seltener anzutreffende Gastroenterostomie ohne Magenresektion kann bei oberflächlicher endoskopischer Untersuchung einen B-II-Magen vortäuschen. Zur Beurteilung eines Ulcus pepticum jejuni empfiehlt sich die Biopsie aus dem Ulcusrand zum Nachweis der Benignität, eine Schlingenbiopsie vom Corpusstumpf zum Ausschluß einer glandulären Schleimhauthyperplasie, eine Biopsie von Duodenalstumpf zum Ausschluß eines zurückgelassenen Antrumschleimhautrestes und schließlich die Bestimmung der Länge des Magenstumpfes an der kleinen Kurvatur. Die Chromographie mit Kongorot [6] zum Nachweis eines Antrumschleimhautrestes oberhalb der Anastomose fand keine allgemeine Anwendung.

Die Inversion des Gastroskopes ist auch am distalen resezierten Magen ohne besondere Schwierigkeiten möglich. Ein irreversibles Verhaken der Instrumentenspitze in der Kardia ist früher bei Verwendung älterer Fiberskoptypen bekannt geworden. Die Inversion gelingt in der Regel nicht nach Gastrektomie, Oesophagoantrostomie oder subtotaler distaler Resektion, da das verbleibende Magenlumen nur dem Querschnitt des anastomisierten Dünndarms entspricht. Spezielle dünnkalibrige Pädiofiberskope mit besonderer Abwickelbarkeit der Instrumentenspitze können allerdings auch im Dünndarm die reversible Inversion vornehmen.

Bei Gastrektomie mit Dünndarminterposition nach Longmire sind die Oesophagojejunostomie, weniger die Jejuno-Duodenostomie auf Nahtinsuffizienz und Carcinomrezidiv zu inspizieren. Das Interponat wird nach Weite des Lumens, Färbung der Schleimhaut und histologisch auf Zottenatrophie überprüft. Bei der selektiven proximalen Vagotomie beweisen die ungestörte Antrumperistaltik, der kreisrunde Pylorus und das Fehlen eines duodenogastralen Darmsaftrefluxes die form- und funktionsgerechte Operation. Eine offene Pyloroplastik dagegen ist durch eine Schleimhautfaltenkrause an der ventralen Circumferenz des Pylorus gekennzeichnet [4, 15].

Verlagerungen des Magens nach thoracal zum Oesophagusersatz können erhebliche Orientierungsschwierigkeiten hervorrufen. Die sanduhrförmige Einengung des Corpus ventriculi in Höhe des Hiatusschlitzes des Zwerchfells ist aber eine wichtige Markierung.

2.2.5. Indikationen

Manifeste Früh- und Spätstörungen am operierten Magen sollten endoskopisch untersucht werden. Der Röntgenbefund erhält durch die Endoskopie wesentliche und entscheidende weiterführende Ergänzungen und Erklärungen [5]. Die Vorteile der Endoskopie gegenüber der Röntgendiagnostik sind beim operierten Magen so evident, daß die Endoskopie als primäre Untersuchung angesehen werden kann. Routinemäßige Kontrolle nach einer kurativen Magenresektion oder Gastrektomie wegen Carcinoms sollten in den ersten zwei postoperativen Jahren in Abständen von 6 Monaten erfolgen. Danach, bis zum fünften postoperativen Jahr sind die Untersuchungsabstände auf 12 Monate zu verlängern. Leider ist das Carcinomrezidiv häufiger auf der Serosaseite als in der Mucosa etabliert und die Nachresektion des Oesophagus nach Gastrektomie ein schwerwiegender Eingriff.

Endoskopische Kontrollen nach Magenresektion wegen einer gutartigen Erkrankung an Magen oder Duodenum gelten der Erkennung des primären Magenstumpfcarcinoms [14], welches bei vorbestehendem Ulcus duodeni nach einem Intervall von 10–20 Jahren, bei vorbestehendem Ulcus ventriculi nach einem postoperativen Intervall von 7 Jahren gehäuft auftreten kann. Das primäre Magenstumpfkarcinom scheint im B-II-Magen häufiger zu sein als nach Magenresektion nach BILLROTH I.

Vollständigkeit und Selektivität der Vagotomie lassen sich postoperativ endoskopisch bestätigen [6, 10]. Bereits wenige Wochen nach Vagotomie mit Pyloroplastik soll der endoskopisch nachweisbare funktionelle Verschluß am Magenausgang den Duodenalsaftreflux verhindern [9]. Das Risiko der chronischen atrophischen Gastritis nach proximal selektiver Vagotomie ist noch unbekannt. Unbekannt ist auch die Carcinomfrequenz nach Vagotomie-induzierter Magenschleimhautatrophie. Für diese Patientengruppe ist noch kein begründeter Modus zur Kontrolluntersuchung festzulegen. Die Kontrollgastroskopie des Vagotomierten zielt bislang auf den Nachweis der Ulcus-Rezidivfreiheit oder auf den Beweis der Ulcuswiederkehr.

Nach Vagotomie wegen Ulcus ventriculi sind Ausheilung und Vernarbung des Geschwürs bzw. der Ulcusexcisionsstelle sehr sorgfältig zu verfolgen, um ein Carcinom sicher auszuschließen.

Blutungen aus dem operierten Magen lassen sich auch in den ersten postoperativen Stunden an sämtlichen Resektionslinien und Anastomosen endoskopisch auffinden. Eine Inspektion des Duodenalstumpfes sollte jedoch bei Frischoperierten vermieden werden. Mußte bei einer B-II-Resektion zur Ausschaltung ein tiefsitzendes Ulcus duodeni zurückgelassen werden, kann dieses Ulcus im Duodenalstumpf besonders massiv bluten. Der Nachweis lumenfüllender roter Coagel am Ostium der zuführenden Schlinge einer B-II-Anastomose genügt zur Indikation einer sofortigen Relaparotomie. Die Blutungsquelle braucht nicht weiter endoskopisch identifiziert zu

werden. Postoperative Blutungen aus Erosionen des Oesophagus können intraoperativ durch Einlegen einer Magensonde erzeugt sein. Anastomosenödem und Anastomosenhämatom mit postoperativem Erbrechen können durch vorsichtiges Bougieren der Anastomose mit der Instrumentenspitze zur abführenden Schlinge hin ausgedrückt werden. Der Sekretabfluß kann somit wieder hergestellt und das postoperative Erbrechen beseitigt werden.
Eine routinemäßige endoskopische Kontrolle sämtlicher Magenoperierter vor der Krankenhausentlassung ist weder indiziert noch durchführbar.
Nach endoskopischer Polypektomie ist zu beachten, daß der hyperplasiogene Polyp des Magens als Indikator für eine zu gesteigerter Proliferation neigenden Mucosa mit erhöhtem Krebsrisiko [2] gilt. Nach Polypektomie eines hyperplasiogenen Polypen sind daher gastroskopische Kontrolluntersuchungen in 2–3jährlichen Abständen angezeigt.

2.2.6. Kontraindikationen

Dem geübten Untersucher ist für die Gastroskopie des operierten Magens weder zeitlich noch instrumentell eine Kontraindikation anzugeben. Ein B-II-Magen kann bei gezielter Fragestellung bereits wenige Stunden nach der Operation ohne Gefährdung der Naht gespiegelt werden. Nach proximaler Magenresektion mit Anastomosierung des Oesophagus sollte die frühzeitige instrumentelle Passage der Anastomose mit dickkalibrigen Instrumenten nicht erzwungen werden, wenn sie nicht zwanglos erfolgt.

2.2.7. Komplikationen

Die freie Perforation einer lege artis angelegten Nahtreihe bei frühzeitiger postoperativer Endoskopie ist nicht zu befürchten. Sie ist möglich, wenn eine gedeckte Perforation aus anderer Ursache bereits vorliegt. Nahtinsuffizienzen künden sich endoskopisch warnend durch freiliegende Fäden der seromusculären Naht und breitflächige Ulcerationen an. Frühe Nahtgeschwüre, nicht die obligaten Randnekrosen der Resektionslinie, sind zu respektieren. Endoskopische Fadenextraktionen vor abgeschlossener äußerer Wundheilung sind zu unterlassen. Eine vorzeitige endoskopische Passage des oesophagealen Überganges nach einer Fundoplicatio kann den operativen Erfolg vernichten.

Die größte Komplikation der Endoskopie des operierten Magens ist die Fehldiagnose, da sie für den Patienten in kurzer Zeit nicht korrigierbare Konsequenzen haben kann.

Literatur

1. Bartelheimer, H., Maurer, H. J., Schreiber, H. W.: Magenoperation und Magenoperierter, Berlin: De Gruyter 1969
2. Bötticher, R., Bünte, H., Hermanek, P., und Rösch, W.: Magenpolypen, Prognose und Therapie. Dtsch. med. Wschr. *100*, 167–170 (1975)
3. Brühl, W., Krentz, K.: Lehrbuch und Atlas der Gastroskopie, Stuttgart: Thieme 1969
4. Castrup, H. J., Becker, H. D.,, Siewert, R.: Endoskopische Befunde am Magen nach Vagotomie. Aktuelle Gastrologie *5*, 131–134 (1976)
5. Cotton, P. B., Rosenberg, M. T., Axon, A. T. R., Davis, M., Pierce, J. W., Price, A. B., Stevenson, G. W., Waldram, R.: Diagnostic yield of fibre-optic endoscopy in the operated stomach. Brit. J. Surg. *60*, 629–632 (1973)
6. Demling, L.: Der kranke Magen. München: Urban & Schwarzenberg 1970
7. Demling, L., Ottenjann, R., Elster, K.: Endoskopie und Biopsie der Speiseröhre und des Magens. Stuttgart: Schattauer 1972
8. Gear, M. W. L., Dowling, B. L.: Suture-line ulcer after gastric surgery caused by non-absorbable suture materials. Brit. J. Surg. *57*, 356–358 (1970)
9. Heymann, H., Helwing, E., Martens, H. L.: Die endoskopische Beurteilung der Pyloroplastik nach selektiver proximaler Vagotomie. Med. Klinik *63*, 1925–1930 (1968)
10. Kusakari, K., Nyhus, L. M., Gillison, E. W., Bombeck, C. T.: An endoscopic test for completeness of vagotmy. Arch. Surg. *105*, 386–391 (1972)

11. Langer, S., Peters, H.: Endoskopische Befunde an Billroth-I-Anastomosen in Abhängigkeit vom Nahtmaterial. Aktuelle Gastrologie *5*, 119–122 (1976)
12. Manegold, B. C.: Endoskopische Befunde im operierten Magen. Fortschr. Med. *91*, 1015–1017 (1973)
13. Rehner, M., Soehendra, N., Stolzenbach, K.: Frühzeitige postoperative Endoskopie. Dtsch. med. Wschr. *98*, 1319–1323 (1973)
14. Reissigl, H., Schwamberger, K., Rosmanith, P.: Routinekontrollen bei B-II-Resezierten. Aktuelle Gastrologie *6*, 185–190 (1977)
15. Soehendra, N.: Endoskopische Gesichtspunkte zur Vagotomie. In: Burge, H. (Hrsg.): Vagotomie. Stuttgart: Thieme 1976

2.3. Postbulbäre Duodenoskopie und endoskopisch-retrograde Cholangio-Pancreaticographie (ERCP)

M. Classen

2.3.1. Instrumentarium

Grundsätzlich bestimmt das Untersuchungsziel die Art des einzusetzenden Instrumentes. Bei Veränderungen des Bulbus und der Pars descendens (D1 und D2) werden Geradausblickinstrumente, wie für die Oesophago-Gastro-Duodenoskopie eingesetzt (s. S. 71). Indikationen in D3 und D4 sowie an der Papilla Vateri erfordern den Einsatz eines speziellen Seitblickinstrumentes. Auch die Sondierung der Papilla Vateri zum Zweck der Sekretabsaugung oder der Kontrastmittelinstillation macht den Einsatz eines Seitblickinstrumentes erforderlich. Ein Instrument mit verstellbarer optischer Achse scheint die Vorzüge beider Instrumententypen in sich zu vereinigen (Abb. 1). Für die ERCP ist ein Röntgengerät mit hochleistungsfähigem Bildverstärker unerläßlich, um das Füllungsstadium des Gangsystems der Bauchspeicheldrüse mit Konstrastmittel präzise kontrollieren zu können.

2.3.2. Vorbereitung

Die Vorbereitung zur Duodenoskopie mit oder ohne ERCP unterscheidet sich nicht von derjenigen zur Oesophago-Gastro-Duodenoskopie (S. 71). Lokalanaesthesie des Rachens durch Einsprühen eines Lokalanaestheticum erleichtert die Einführung des Instrumentes. Atropin wird zur Hemmung der Speichelsekretion besonders bei jün-

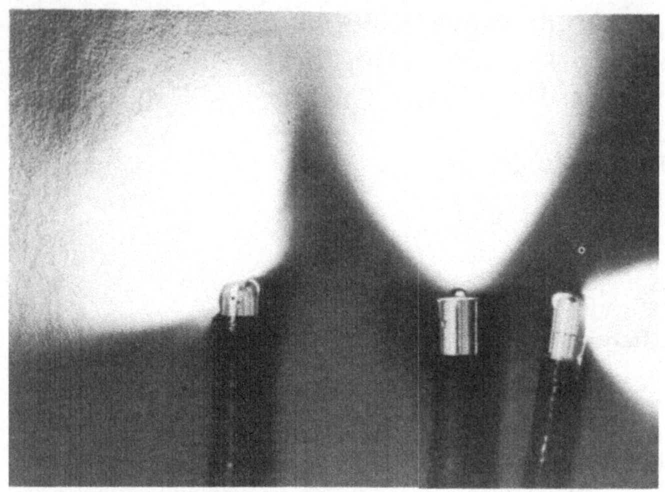

Abb. 1. Duodenoskope mit verschiedenen optischen Systemen: Kippoptik (PFS Machida; optische Achse seitlich ↔ vorne). Geradeausblickinstrument (TX7, ACMI). Seitblickinstrument (JF-B2 Olympus Opt. Co)

geren Leuten, Triflupromazin (Psyquil) als Antiemeticum, Meperidinhydrochlorid (Dolantin Spezial) als Sedativum, Hypnoticum und Analgeticum appliziert. Statt der letzten beiden Medikamente kann auch Diazepam (Valium) in individueller Dosis verabfolgt werden. Die Prämedikation soll dem Patienten die Unannehmlichkeiten der Untersuchung ersparen, ihn jedoch kooperationswillig halten. Wichtig erscheint die psychologische Vorbereitung, wobei der gesamte Untersuchungsablauf schonungsvoll und offen geschildert wird.

2.3.3. Nachsorge

Die Prämedikation und die potentiellen Komplikationen entscheiden über die Nachbeobachtung des Patienten.
Endoskopiker, die ihre Patienten ohne Prämedikation untersuchen, entlassen sie in der Regel unmittelbar nach dem Eingriff. Sedierende

und/oder tranquillierende Medikamente beeinträchtigen jedoch das Reaktionsvermögen und die Verkehrstüchtigkeit des Patienten. Es ist daher dafür Sorge zu tragen, daß der Patient nach der Untersuchung in Begleitung nach Hause transportiert wird. Dem Patienten und den Angehörigen sind die Symptome möglicher Komplikationen, wie z. B. Nachblutung oder Perforation, zu erklären.
Wir beobachten ambulante Patienten nach Prämedikation vor endoskopisch-bioptischen Eingriffen für 2–4 Std in der Klinik. Wurde eine ERCP angefertigt, verlängern wir die Nachbeobachtungszeit auf 48 Std.
Der Endoskopiker sollte dafür sorgen, daß der prämedizierte Patient nicht selbst mit dem Auto nach Hause fährt und dort in den nächsten Stunden nicht allein ist.

2.3.4. Technik

Die Einführung von Geradeausblickinstrumenten in das Duodenum bereitet in der Regel keine Schwierigkeiten. Das gleiche gilt für Seitblickoptiken, wenngleich hier einige schematische Handgriffe erlernt werden müssen. Das Instrument wird nach Inspektion des Magens bis unmittelbar vor den Pylorus geführt (Abb. 2). Nunmehr wird die Spitze nach oben abgewinkelt, so daß der Pförtner aus dem Blickfeld verschwindet und die kleine Kurvatur sichtbar wird. Gleichzeitig wird das Instrument weiter eingeführt und passiert mit einem spürbaren leichten Ruck den Magenausgang. Nach Insufflation von wenig Luft erkennt man an der gelblichen Schleimhaut, welche bei Nahsicht Zotten erkennen läßt, daß man sich im Bulbus duodeni befindet. Die Optik ist zur Pars superior gerichtet, so daß eine Drehung des Instrumentes um 180 ° im Uhrzeigersystem ausgeführt werden muß, um die Pars descendens (D2) einzusehen. Nunmehr wird das Instrument tiefer eingeführt und die oben ausgeführte Drehung um 180 ° wieder rückgängig gemacht. Durch dieses Manöver kommt die Papilla Vateri ins Blickfeld. Ist die Inspektion tieferer Duodenalabschnitte indiziert, wird das Instrument entsprechend weit eingeführt.
Für die ERCP ist die Kenntnis der Anatomie der Papilla Vateri und

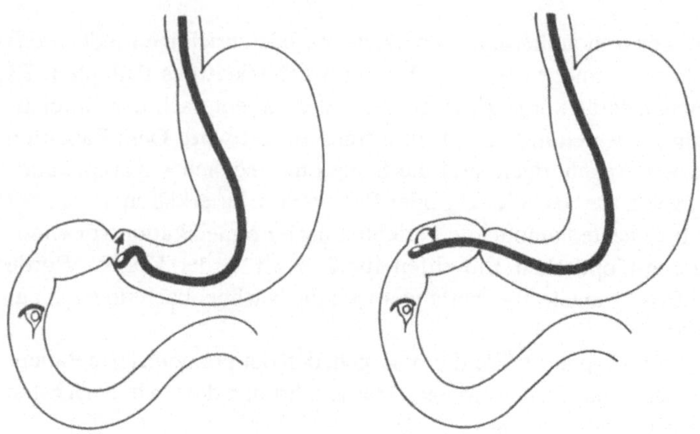

Abb. 2. Intragastrale Position des Duodenoskopes vor der Pyloruspassage

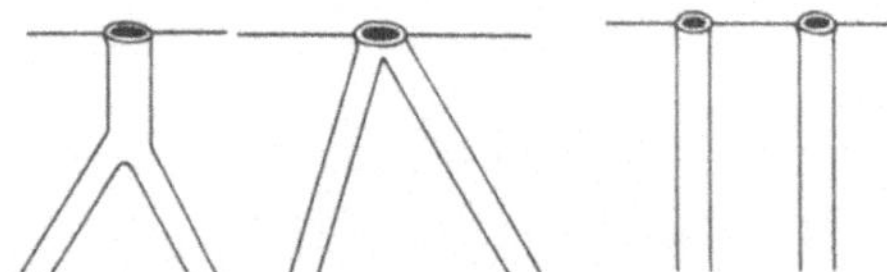

Abb. 3. Die wichtigsten Mündungsvarianten von Ductus choledochus und Ductus pancreaticus in den Zwölffingerdarm (nach V. BECKER)

der Papilla minor sowie deren Varianten unerläßlich [3]. Ductus choledochus und Ductus Wirsungianus können in je einer getrennten Papille oder gemeinsam in einer Papilla Vateri mit oder ohne Ausbildung eines „common channels" münden. Die schematische Abb. 3 von BECKER zeigt die wesentlichen Varianten.

Bevor Kontrastmittel in die Papilla Vateri instilliert wird, vergewissere man sich, daß Katheter, Ansatzstück und Spritze keine Luftblasen enthalten, die bei der Bewertung späterer Röntgenbilder stören. Ein als Mandrin funktionierender Draht in dem Katheter wird nur selten und zwar bei engem Porus erforderlich. Eine gewisse Bedeutung hat der Winkel, in dem der Katheter in die Papilla eingeführt wird. Als grobe Regel darf gelten, daß sich bei horizontal eingeführtem Katheter eher der Ductus pancreaticus anfärbt (Abb. 4) und bei tieferer Instrumentenlage und aufgerichteter Katheterspitze eher der Ductus choledochus gefüllt wird (Abb. 5). Indessen gibt es bis heute

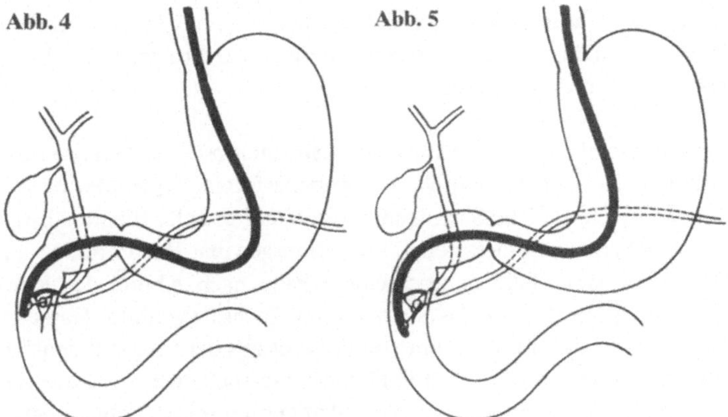

Abb. 4. Horizontale Einführung des Katheters in die Papille führt eher zur Darstellung des Ductus pancreaticus

Abb. 5. Sondierung mit cranialwärts gerichteter Katheterspitze zur Anfärbung des Ductus choledochus

keine sichere Technik für eine selektive Darstellung des gewünschten Gangsystems [5]. Zuweilen muß man den zu Beginn der Untersuchung auf der linken Seite oder auf dem Bauch liegenden Patienten langsam auf den Rücken drehen, wodurch die Katheterspitze in der Ampulla Vateri ihre Position so ändert, daß der Ductus choledochus gefüllt wird. Insgesamt gelingt bei guter Technik die Pancreaticographie in mehr als 90% der Fälle, die Cholangiographie bei über 70% der Patienten.

Für die röntgenologische Darstellung des Pankreas- und Gallengangsystems bewährt sich folgendes Vorgehen: 1. Beobachtung der Füllung in Linksseiten- oder Bauchlage. Frühaufnahmen der Papillenregion. 2. Aufnahmen des/der gefüllten Gangsysteme in Bauch- oder Rückenlage evtl. etwas nach rechts gedreht. 3. Rotierende Durchleuchtung und Zielaufnahmen einzelner Abschnitte. 4. Dosierte Kompression, insbesondere bei erweitertem Gallengangsystem. 5. Beobachtung und Zeitmessung des Kontrastmittelabflusses. Innerhalb von 10 min soll das Kontrastmittel aus beiden Gangsystemen abgeflossen sein.

Manometrie: Wir nehmen an, daß die Messung des Drucks im Gallengang die Diagnose der Papillenstenose verbessern wird. Die Technik ist noch nicht ausgereift.

Gewebsentnahme: Die Technik der Zangenbiopsie bei Tumoren des Duodenums oder der Papilla Vateri bedarf keiner gesonderten Erläuterung. Zusätzliche Schlingenbiopsien und gezielte Bürstenabstriche erhöhen vermutlich den Informationsgewinn. Bei Verdacht auf Pankreas- oder Gallengangscarcinom kann nach Abfluß des Kontrastmittels aus dem Gangsystem ein mit Kochsalz gefüllter Katheter bis an die Läsion herangeführt und Sekret aus der verdächtigen Läsion abgesaugt werden. Cytologische Untersuchungen und die Bestimmung von carcinoembyonalem Antigen im selektiv abgesaugten Sekret ergänzen den verdächtigen ERCP-Befund. Entsprechend miniaturisierte Bürsten, mit denen unter Röntgenkontrolle gezielt Gewebepartikel aus verdächtigen Gangregionen abgestrichen werden können, stellen angeblich eine weitere Hilfe dar (s. auch S. 61).

2.3.5. Indikationen

Die *Duodenoskopie* ist immer dann indiziert, wenn klinische Symptome auf eine umschriebene Veränderung des oberen Dünndarms hinweisen. Wichtigste Symptome sind der Schmerz, die Blutung und die Obstruktion. Letztere verursacht Erbrechen. Das Erbrochene ist klar bei Stenosen oberhalb der Papilla und gallig bei infrapapillären Occlusionen. Eine ERCP sollte bei klinischen, laborchemischen und röntgenologischen Hinweisen auf Veränderungen der Papilla Vateri, der Bauchspeicheldrüse und des Gallengangsystems ausgeführt werden. Die häufigste Indikation in der Klinik ist das Cholestasesyndrom [6, 8, 9]. Dies gilt besonders für Patienten, bei denen eine PTC (S. 231) nicht indiziert ist (negatives Cholecystogramm, Postcholecystektomiesyndrom etc.) oder kontraindiziert ist (z. B. Sepsis, Gerinnungsstörung, KM-Allergie) [4].

2.3.6. Kontraindikationen

Die *relativen und absoluten Kontraindikationen* für Duodenoskopie und ERCP sind identisch mit denen der übrigen endoskopischen Untersuchungen (Blutungsübel, kardiorespiratorische Insuffizienz). Hinzuzufügen ist die akute Hepatitis wegen der Kontamination des Fiberendoskopes. Das Vorliegen einer Hepatitis sollte daher vor fiberendoskopischen Untersuchungen nach Möglichkeit ausgeschlossen werden. Da die ERCP nicht unter sterilen Bedingungen ausgeführt werden kann und Keimverschleppungen möglich sind, wird die Beseitigung akuter Entzündungen im Untersuchungsbereich (Cholangitis, Pankreatitis) vor der Untersuchung angestrebt. Bei einer über Wochen persistierenden Pankreatitis wird man sich dagegen zur Untersuchung entschließen, um ein lokales Abflußhindernis, welches die Entzündung unterhält, diagnostizieren und beseitigen zu können. Im allgemeinen halten wir jedoch einen Sicherheitsabstand von 3 Wochen nach klinischem und laborchemischem Abklingen der Entzündung bis zur ERCP ein. Empfehlenswert ist die Ultraschallschnittbilduntersuchung [9] des Oberbauches vor der ERP, um Pseudocysten des Pankreas zu erkennen (s. unten).

2.3.7. Komplikationen

Verletzungen der Eingeweide mit dem Duodenoskop sind zwar prinzipiell möglich, jedoch sehr selten. Mir sind zwei (unpublizierte) Duodenalperforationen bekannt geworden. Die Papilla Vateri kann bei Berührung mit dem Katheter, vor allem wenn dieser mit einem Mandrin versteift ist, leicht bluten. Schwere akute Verletzungen der Papilla durch die Sondierung sind unbekannt. Gelegentlich wird die Katheterspitze in das Epithel der Ampulla gebohrt, so daß ein intramurales Kontrastmitteldepot entsteht, welches jedoch infolge seiner Wasserlöslichkeit nach kurzer Zeit abtransportiert wird und keinerlei Komplikationen hervorruft. In ca. 3,5% treten nach der ERCP Entzündungen der untersuchten Organe auf [1, 7]. Eine Cholangitis entsteht vorzugsweise bei Vorliegen von Stenosen oder sonstigen Abflußbehinderungen. Eine Pankreatitis nach Pancreaticographie kann auch ohne organische Abflußbehinderungen, wie Strikturen etc. entstehen. Liegen dagegen Pseudocysten vor, so ist die Kontrastmittelinstillation häufig von einer Infektion mit dem Risiko einer Sepsis gefolgt. Die Notwendigkeit zu einem Hochleistungsröntgengerät für diese Untersuchung beruht auf der Beobachtung, daß Kontrastmittelfüllungen, welche über das Gangsystem hinausgehen (Parenchymographie) mit sehr hoher statistischer Wahrscheinlichkeit von einer Pankreatitis gefolgt werden. Todesfälle sind bekannt geworden [7].

Prophylaxe und Gegenmaßnahmen: 1. Aufmerksame Beobachtung der Kontrastmittelfüllung des Pankreasgangsystems und Vermeidung einer über das Gangsystem hinausgehenden Füllung. 2. Keine Prallfüllung von Pseudocysten. 3. Nachbeobachtung des Patienten über 48 Std. Glucagon scheint nach klinischen Erfahrungen die Morbidität an Pankreatitis nach ERCP nicht zu beeinflussen. Erfahrungen des Untersuchers und Komplikationshäufigkeit korrelieren negativ miteinander. Risikopatienten sollen daher von Erfahrenen untersucht werden.

Literatur

1. Bilbao, M. K., Dotter, C. T., Lee, T. G., Katoni, R. M.: Complications of endoscopic retrograde cholangiopancreatography (ERCP). A study of 10000 cases. Gastroenterology *70*, 314–320 (1975)
2. Burwood, R. J., Davies, G. T., Lawrie, B. W., Blumgart, L. H., Salmon, P. R.: Endoscopic retrograde cholangiography – a review with a report of a collaborative series. Chir. Radiol. *24*, 397 (1973)
3. Classen, M., Hellwig, H., Rösch, W.: Anatomy of the pancreatic duct. A duodenoscopic-radiological study. Endoscopy *5*, 14 (1973)
4. Conn, H. D., Redeker, A. G., Zimmon, D. S.: PTC – ERC – An editor's dream. Gastroenterology *71*, 520 (1976)
5. Cotton, P.: Cannulation of the papilla of Vater by endoscopy and retrograde cholangiopancreatography. Gut *15*, 1014 (1972)
6. Morrisey, J. F.: Cholangiography. New Engl. J. med. *289*, 266 (1973)
7. Ruppin, H., Ammon, R., Ettl, W., Classen, M., Demling, L.: Acute pan-

creatitis after endoscopic-radiological pancreaticography (ERP). Endoscopy *6*, 94 (1974)

8. VENNES, J. A., JACOBSEN, J. R., SILVIS, S. E.: Endoscopic cholangiography for biliary system diagnosis. Ann. intern. Med. *80*, 61 (1974)
9. WURBS, D., CLASSEN, M.: Bedeutung der endoskopisch retrograden Cholangio-Pankreatographie für die Differenzierung der Cholestase. Dtsch. med. Wschr. *101*, 291–293 (1976)

2.4. Enteroskopie

H. Koch

Nachdem Oesophagus, Magen, Duodenum, Colon und Coecum durch die Entwicklung der modernen Glasfaserendoskope der direkten, vollständigen Inspektion von außen ohne operativen Eingriff zugänglich geworden sind, erweitert die Enteroskopie, d. h. die Endoskopie von Jejunum und Ileum, das Spektrum der gastrointestinalen Endoskopie.

Folgende Arten der Enteroskopie sind möglich:

1. Versuch der totalen Enteroskopie mit Hilfe der transintestinalen Sonde.
2. Partielle Enteroskopie.

a) Spiegelung des oberen Duodenums mit dem Geradeausblickendoskop im Rahmen der Oesophago-Gastro-Duodenoskopie.

b) Tiefe Duodenoskopie mit dem Seitblickendoskop, deren Hauptziel die Kanülierung der Papilla Vateri ist, die aber bis zum Treitzschen Band und darüber hinaus gehen kann.

c) Spiegelung des oberen Jejunums mit dem Enteroskop (ohne transintestinale Sonde).

d) Retrograde Endoskopie des terminalen Ileums mit dem Coloskop und

e) intraoperative Enteroskopie.

2.4.1. Instrumentarium

Zur totalen Enteroskopie wurden bislang ausschließlich Prototypen der Firma Olympus verwendet. Es handelt sich dabei um Instrumente vom Typ SIS-D mit einer Arbeitslänge von 2 und 3 Meter und

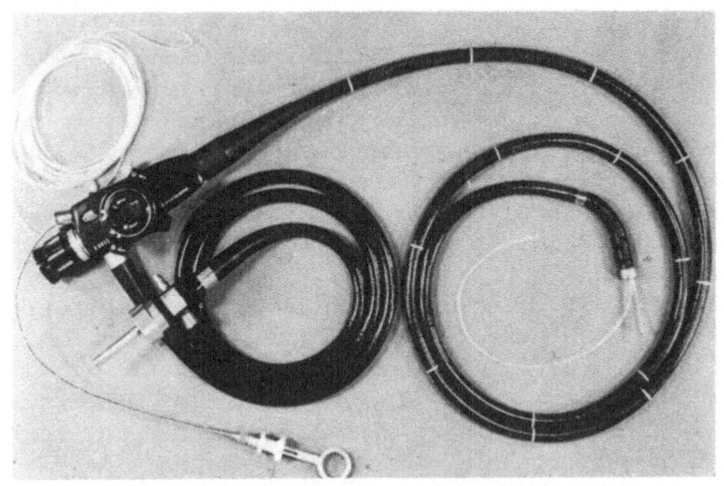

Abb. 1. Enteroskop, Typ SIS-D der Fa. Olympus Optical, Hamburg

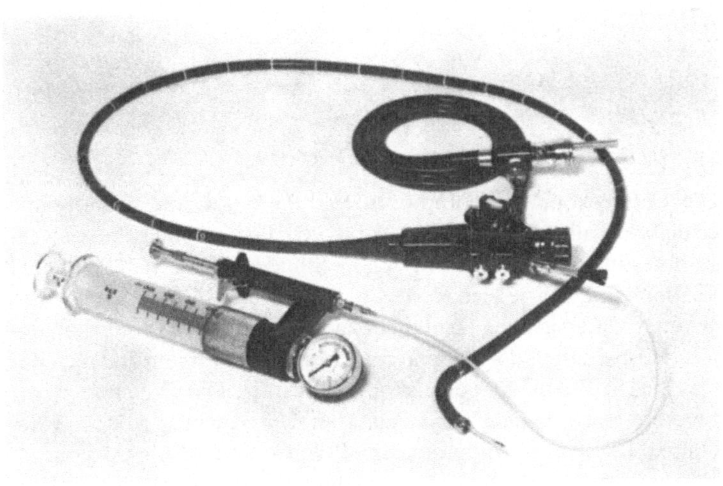

Abb. 2. Enteroskop SIF-B der Fa. Olympus

einem Durchmesser von 11 mm. Die Praxis hat gezeigt, daß die 2 m langen Endoskope bei der von uns verwendeten Technik zur Inspektion des Dünndarms bis hin zum terminalen Ileum ausreichend waren. Diese wurden mit einem und zwei Instrumentierkanälen zur Verfügung gestellt. Die Instrumentenspitze war aktiv um 150 Grad aufwärts, 120 Grad abwärts und um 90 Grad nach rechts und links abwinkelbar. Die Spülung der Optik, Absaugung von Darminhalt und Luftinsufflation waren über übliche Trompetenventile handlich zu bedienen (Abb. 1).

Zur Spiegelung des oberen Jejunums ohne transintestinale Sonde findet das Endoskop SIF-B der Firma Olympus Anwendung (Abb. 2). Es handelt sich dabei um ein Geradeausblickinstrument mit einer Arbeitslänge von 161 cm und einem äußeren Durchmesser von 10 mm. Abwinkelbarkeit und sonstige technische Daten dieses Endoskopes entsprechen denen der o. a. Enteroskope.

Gegenwärtig steht ein weiteres Enteroskop der Firma Olympus in Erprobung. Dieses Gerät entspricht in seinem Außendurchmesser und seiner Technik dem Endoskop GIF-P 2 bei einer Arbeitslänge von 175 cm, einem Außendurchmesser von 9 mm und einem 2 mm weiten Instrumentierkanal.

2.4.2. Vorbereitung

Die Enteroskopie sowohl mit als auch ohne transintestinale Sonde erfolgt wie alle anderen endoskopischen Untersuchungen des Gastrointestinaltraktes am wenigsten 12 Stunden nüchternen Patienten. Es empfiehlt sich jedoch, feste Speisen bereits 24 Stunden vor Beginn der Untersuchung nicht mehr zu verabreichen. Die medikamentöse Vorbereitung der Patienten gleicht der, wie sie im Rahmen der Oesophago-Gastro-Duodenoskopie üblich ist. Die Patienten erhalten eine halbe Stunde vor Beginn der Untersuchung noch auf der Station 10–20 mg Triflupromazin (Psyquil) und 0,5 mg Atropin intramusculär. Unmittelbar vor der Untersuchung erfolgt die Rachenanaesthesie mit einem 1%igen Lokalanaestheticum. Außerdem werden 50–100 mg Pethidin (Dolantin spezial) intravenös gegeben.

Während der Untersuchungen kann zur Ruhigstellung des Dünndarms Buscopan in einer Dosis von 20–40 mg (1–2 ml) notfalls mehrmals intramusculär oder intravenös injiziert werden.
Bei der retrograden Endoskopie des terminalen Ileums wird die bei der Coloskopie übliche Vorbereitung erforderlich.

2.4.3. Nachsorge

Eine spezielle Nachsorge ist nach Durchführung der Enteroskopie im allgemeinen nicht notwendig. Bei Entnahme mehrerer Biopsiepartikel empfiehlt es sich jedoch, wie bei allen anderen endoskopischen Untersuchungen, den Patienten wenigstens 5 Stunden auf eine evtl. auftretende Nachblutung zu beobachten.

2.4.4. Technik

Beim Versuch der totalen Enteroskopie wird eine spezielle Technik erforderlich, da sich die zur Einführung des Instrumentes in tiefe Dünndarmabschnitte notwendige Kraftübertragung auf die Instrumentenspitze relativ schwierig gestaltet. Als praktikabelste und erfolgreichste Methode hat sich dabei das Durchzugsverfahren erwiesen. Nach transintestinaler Passage einer Teflonsonde wird diese durch den Instrumentierkanal des Enteroskopes geleitet, so daß bei dosiertem oralen Schub und analen Zug die Instrumentenspitze in der Achse des Darmlumens gehalten werden kann. Bei Verwendung des Enteroskopes mit nur einem Instrumentierkanal ist allerdings bei dieser Technik keine bioptische Entnahme von Gewebspartikeln möglich. Aus diesem Grund empfiehlt sich für diese Fälle die Verwendung eines Endoskopes mit 2 Instrumentierkanälen (Abb. 3).
Als transintestinale Sonde hat sich ein 1,8 mm dicker Teflonkatheter bewährt, an dessen Spitze ein mit Schrot gefüllter Beutel als Pfadfinder befestigt ist. Dieser Teflonkatheter wird zunächst in die Nase des

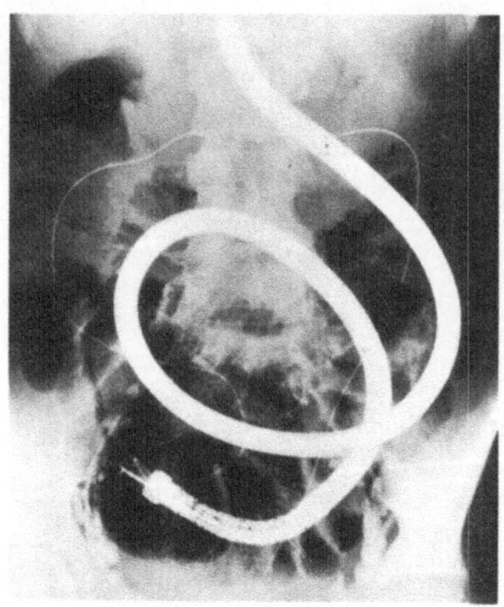

Abb. 3. Enteroskopie: Instrumentenspitze mit ausgefahrener Biopsiezange und transintestinaler Sonde im terminalen Ileum

Patienten eingeführt und zum Mund wieder herausgeleitet. Danach wird der beschriebene Schrotbeutel befestigt und vom Patienten zusammen mit der Sonde geschluckt. Nach vollständiger transintestinaler Passage (2–6 Tage) kann die Sonde darüber hinaus mit Kontrastmittel gefüllt werden. Sie wird damit röntgenologisch erkennbar, wodurch das Einführen des Enteroskopes entscheidend erleichtert wird und Lagekontrollen im Dünndarm möglich sind.
Mit dieser Technik läßt sich das Enteroskop bis ins terminale Ileum und gelegentlich darüber hinaus ins obere Colon einführen.
Die Geräte SIF-B sowie der Prototyp aus der GIF-P-Reihe lassen sich ohne transintestinale Sonde bis etwa 50 cm weit ins obere Jejunum einführen. Das terminale Ileum läßt sich in etwa 90% der Fälle mit einem der handelsüblichen Coloskope peranal erreichen.

2.4.5. Indikationen

a) Durchfälle unklarer Genese.
b) Klinischer und/oder röntgenologischer Verdacht auf Morbus Crohn.
c) Bekannter Morbus Crohn zur exakten endoskopischen Bestimmung der Ausdehnung der Erkrankung.
d) Klinischer und/oder röntgenologischer Verdacht auf intestinale Tumoren.
e) Intestinale Blutungen unklarer Genese.

2.4.6. Kontraindikationen

Die Enteroskopie mit der transintestinalen Sonde verbietet sich bei hochfloriden Entzündungen des Dünn- und Dickdarmes. Für die orale Enteroskopie ohne transintestinale Sonde ergeben sich keine Kontraindikationen. Für die retrograde Ausspiegelung des terminalen Ileums gelten die Einschränkungen der Enteroskopie mit transintestinaler Sonde.

2.4.7. Komplikationen

Bei bislang 50 Enteroskopien mit transintestinaler Sonde kam es in einem Fall zur Perforation des terminalen Ileums. Dieses machte ein sofortiges chirurgisches Eingreifen notwendig. Der Patient überlebte. DEYHLE beschrieb nach heftigem Zug an der transintestinalen Sonde multiple Fissuren des Dünndarms.
Die Komplikationen der Enteroskopie ohne transintestinale Sonde sowie der retrograden Enteroskopie entsprechen denen der Oesophago-Gastro-Duodenoskopie bzw. der Coloskopie.

Bewertung

Die diagnostische Ausbeute der Enteroskopie bei Verwendung der transintestinalen Sonde ist mit Ausnahme der Morbus Crohn-Diagnostik enttäuschend.
Die Dünndarmschlingen werden beim Einführen des Enteroskopes ziehharmonikaartig auf dieses aufgefädelt. Dies hat zur Folge, daß beim Zurückziehen des Endoskopes, währenddessen die Ausspiegelung des Darmes erfolgt, ganze Schlingen rasch an der Optik vorbeigleiten, ohne daß eine sichere Beurteilung möglich ist. Es kommt hinzu, daß die Enteroskopie mit transintestinaler Sonde für den Patienten vielfach sehr schmerzhaft ist und meist mit einer hohen Strahlenbelastung verbunden ist. Aus diesem Grund wurde diese Methode weitgehend wieder aufgegeben.
Man ist jetzt bemüht, die Enteroskopie ohne transintestinale Sonde durchzuführen. Die lückenlose Inspektion von Jejunum und Ileum gelingt damit allerdings nicht. Da sich jedoch die meisten malignen Tumoren des Dünndarms, vor allem Carcinome und Lymphome in der Region des Treitzschen Bandes finden, die meisten entzündlichen Erkrankungen diffus und deswegen auch mit der blinden Aspirationsbiopsie erfaßt werden können und die Diagnostik des Morbus Crohn meist durch die retrograde Inspektion des terminalen Ileums möglich wird, läßt sich diese Einschränkung der endoskopisch möglichen Diagnostik im Dünndarm vertreten.
Bei okkulten gastrointestinalen Blutungen hat die Enteroskopie sowohl mit als auch ohne Verwendung der transintestinalen Sonde versagt. In diesen Fällen stellt die Angiographie die Methode der Wahl dar.

Zusammenfassung

Mit den heutigen endoskopischen Möglichkeiten lassen sich routinemäßig Duodenum, die oberen Anteile des Jejunums und das terminale Ileum einsehen. Damit können die meisten malignen Tumoren des Dünndarms endoskopisch erkannt werden und die schwierige Differentialdiagnose des Morbus Crohn erfolgen. Diffus entzündliche Erkrankungen des Dünndarmes lassen sich mit der blinden Saugbiopsie erfassen. Bei der Diagnostik okkulter Blutungsquellen im Dünndarm hat die Enteroskopie versagt.

Literaturverzeichnis

1. Classen, M., Frühmorgen, P., Koch, H., Demling, L.: Enteroskopie: Fiberendoskopie von Jejunum und Ileum. Dtsch. med. Wschr. *11*, 409–411 (1972)
2. Classen, M., Frühmorgen, P., Koch, H., Demling, L.: Peroral enteroscopy of the small and the large intestine. Endoscopy *4*, 157–160 (1972)
3. Koch, H.: Endoskopische Dünndarmdiagnostik. Symposium: Der kranke Dünndarm, Hamburg 1977
4. Morson, B. C.: Histopathology of Crohn's Disease. Scand. J. Gastroent. *6*, 573 (1971)
5. Shinya, H.: Total gastrointestinal endoscopy. Paper pres. Conf. Amer. Soc. Gastroint. Endoscopy, New York 1973

2.5. Coloskopie

P. Frühmorgen

Die endoskopische Untersuchung des Dickdarmes ermöglicht eine gezielte morphologische und präoperative Diagnostik im gesamten Colon und angrenzenden terminalen Ileum [1–12].

2.5.1. Instrumentarium

Vollflexible Fiberglasendoskope (Abb. 1, 2) mit verschiedenen Nutzlängen und unterschiedlichen optischen und mechanischen Eigenschaften. Alle Instrumente haben Vorausblickoptiken (Abb. 3). Für die Sigmoidoskopie und partielle Coloskopie stehen kurze, für die hohe Coloskopie und Ileoskopie auf peranalem Wege lange Endoskope zur Verfügung (Hersteller: ACMI, Olympus, Machida, Wolf). Eine Übersicht der technischen Daten dieser Coloskope gibt Tabelle 1, S. 114. Alle Geräte verfügen über eine automatische bzw. halbautomatische Saug- und Spülvorrichtung, Luftinsufflation sowie einen Instrumentierkanal (Abb. 3). Die Instrumentenspitze der am meisten gebrauchten Coloskope ist in 4 Richtungen (Abb. 4) (Olympus, Machida) oder durch einen einzigen Bedienungshebel bis zu 180 ° (Abb. 5) (ACMI) stufenlos in jede gewünschte Richtung abwinkelbar.

Als Zusatzinstrumente sollten Probeexcisionszangen, ein- und ausfahrbare Nylon-Bürsten zur Materialgewinnung für cytologische Untersuchungen, graduierte Meß-Sonden und Teflonkatheter zur Intubation und Kontrastmittelinstillation in Fistelgänge zur Verfügung stehen. Für die Film- und Photodokumentation werden leistungs-

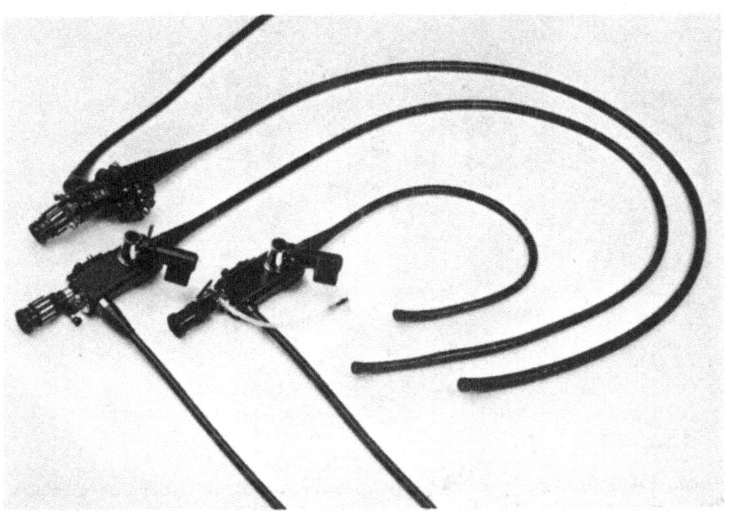

Abb. 1. Langes Coloskop mit 2 Kanälen (Typ TX-92), Coloskop mit einem Kanal (Typ FX-91) und Fibersigmoidoskop (Typ F-91S) der Fa. Wappler (ACMI)

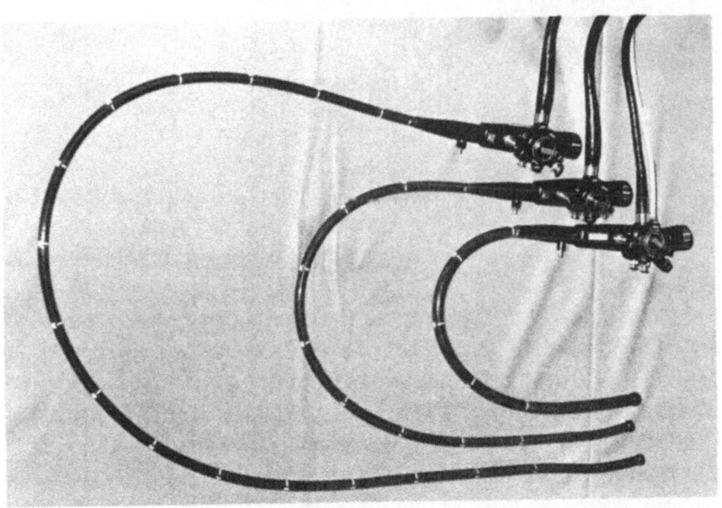

Abb. 2. Langes Coloskop (Typ CF/LB3), kurzes Coloskop (Typ CF/MB3) und Fibersigmoidoskop (Typ TCF-1S) der Fa. Olympus Optical

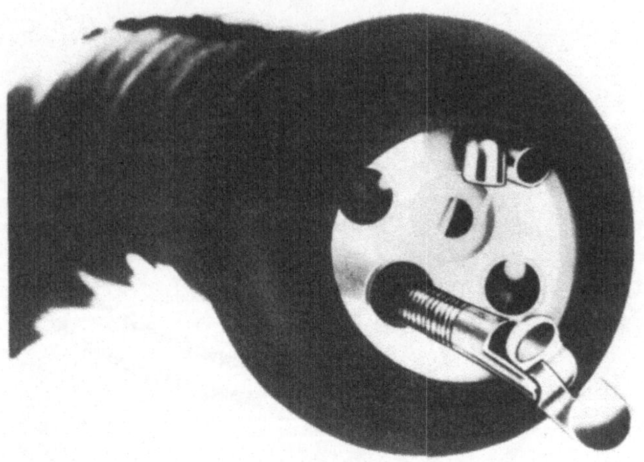

Abb. 3. Vorausblickoptik eines Fiberglascoloskopes mit verschiedenen Funktionselementen (Instrumentierkanal, Licht- und Bildleitung, Saug-, Spül- und Insufflationsvorrichtung)

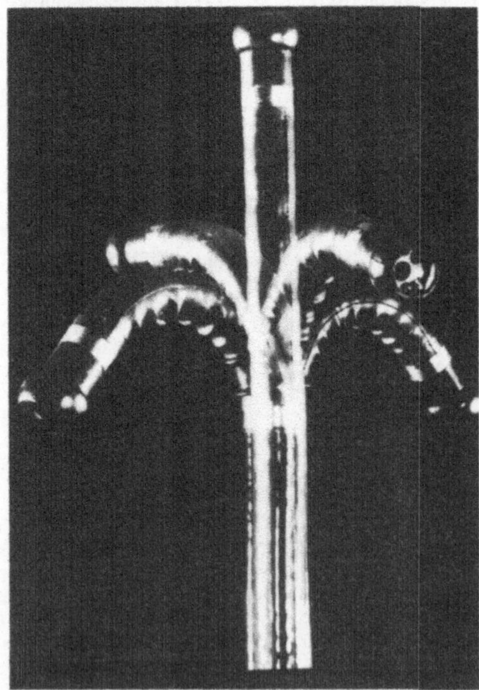

Abb. 4. Abwinkelbarkeit der Instrumentenspitze in 4 Richtungen bis 180° (Olympus)

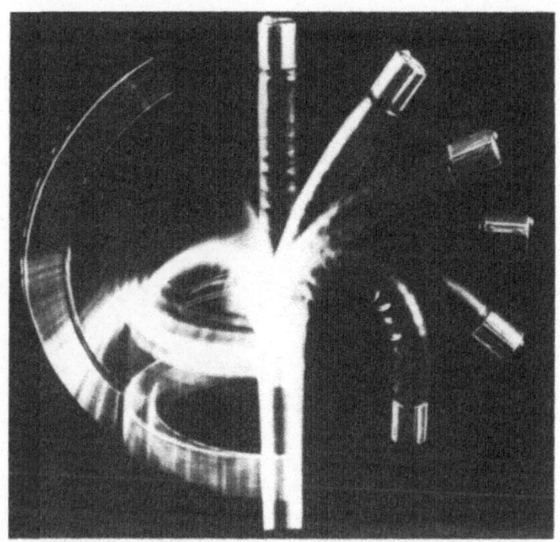

Abb. 5. Stufenlose Abwinkelbarkeit der Instrumentenspitze in alle Richtungen bis 180° (ACMI)

starke Kleinbild- und Schmalfilmkameras (Super 8, 16 mm) mit entsprechendem Adapter zur Verbindung mit dem Okularteil des Endoskopes benötigt.

Die partielle Versteifung des Coloskopes nach erfolgreicher Sigmabegradigung ist mit einem durch den Instrumentierkanal einführbaren teflonüberzogenen Stahldraht oder einen über das Instrument einführbaren Kunststofftubus möglich. Diese Maßnahmen sind bei den Endoskopen der letzten Generation nicht mehr erforderlich. Für die therapeutische Coloskopie, insbesondere die Ektomie polypoider Läsionen, müssen ein Hochfrequenzchirurgiegerät, Hochfrequenzdiathermieschlingen verschiedener Größe, Polypengreifer sowie eine flexible Coagulationssonde zur Verfügung stehen (S. 140).

Zur gelegentlichen Lagekontrolle der Instrumentenspitze, zur gefahrlosen Begradigung von Schleifen sowie zur Anfertigung von Einzelaufnahmen für die Dokumentation hat sich ein Röntgenuntersuchungsgerät mit Bildverstärker-Fernseh-Druchleuchtung bewährt (Arcoskop 100-3D, Fa. Siemens).

Tabelle 1. Technische Daten der Coloskope

Technische Daten	ACMI F9-S/F9-L TX91R/TX91	Olympus CF-MB3/ LB3/IB	Machida FCS-M/FCS	Wolf Sigmoidoskop
Arbeitslänge (mm)	1050/1650	1035/1785/ 1435	1650/1850	860
Durchmesser starres Spitzenteil (mm)	15	13,5	14,5	15,5
Länge des starren Spitzenteiles (mm)	55	78	20,0	25,0
Abwinkelbarkeit der Spritze				
nach oben	180 °	180 °	120 °	140 °
nach unten	180 °	180 °	120 °	140 °
nach rechts	180 °	160 °	120 °	∅
nach links	180 °	160 °	120 °	∅
Tiefenschärfe (mm)	10–200	10–100	7–45	5–∞
Blickwinkel	75 °	85 °	60 °	70 °
Variabler Focus	∅	∅	∅	+

2.5.2. Vorbereitung

Die hohe Coloskopie als Auswahlmethode erfordert eine Selektion der zu untersuchenden Patienten. Im Vergleich zur Röntgenuntersuchung des Dickdarmes kann in der Hand des wenig Geübten die endoskopische Inspektion ein zeitlich aufwendiges und nicht ganz ungefährliches Verfahren darstellen. Durch weniger aufwendigere Voruntersuchungen sollten daher nur jene Patienten selektioniert und coloskopiert werden, bei denen die Diagnosestellung mit einfacheren Untersuchungsmethoden nicht gestellt werden kann.
Neben der Erhebung einer ausführlichen Anamnese sollten die Recto-Sigmoidoskopie sowie die radiologische Dickdarmuntersuchung mit der Doppelkontrastmethode der endoskopischen Dickdarmuntersuchung in aller Regel vorausgehen. Eine technisch unzu-

reichend ausgeführte röntgenologische Dickdarmuntersuchung stellt keine Indikation zur Coloskopie dar.
Bei Biopsien und insbesondere bei Polypektomien sind die Blutgruppe und der Gerinnungsstatus (Prothrombinzeit, partielle Thromboplastinzeit, Thrombocyten) zu bestimmen.
Voraussetzung für eine optimale coloskopische Diagnostik ist eine suffiziente *Darmreinigung.* Am Vortag der Untersuchung geben wir neben einer flüssigen Diät (süßer Tee, Fleischbrühe) morgens und nachmittags je 125 ml einer 25%igen Magnesiumsulfatlösung sowie zwei hohe Reinigungseinläufe mit lauwarmem Wasser ohne Glycerinzusatz (verschmierte Optik). Die alleinige Sigmoidoskopie erfordert lediglich einen Reinigungseinlauf sowie die einmalige Gabe von Magnesiumsulfat am Vorabend der Untersuchung.
Bei Beherrschung der Technik erübrigt sich jegliche Prämedikation. Ein Gespräch mit dem Patienten über die Notwendigkeit und den Ablauf der Untersuchung sollte jedoch in jedem Fall durchgeführt werden.

2.5.3. Nachsorge

Nach einem unauffälligen Untersuchungsablauf ist eine intensive Beobachtung des Patienten nicht erforderlich. Lediglich nach Polypektomien und anderen therapeutischen Eingriffen auf endoskopischem Wege bleiben die Patienten über Nacht in der Klinik, um mögliche Nachblutungen oder Perforationen rechtzeitig erkennen und behandeln zu können.

2.5.4. Technik

Nach Überprüfung der Einsatzbereitschaft des Coloskopes wird die Instrumentenspitze sowie das distale Ende des Endoskopes mit Olivenöl, besser mit Siliconöl gleitfähig gemacht. Die Passage des Analkanales erfolgt ohne die Zuhilfenahme eines Speculums in Linksseitenlage. Eine weitere Einführung darf erst dann erfolgen, wenn durch ein geringes Zurückziehen des Instrumentes und gleichzeitige Luftinsufflation das Lumen der Ampulla recti einsehbar ist. Das blinde Vorschieben des Coloskopes führt im intraperitonealen Bereich zu zusätzlichen schwer oder nicht überwindbaren Schleifenbildungen des Colons und birgt zudem die Gefahr der Perforation. Von der Forderung, die Einführung des Endoskopes stets unter Lumensicht durchzuführen, darf nur dann abgegangen werden, wenn die Schleimhaut beim vorsichtigen Weiterschieben des Instrumentes mühelos und ohne in der Farbe abzublassen, am Objektiv vorbeigleitet. Bleibt diese Manipulation erfolglos, so ist das Instrument unverzüglich wenige Zentimeter zurückzuziehen, um dann durch einen erneuten Versuch oder Umlagern des Patienten dieses Hindernis zu überwinden.

Die Angabe der beginnenden Schmerzhaftigkeit durch den nicht prämedizierten Patienten ist für den Untersucher ein wertvoller Hinweis, die eingeschlagene Technik zu ändern. Das wechselweise Insufflieren und Absaugen der Luft verhindert eine zu große Dehnung des Colons sowie die durch den artefiziellen Meteorismus bedingten Beschwerden des Patienten.

Während die exakte Schleimhautbeurteilung nach vollständiger Einführung und Begradigung des Coloskopes und damit der Darmschleifen im Rahmen der retrograden Inspektion erfolgt, ist während der Einführung des Instrumentes lediglich eine orientierende Betrachtung möglich. Ohne Sigmabegradigung ist eine vollständige Inspektion der gesamten Schleimhautoberfläche und somit eine Ausschlußdiagnostik in der Regel nicht möglich.

Die intraperitoneale Lage des Sigma und dessen Fixation an einem Mesocolon führt zu variablen Schleifenbildungen dieses Darmabschnittes. Durch eine schlechte Technik oder Endoskope früherer Generationen werden die meisten Schleifen während der Sigmapassage artefiziell erzeugt. Diese lassen sich jedoch auf wenige Grundformen zurückführen, deren Kenntnis die zur weiteren Einführung in aller Regel nötige Begradigung erleichtert. Zur besseren Verständigung bezeichnen wir diese Schlingen entsprechend ihrem Verlauf als *Alpha-, Beta-, Phi-, Eta- und Sigmaformen* (Abb. 6).

Das Ziel der *ersten Einführungsphase* ist die linke Flexur. Diese ist in

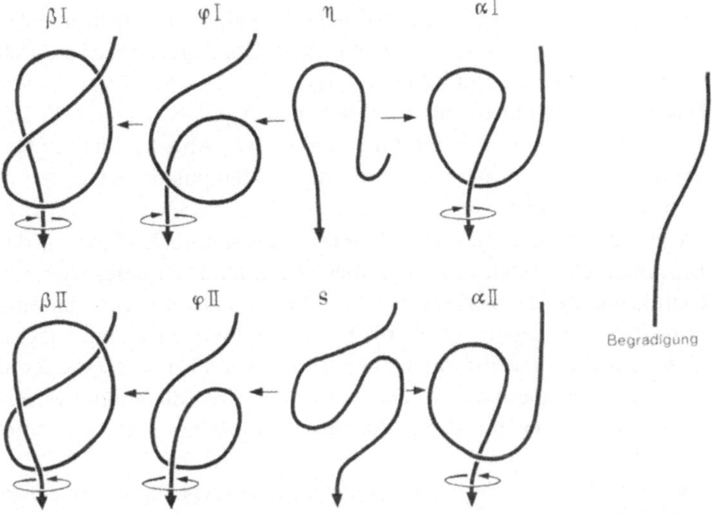

Abb. 6. Sigma-Schlingen (Grundformen)

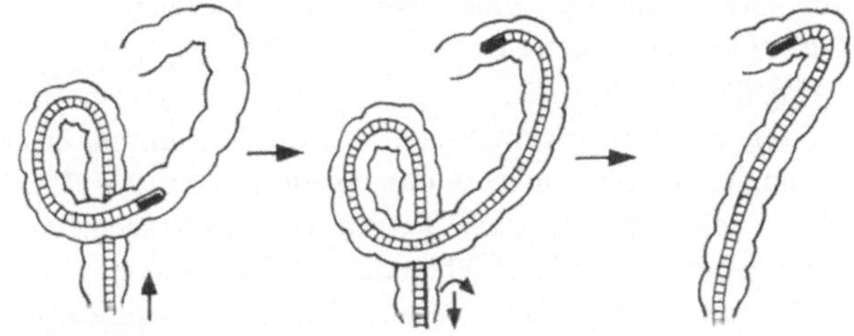

Abb. 7. Sigmabegradigung (Alpha-Form)

den meisten Fällen, namentlich bei der häufigen *Alpha-Form des Sigmas* (Abb. 7), ohne vorherige Begradigung erreichbar. Anschließend wird die Instrumentenspitze über die linke Flexur zum Colon transversum hin abgewinkelt und somit fixiert. Durch Zug und Rotation am distalen Ende des Coloskopes kann dieses somit gemeinsam mit den Sigmaschlingen begradigt werden (Abb. 7). Die Rotationsrichtung ist dabei von der Lage der sich kreuzenden Sigmaschlingen zueinander abhängig. Liegt der sich kreuzende anal gerichtete Schenkel des Colockopes ventral, so erfolgt die Drehung des Instrumentes nach links, liegt sie dorsal, so muß dies im Uhrzeigersinn, also durch Rechtsdrehung, erfolgen (Abb. 6 I/II).

Das Spiegelbild der bereits beschriebenen Alpha-Schlinge stellt der seltenere *Phi-förmige Verlauf des Sigmas* dar (Abb. 6). Die zur Begradigung der Alpha-Form notwendigen Manipulationen gelten in Analogie auch hier.

Wenn bei der *Phi-Form* des Sigmas eine weitere Einführung des Instrumentes erfolgt, ohne daß diese Schubkraft zu einer weiteren Einführung der Instrumentenspitze führt, so entsteht sekundär eine *Beta-Form des Sigmas* (Abb. 6). Es ist unschwer zu erkennen, daß diese Schleife zunächst durch alleinigen Zug am Coloskop wieder in die Phi-Form überführt werden kann, woraufhin die entgültige Begradigung in der für diese Formen angegebene Technik erfolgt (Abb. 8).

Die Grundformen aller Sigmaschlingen, aus welchen durch eine physiologische Drehung die anderen vorkommenden Sigmaverläufe entstehen können, entsprechen einer *Eta- und Sigma-Form* (Abb. 6). Die diesem Darmabschnitt namengebende Sigma-Form stellt eine äußerste Rarität dar. Eine Passage dieser Verlaufsform ist erst nach Umwandlung durch Rotation in eine Alpha-Schlinge möglich (Abb. 6).

Beiden Formen ist gemeinsam, daß die Einführung des Coloskopes in einigen Fällen zunächst nur bis zum Übergang des Sigmas zum Colon descendens möglich ist. Ein weiteres Vorschieben des Instrumentes führt zu einer zunehmenden Ausweitung der Sigmaschlingen nach cranial, ohne daß eine ausreichende Kraftübertragung auf die Instrumentenspitze und damit die Passage des Colon descendens möglich wird (Abb. 9).

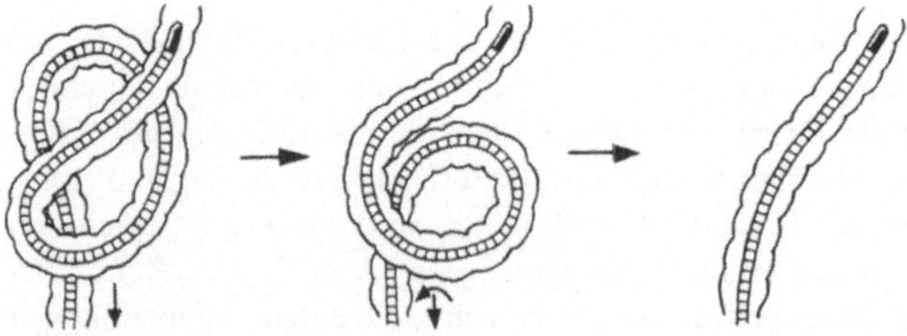

Abb. 8. Sigmabegradigung (Beta-Form)

Die Fixation der mittleren Sigmaschlinge im kleinen Becken durch die das Abdomen eindrückende Hand einer Assistenz kann jedoch im Einzelfall die weitere Einführung möglich machen. Gelingt dies nicht, so sollte die Begradigung des Sigmas durch Fixation der Instrumentenspitze am Übergang zum Colon descendens und nachfolgenden alleinigen Zug am distalen Ende des Coloskopes versucht werden. Ist diese Manipulation erfolgreich, so gleitet die Instrumentenspitze unter gleichzeitiger Begradigung des Sigmas in das Colon descendens hinein (Abb. 10).

Eine weitere Möglichkeit der erfolgreichen Sigmapassage besteht in der Umwandlung des Eta-förmigen Sigmaverlaufes nach Erreichen der oberen Sigmaschlinge durch Drehung des Instrumentes um 180° entgegengesetzt des Uhrzeigersinnes in eine leichter passierbare Alpha-Schlinge. Sodann kann die Instrumentenspitze bis zur linken Flexur eingeführt und anschließend in der beschriebenen Weise das Sigma begradigt werden (Abb. 11).

Die Begradigung des Sigmas und die anschließende partielle Versteifung des Coloskopes bis unterhalb der linken Flexur, die bei den

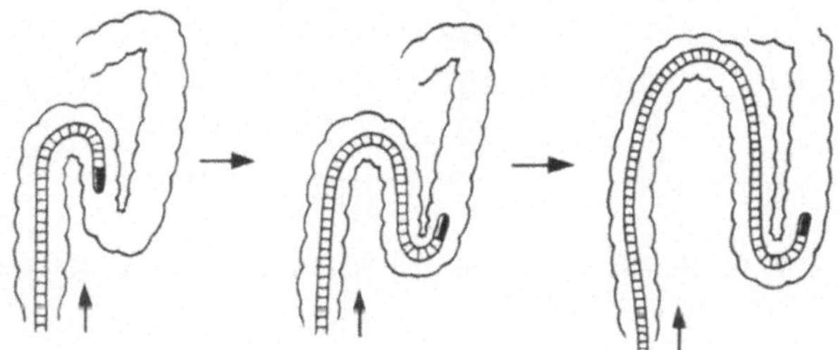

Abb. 9. Unmögliche Sigmapassage (Eta-Form)

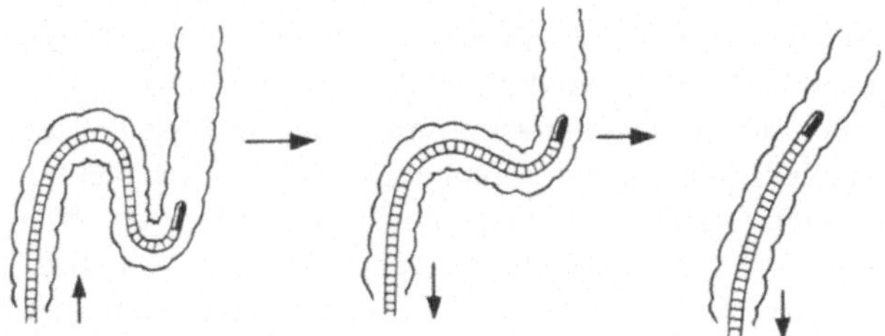

Abb. 10. Sigmabegradigung (Eta-Form). 1. Möglichkeit.

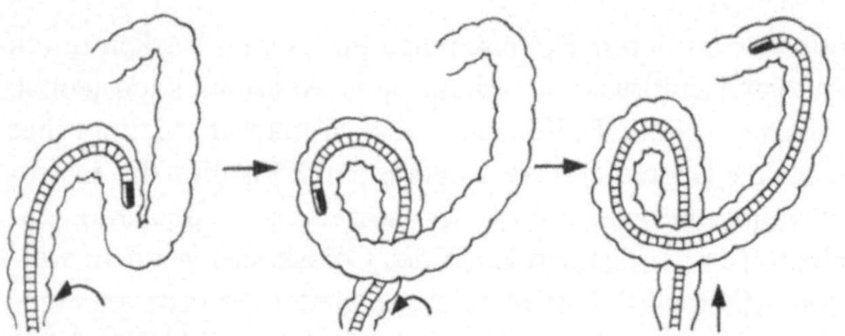

Abb. 11. Sigmabegradigung (Eta-Form). 2. Möglichkeit

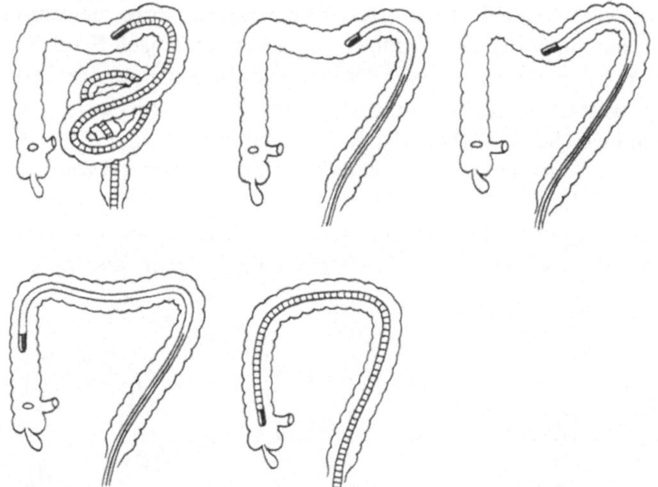

Abb. 12. Einführungstechnik mit Stabilisierungssonde (Kunststofftubus, teflonbeschichteter Stahldraht)

Coloskopen der neuen Generation nicht mehr nötig ist, stellt eine Vorbedingung für die *in jedem Fall* erfolgreiche vollständige Einführung des Coloskopes bis in das Coecum dar. Zur Verhinderung sekundärer Schleifenbildungen und zur ausreichenden Kraftübertragung auf die Instrumentenspitze kann im Einzelfall das Coloskop durch Einführung einer Versteifungssonde durch den Instrumentierkanal [3, 7] oder mit Hilfe eines Kunststofftubus [4, 10], der vor der Einführung des Coloskopes über das Instrument bis zum Bedienungsteil vorgeschoben wird, versteift werden (Abb. 12). Wie bereits erwähnt, ist diese Manipulation bei den neuen Coloskoptypen nicht

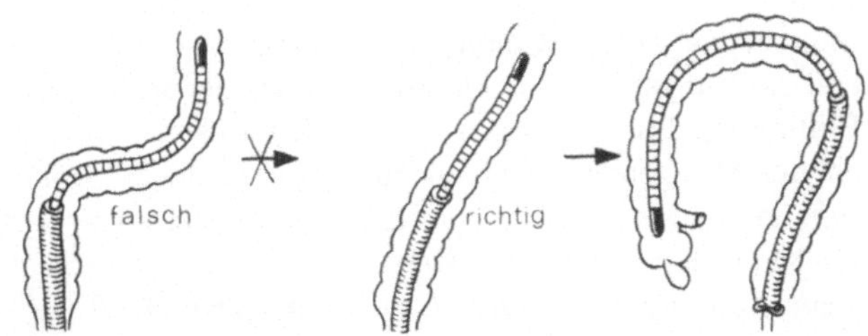

Abb. 13. Falsche und richtige Anwendung eines Kunststofftubus zur partiellen Versteifung des Coloskopes

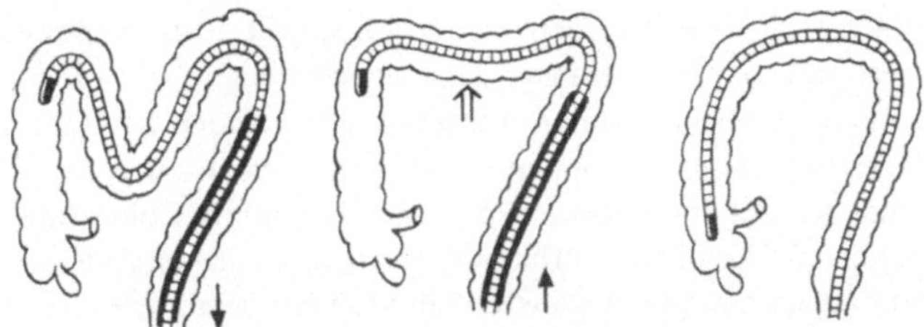

Abb. 14. Passage eines nach caudal durchhängenden Colon transversums nach Begradigung und Fixation des Coloskopes von außen (⇑)

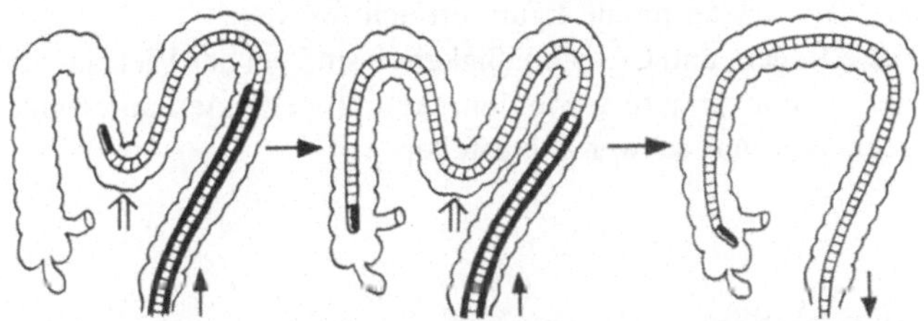

Abb. 15. Begradigung eines U-förmig verlaufenden Colon transversums

mehr oder sehr selten nötig. Diese Versteifung sollte bis etwa 10 cm unterhalb der linken Colonflexur durchgeführt werden. Bei der Verwendung eines über das Coloskop einführbaren Kunststofftubus ist darauf zu achten, daß dieser erst dann vorgeschoben wird, wenn das Sigma vollständig begradigt ist. Andernfalls ist die Gefahr einer erneuten Schleifenbildung oder Verletzung der Darmwand gegeben (Abb. 13).

Die *zweite Phase* der hohen Coloskopie stellt die Passage des Colon transversum und des Colon ascendens dar. Ist mit der Sigmapassage und Begradigung dieses Darmabschnittes der schwierigste Teil der Einführung des Coloskopes überwunden, so kann ein weit nach caudal durchhängendes oder wellenförmig verlaufendes Colon transversum das weitere Vorgehen nochmals erschweren. Die Passage eines solchen Colon transversum kann erleichtert oder ermöglicht werden, wenn dieses durch dosierten Druck von außen (Hand eines Assistenten) an einem weiteren Ausweichen nach caudal gehindert wird (Abb. 15).

Um ein schmerzloses Einführen des Instrumentes zu gewährleisten, sollte nach Erreichen der rechten Flexur die Instrumentenspitze fixiert und das Colon transversum zunächst begradigt werden, um sodann die mühelose weitere Einführung zu ermöglichen (Abb. 14).

Während dieser Manipulation kann es jedoch zu einem Zurückschnellen der Instrumentenspitze in das mittlere Colon transversum kommen. Dies kann verhindert werden, wenn durch Kompression von außen das Colon transversum in seiner begradigten Lage gehalten und durch eine Kippbewegung die Instrumentenspitze in das Colon ascendens eingeführt wird.

Nach diesen Manipulationen kann in jedem Fall das Coecum und in ca. 90% das terminale Ileum erreicht werden.

Feste Regeln und Gesetzmäßigkeiten sind bei der Vielzahl der möglichen Colonverläufe sowie den dadurch bedingten unterschiedlichen Techniken nur schwer aufzustellen.

2.5.5. Indikationen

Sie ergeben sich aus der Anamnese, dem klinischen Befund sowie den Ergebnissen der genannten Voruntersuchungen (S. 114). Als *absolute Indikationen* gelten fragliche oder unklare Röntgenbefunde, negative Röntgenbefunde bei anhaltenden abdominellen Beschwerden (Diarrhoen, Obstipation, Blut-, Schleim- und Eiterabgänge, Tenesmen, Subileus), Verlaufsbeobachtungen nach Operation maligner Colontumoren und nach Polypektomie sowie bekannte, nicht oder noch nicht zu operierende Erkrankungen mit einem erhöhten Carci-

nomrisiko. Die präoperative histologische Sicherung der Diagnose sowie die Klärung des Schweregrades und der Ausdehnung pathologischer Prozesse ermöglichen einen gezielten chirurgischen Eingriff oder machen ihn überflüssig.
Abtragungen polypoider Läsionen sind in erster Linie ein diagnostisches Vorgehen. Sie sollen zu einer exakten Diagnose führen und nach Möglichkeit einen den Patienten stärker belastenden operativen Eingriff vermeiden. Peranale Blutungen sollten erst dann der coloskopischen Diagnostik zugeführt werden, wenn eine intestinale Blutungsquelle in proximalen Darmabschnitten (S. 135) endoskopisch ausgeschlossen ist. Verlaufsbeobachtungen benigner Erkrankungen und Therapiekontrollen stellen *relative Indikationen* dar [5, 6].

2.5.6. Kontraindikationen

Zur Vermeidung von Komplikationen, wie sie in Form stärkerer Blutungen und Perforationen möglich sind, stellen hoch-florid-entzündliche Dickdarmerkrankungen, das toxische Megacolon sowie Peritonitiden *absolute Kontraindikationen* dar.
Beim Vorliegen einer hämorrhagischen Diathese, einer dekompensierten kardialen oder pulmonalen Insuffizienz sowie bei schwerer coronarer Herzkrankheit sollte zwischen den möglichen Komplikationen und dem zu erwartenden diagnostischen Gewinn sorgfältig abgewogen werden. Somit stellen die zuletzt genannten Erkrankungen *relative Kontraindikationen* dar.
Eine Divertikulose sowie vorausgegangene intraperitoneale operative Eingriffe können die coloskopische Untersuchung erschweren, stellen jedoch keine Kontraindikationen dar. Der noch wenig erfahrene Untersucher sollte jedoch bei diesen Patienten wegen der erhöhten Komplikationsgefahr, wenn möglich, zunächst auf eine Coloskopie verzichten.

2.5.7. Komplikationen

Die coloskopische Dickdarmuntersuchung stellt in der Hand des erfahrenen Endoskopikers eine äußerst risikoarme Methode dar. Unzureichende Techniken sowie die Nichtbeachtung der Kontraindikationen können jedoch namentlich bei wenig erfahrenen Untersuchern zu *Perforationen* und *Blutungen* führen (Tabelle 2).

Tabelle 2. Komplikationen der coloskopischen Dickdarmuntersuchung

Komplikationen	Schwere Blutungen	Perforationen	Letalität
Coloskopien			
A/S/G/E, 1974:25298	12 (0,05%)	55 (0,22%)	2 (0,008%)
Erlangen, 1977:3432[a]	0	2 (0,06%)	0

[a] ohne Polypektomie

Das blinde Vorschieben des Coloskopes sowie die Biopsie von Divertikeln stellen neben der Polypektomie die größte Gefahr für eine Dickdarmperforation dar. Eine auf der Abdomenleeraufnahme im Stehen nachweisbare Luftsichel bestätigt den Verdacht.

Geringe Blutungen, wie sie als Kontaktblutungen bei erhöhter Vulnerabilität der Mucosa oder nach gezielten Zangenbiopsien auftreten, sind harmlos und kommen in der Regel spontan zum Stehen. Stärkere Blutungen können hingegen auftreten, wenn Hämangiome oder Colonvaricen biopsiert und wenn größere polypoide Läsionen mechanisch mit der Zange entfernt werden.

Umschriebene Blutungen sollten zunächst mit der Biopsiezange komprimiert und bei liegendem Instrument beobachtet werden. Ist dieses Vorgehen erfolglos, so kann durch eine vorsichtig ausgeführte Coagulation mit der Knopfsonde oder durch eine Lasercoagulation der Versuch einer Blutstillung unternommen werden. Das Aufbringen von Vasoconstrictiva ist zumeist erfolglos, da diese mit dem austretenden Blut fortgespült und somit an der Blutungsquelle selbst nicht wirksam werden können.

Fehlende Übung sowie eine unvorsichtige Einführung können beim normalen Colon wie bei Stenosen eine harmlose *Inversion* des Instru-

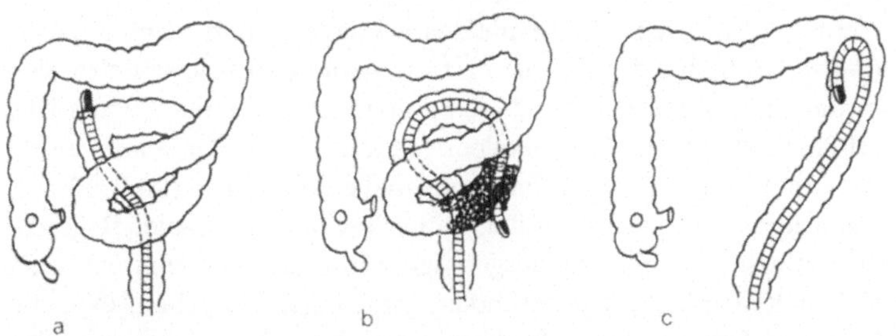

Abb. 16. Mögliche Komplikationen bei unsachgemäßer Technik

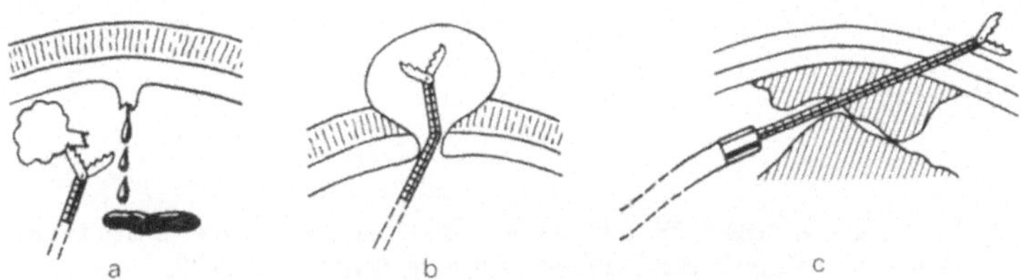

Abb. 17. Komplikationen bei Mißbrauch der Biopsiezange

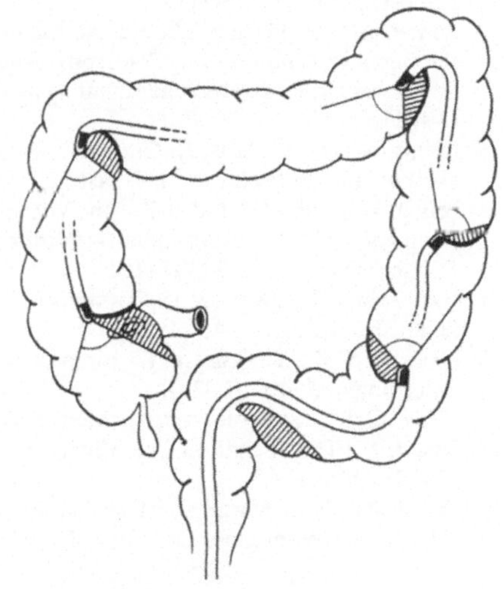

Abb. 18. Bisweilen nicht oder nur schwer einsehbare Areale

mentes, aber auch eine vermeidbare Perforation zur Folge haben (Abb. 16). Selbst der Einsatz eines so harmlosen Instrumentes, wie es die Biopsiezange darstellt, sollte überlegt und unter Lumensicht erfolgen. Blutungen, Divertikelperforationen sowie Perforationen eines wandgeschädigten Darmes können die Folgen sein (Abb. 17). Nicht übersehen werden sollte, daß selbst nach optimaler Begradigung hinter Flexuren und ausgeprägten Haustren blinde Areale entstehen können, die ein besonders sorgfältiges Vorgehen, evtl. die Gabe von Spasmolytica erfordern, um auch kleinste Läsionen in diesen Bereichen nicht zu übersehen (Abb. 18).

Literatur

1. Beck, K., Dischler, W., Helms, M., Oehlert, W.: Farbatlas der Endoskopie und Biopsie des Darmes. Stuttgart: Schattauer 1973.
2. Demling, L., Classen, M., Frühmorgen, P.,: Atlas der Enteroskopie. Berlin-Heidelberg-New York: Springer 1974.
3. Deyhle, P., Demling, L.,: Coloscopy – Technique, Results, Indications. Endoscopy *3*, 143 (1971).
4. Deyhle, P.: A Plastic Tube for the Maintenance of the Straightening of the Sigmoid Colon during Coloscopy. Endoscopy *4*, 224 (1972).
5. Frühmorgen, P.: Krebsfrüherkennung im Colon. Fortschr. Med. *31*, 1130 (1972).
6. Frühmorgen, P., Zeus, J., Classen, M.: Klinische Wertigkeit der Coloskopie. In: Fortschritte der gastroenterologischen Endoskopie Bd. 4 (Hrsg. H. Lindner). Baden-Baden: Witzstrock 1973.
7. Frühmorgen, P.: Coloskopie – Vorbereitung, Technik, Ergebnisse. Fortschr. Med. *5*, 190 (1974).
8. Nagasako, K., Yazawa, C., Takemoto, T.: Observation of the terminal ileum. Endoscopy *1*, 45 (1971).
9. Nagasako, K., Takemoto, T.: Endoscopy of the ileocecal area. Gastroenterology *65*, 403 (1973).
10. Nagy, G. S.: Fibrecolonoscopy. Med. J. Aust. *1*, 378 (1973).
11. Sakat, Y.: The Technic of Colonfiberscopy. Dis. Col. Rect. *15*, No. *6*, 403 (1972).
12. Williams, Chr., Muto, T.: Examination of the Whole Colon with the Fibreoptic Colonscope. Brit. med. J. *1972 III,* 1978

2.6. Rectosigmoidoskopie und Proktoskopie

K. Arnold

Mit beiden endoskopischen Methoden können der anale Kanal, Rectum und verschieden große Anteile des Sigma mit starren, bis 30 cm langen Instrumenten eingesehen werden.
An die digitale Untersuchung des analen Kanales und der unteren Mastdarmampulle schließt sich zweckmäßigerweise zunächst die Rectosigmoidoskopie (RS) an. Erst danach folgt die Proktoskopie. Durch das vorne offene Instrument übersieht man weite Teile des vorher entfalteten Rectum. Eingriffe im analen Kanal (z. B. Hämorrhoideninjektion) bilden den Abschluß der Untersuchung.

2.6.1. Rectosigmoidoskopie

2.6.1.1. Instrumentarium. Die Zeit der Birnchenbeleuchtung ist endgültig vorbei, alle modernen Instrumente verwenden Kaltlicht. Die Geräte mit *distaler* Beleuchtung (z. B. WOLF) bieten die größte Lichtausbeute, da die Glasfaserbündel bis nahe an die distale Öffnung vorgeführt sind. Dieser Lichtaustritt kann aber leicht verschmutzen. Die Instrumente sind aus einem Stück gebaut.
Bei Geräten mit *proximaler* Beleuchtung (z. B. STORZ) geht zwar einige Lichtenergie im Rohr verloren, aber die Verschmutzungsgefahr des Lichtaustrittes ist geringer. Er liegt im abnehmbaren Kopf des Instrumentes und ist leicht zu reinigen. Dieser Typ des Rectosigmoidoskopes besteht also aus zwei Teilen: Zu dem teureren Kopfteil kann man beliebig viele billige Rohre von verschiedener Länge und Durchmesser anschaffen. Diese Lösung hat sich für Praxen und Sprechstunden mit vielen Untersuchungen bewährt.

Einmalinstrumente aus Plastik sind nur dann zufriedenstellend, wenn sie innen verspiegelt sind, und so kein Licht nach den Seiten verloren geht. Sie sind zur Zeit noch relativ teuer und lohnen nur, wenn man sie selten braucht und die Reinigung vermeiden möchte.

2.6.1.2. Vorbereitung. Die RS ist eine ambulante Untersuchung. Eine Nahrungskarenz oder stopfende Medikamente vor der Untersuchung sind nicht nötig. Unsinnig ist eine Vorbereitung mit Laxantien, da hierdurch dem Untersucher dünnflüssiger Stuhl entgegenkommt und die Darmwand kontinuierlich benetzt wird. Einläufe sind nur ratsam, wenn zum Beispiel nach einem vorangegangenen Bariumeinlauf eine stark haftende Verschmutzung zu erwarten ist. Durch den Einlauf entsteht eine unnatürlich feuchte Oberfläche und Hyperämie der Schleimhaut, und man spült Blutspuren weg, die auf eine höher gelegene Blutungsquelle hinweisen. Oft ist keine besondere Vorbereitung nötig; eine unmittelbar vor der Untersuchung erfolgte Defäkation reicht aus, um den einsehbaren Darmabschnitt zu entleeren.
Wir verwenden lediglich Klistiere in Mikro- (5 ml) oder Normalausführung (100–150 ml), die wir dem Patienten 15 min vor der Untersuchung verabreichen. Nach kurzem Einhalten, möglichst unter Umhergehen, entleert der Patient den Darm und wird anschließend untersucht.

2.6.1.3. Eine Nachsorge ist routinemäßig nicht erforderlich, Besonderheiten s. unter 2.6.1.7.

2.6.1.4. Technik. Die reine Knie-Ellenbogen-Lage ist zur RS weitgehend verlassen worden. Sie wurde ersetzt durch Kipptische, bei welchen der zunächst kniende Patient nach vorne gekippt wird und sich bei diesem Kopfstand auf Oberschenkel, Kopf und Arme sützen muß (Abb. 1). Durch die Verspannung werden zwar meist die Oberschenkel aneinandergedrückt und die Inspektion der äußeren Analregion erschwert, aber das Sigma liegt dem Untersucher weitgehend gestreckt vor. Der ältere und kreislauflabile Patient kann diese Position nicht längere Zeit ertragen.
Die Steinschnitt- (Rücken-) Lage erscheint für den Patienten bequemer. Sie ist für den Untersucher aber ungünstiger, da der Darm in

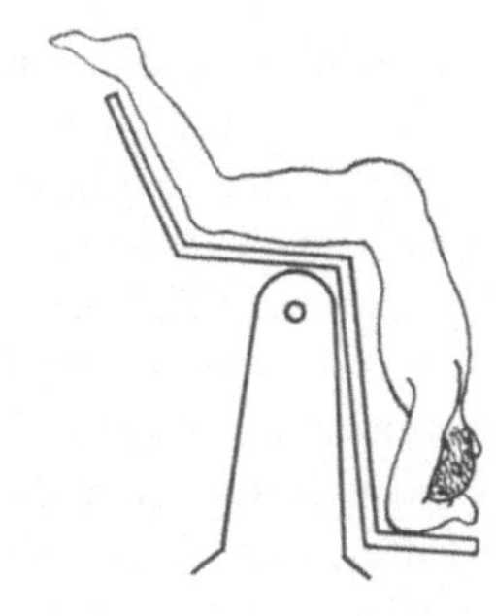

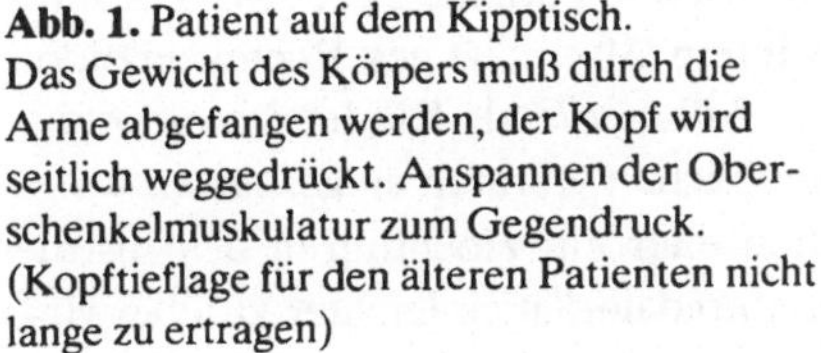

Abb. 1. Patient auf dem Kipptisch.
Das Gewicht des Körpers muß durch die Arme abgefangen werden, der Kopf wird seitlich weggedrückt. Anspannen der Oberschenkelmuskulatur zum Gegendruck. (Kopftieflage für den älteren Patienten nicht lange zu ertragen)

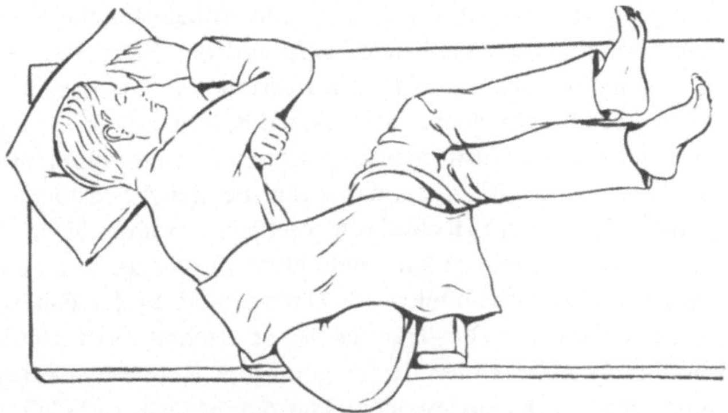

Abb. 2. Die Simssche Untersuchungsposition.
Der Patient liegt mit angezogenen Knien auf der linken Seite, die rechte Schulter ist nach vorne genommen. Unter der linken Hüfte liegt ein kleines Sandkissen

das kleine Becken herabfällt, falls man nicht den Patienten leicht nach hinten zurückkippen kann.

Wir bevorzugen die Simssche Position. Dabei liegt der Patient auf der linken Seite mit angezogenen Knien und einem Sandsack unter der linken Hüfte (Abb. 2). Die Analregion und ihre Umgebung ist voll zu übersehen, der Patient liegt auch für längere Zeit entspannt, und jede breitere Liege kann als Untersuchungstisch benutzt werden.

Findet man bei der digitalen Untersuchung des analen Kanales, die jeder RS vorausgehen muß, eine schmerzhafte Läsion (häufig z. B. Analfissuren), dann ermöglichen 2–4 ml eines Lokalanaestheticum, mit dünner Nadel fächerförmig um die Läsion herum injiziert, eine entspannte und schmerzfreie Untersuchung. RS im Vollanaesthesie sind bei Stenosen im Rectum oder am rectosigmoidalen Übergang angezeigt, ihr Anteil beträgt bei unserem Patienten gut etwa 1 : 1500.

Routinemäßig verwenden wir ein 30 cm langes Rectosigmoidoskop von 16 mm Durchmesser, früher oft als Kindersigmoidoskop bezeichnet. Die gegenüber den üblichen Geräten eingesparten 4 mm Gesamtdurchmesser ermöglichen eher ein Hochführen des Instrumentes, weil einmal der rectosigmoidale Knick leichter zu überwinden ist, und zum anderen bei den oft älteren Patienten eine Lumeneinengung des Sigma durch eine Divertikelerkrankung vorliegt. Demgegenüber können Kinder aufgrund der Elastizität ihrer Gewebe mühelos auch mit stärkeren Instrumenten untersucht werden. Die Betrachtung kindlicher Stuhlsäulen bestätigt diese Erfahrung.

Das Einführen des Instrumentes geschieht zunächst blind bis etwa in die Höhe und die Richtung, die vorher bei der Austastung ermittelt wurde. Alles weitere Hochführen geschieht nur unter Sicht. Ergeben sich Schwierigkeiten, so kann man beim Zurücknehmen des Instrumentes am Zusammenfallen des Darmes und an der Faltenbildung die Verlaufsrichtung des Darmes besser ersehen als durch forciertes Vorschieben. Die Länge des eingeführten Rohres entspricht nicht immer der Strecke eingesehenen Darmes. Manchmal fädelt man das ganze Sigma auf das Endoskop auf und blickt bei 30 cm Rohrlänge in das Colon descendens, oft streckt man den Darm beim Vorführen erheblich.

Die echte Schmerzhaftigkeit während der Endoskopie, die Empfindlichkeit des Patienten und die Indikation zur Untersuchung sollten den Impetus des Endoskopikers beeinflussen und den Verlauf der RS bestimmen.

Selbstverständlich verwendet man so wenig Luft wie möglich und inspiziert beim Zurücknehmen des Instrumentes unter kreisenden Bewegungen das Darmlumen. Dabei sind die Umschlagskante an der Vorderwand (hintere obere Blasenwand) und der Bereich der Hinterwand vor dem unteren Kreuzbein am schlechtesten zu übersehen (Abb. 3).

2.6.1.5. Indikationen. Die RS ist eine ideale Methode für die *Vorsorgemedizin*, da im einsehbaren Bereich bis 30 cm 80% aller Dick-

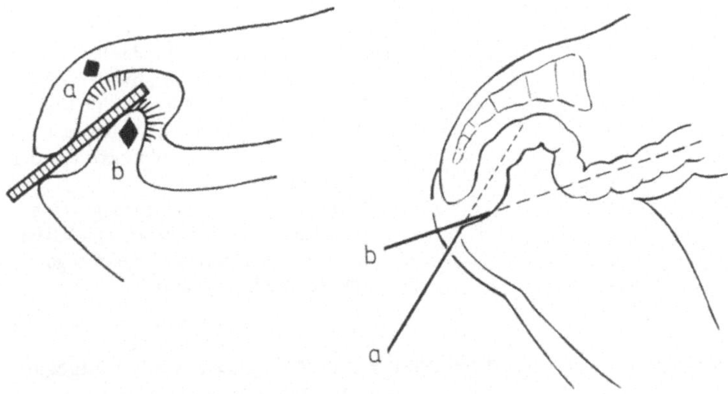

Abb. 3. „Dunkelzonen" bei der Rectosigmoidoskopie.

a) Mittlere Kreuzbeinhöhle.
   Hier muß das Instrument stark nach vorne gegen den Damm gedrückt werden
b) Rectosigmoidale Grenze an der Vorderwand.
   Zur Inspektion dieser Zone wird das Instrument unter deutlichem Druck gegen die Blasenhinterwand langsam heruntergeführt

darmtumoren lokalisiert sind. Die routinemäßige Durchuntersuchung der Bevölkerung etwa über 40 Jahre ist ein anstrebbares Ziel. Die rectal-digitale Untersuchung als z. Zt. einzige Vorsorgeuntersuchung auf Mastdarmkrebs ist höchst unzureichend und nur zu vertreten, wenn der Patient völlig symptomlos ist.
Bei Blutabgang aus dem After und ano-rectalen Beschwerden, gleich welcher Art, oder Änderungen der Defäkationsgewohnheiten ist eine RS indiziert.

2.6.1.6. Kontraindikationen. Kontraindikationen für die RS gibt es nicht.

2.6.1.7. Komplikationen. Perforationen und Blutungen sind die häufigsten Komplikationen.
Eine *Perforation* mit dem ganzen Instrument durch die Darmwand ist sehr selten und nur bei äußerst brüsken Manipulationen möglich.

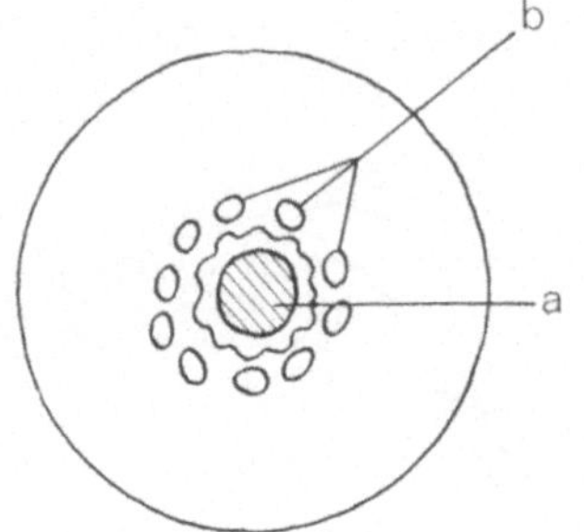

Abb. 4. Blutung aus der PE-Stelle.
a) Nicht in der Mitte (schraffiert) coagulieren, da hier die Mucosa fehlt, und die Wand sehr dünn ist. Außerdem kommen die Gefäße submucös von der Seite her.
b) Richtig: Circulär-punktförmiges Coagulieren trifft den blutenden Gefäßast am sichersten, geringste Nekrosegefahr für die Darmwand

Besondere Vorsicht ist geboten, wenn das Sigma durch vorangegangene Unterbauchoperationen mit der Umgebung verwachsen, die Darmwand durch tiefgreifende Entzündungen verdünnt und brüchig ist oder sich das Instrument in einem Divertikel verfängt.
Häufiger ereignen sich Perforationen bei Probeexcisionen. Diese kann man vermeiden, wenn man PE-Zangen mit kleinem und möglichst seitlich abgewinkeltem Maul verwendet. So kann sich der Endoskopiker durch leichtes Zupfen eine Schleimhautfalte schaffen und noch im Augenblick des Schließens des Zangenmaules die Stelle der PE betrachten und kontrollieren. Nach dem Zubeißen zieht man die Zange nicht sofort zurück, sondern dreht zunächst etwa noch bestehende Gewebsfasern ab. So verhindert man ein Einreißen der umgebenden Schleimhaut und unnötige Blutungen.
Bei Verdacht auf eine Perforation muß der Patient stationär aufgenommen werden. Verstärkt sich der Verdacht (Schmerzen im Unterbauch, Zeichen des akuten Abdomen) oder findet sich ein Beweis (röntgenologisch freie Luft im Bauch bei Aufnahme im Stehen), so muß so schnell wie möglich laparotomiert und die Perforation verschlossen werden. Jede Stunde des Abwartens verschlechtert die Prognose des Patienten dramatisch.
Blutungen gibt es gelegentlich nach Probeexcisionen, wenn ein größeres Gefäß angeschnitten wurde. Während venöse Sickerblutungen oft spontan sistieren, müssen alle arteriellen Blutungen sofort versorgt werden. Dazu stellt man sich die Blutungsquelle mit einem möglichst großkalibrigen Endoskop ein, – notfalls unter Anaesthesie – und beschafft sich eine Spül-Saug-Einrichtung sowie ein leistungsfähiges, fein dosierbares Diathermiegerät. Beim Koagulieren gilt

durch so wenig elektrische Energie wie nötig so wenig thermische Schäden in der Darmwand wie möglich zu setzen, um eine Nekrose und Spätperforation zu vermeiden (Abb. 4). In jedem Zweifelsfall sollte auch wegen einer komplizierten Blutstillung laparotomiert werden.
Auf die Probleme bei der endoskopischen Polyektomie wird an anderer Stelle hingewiesen (S. 152).

2.6.2. Proktoskopie

Mit der Proktoskopie übersieht man den analen Kanal und die unteren Anteile des Rectum, welches durch die vorhergegangene RS bereits entfaltet ist. Diese Region ist durch das lange Instrument nicht zu beurteilen.

2.6.2.1. Instrumentarium. Nur vorne offene Proktoskope verschaffen einen Überblick und erlauben Vergleiche der verschiedenen Sektionen des analen Kanales in gleichen Höhen. Instrumente mit seitlichem Fenster eignen sich nur zum Einstellen von umschriebenen Stellen, z. B. Ulcera oder Krypten.

2.6.2.2. Vorbereitung. Wenn nur proktoskopiert werden soll, ist außer einer Darmentleerung keine besondere Vorbereitung erforderlich.
Ebenso ist normalerweise eine

2.6.2.3. Nachsorge nicht nötig.

2.6.2.4. Technik. Die Proktoskopie wird in der gleichen Untersuchungsposition wie die RS vorgenommen. Jedes Einführen des leicht nach hinten gerichteten Proktoskopes darf nur mit eingeschobenem Obturator vorgenommen werden, um schmerzhafte Läsionen zu vermeiden. Der Obturator wird anschließend entfernt wodurch die vorher bei der RS verwendete Luft entweicht. Störender Schleim oder Stuhlreste werden mit feuchten Läppchen ausgewischt. Zur Inspektion des gesamten analen Kanales muß das Proktoskop mehrfach auf- und abgeführt werden.

2.6.2.5. Indikationen. Es gelten die gleichen Indikationen wie bei der Rectosigmoidoskopie (2.6.1.5.). Besonders interessieren die Erkrankungen des analen Kanales. Das Proktoskop ermöglicht den Zugang zu der Hämorrhoidalregion im oberen analen Kanal und damit die Sklerotherapie der Hämorrhoiden.

2.6.2.6. Kontraindikationen für die Proktoskopie sind nicht bekannt.

2.6.2.7. Komplikationen. Starke *Schmerzen* können auftreten, wenn die Wirkung einer vorher gesetzten Lokalanaesthesie (z. B. wegen Fissur oder Stenose) abklingt. Der Patient sollte darauf aufmerksam gemacht werden und frühzeitig Schmerzmittel mit auf den Heimweg bekommen.
Massive *Blutungen* ereignen sich fast immer, wenn Probeexcisionen im Hämorrhoidalbereich entnommen werden. Eine Coagulation ist in diesem Bezirk des arteriovenösen Schwellkörpers nicht möglich, hier muß die Blutungsstelle umstochen werden.

Digitale Untersuchung, Rectosigmoidoskopie und Proktoskopie gehören zusammen und ergänzen sich zur vollständigen Diagnostik der Erkrankungen von Anus, Rectum und distalem Sigma.

Literatur

1. Ottenjann, R., Frimberger, E., Weingart, J., Busse, R.: Die Bedeutung der Rectoskopie als diagnostische und therapeutische Methode. Internist (Berl.) *17*, 209 (1976)
2. Otto, P., Ewe, K.: Atlas der Rectoskopie und Coloskopie. Berlin-Heidelberg-New York: Springer 1976

2.7. Notfallendoskopie

H. Koch

Akute Blutungen aus dem oberen Gastrointestinaltrakt zählen zu den häufigsten und bedrohlichsten Notfallsituationen in der inneren Medizin.

Etwa 85% dieser Blutungen haben ihren Ursprung im oberen Gastrointestinaltrakt, während die restlichen blutenden Läsionen in tieferen Dünndarmabschnitten oder im Colon lokalisiert sind.

Die Prognose der akuten Gastrointestinalblutung hängt nicht nur vom Ausmaß der Blutung sowie vom Alter und Allgemeinzustand des Patienten, sondern ganz wesentlich auch von der Art und Lokalisation der Blutungsquelle ab.

Mit Hilfe der Notfallendoskopie ist es möglich geworden, frühzeitig, d. h. noch im Stadium der aktiven Blutung, die exakte Diagnose zu stellen und umgehend eine gezielte Therapie einzuleiten [1–6].

2.7.1. Instrumentarium

Zur Notfallendoskopie des oberen Gastrointestinaltraktes werden vorwiegend Instrumente mit Geradeausblickoptik wie das Endoskop F-8 der Firma ACM, München oder GIF-D2/D3 der Firma Olympus, Hamburg, verwendet. In einzelnen Fällen wird die zusätzliche Verwendung eines Seitblick-Instrumentes wie z. B. des Gastroskopes GF-B2 oder des Duodenoskopes JF-B2/B3 der Firma Olympus notwendig.

Bei dem Verdacht auf Blutungen aus dem Dickdarm ergibt sich zwangsläufig die Notwendigkeit einer Coloskopie, die mit einem der üblichen Coloskope, wie dem Instrument CF-MB3 oder CF-LB3 bzw. CF-IB der Firma Olympus, Hamburg, dem Coloskop FSS/FCS der Firma Machida, Tokyo, oder dem Coloskop F9-S bzw. F9-L bzw. TX91R/TX91 der Firma ACM, München, durchgeführt werden kann.

2.7.2. Vorbereitung

Jeder Patient muß nach Auftreten einer gastrointestinalen Blutung umgehend in eine Klinik eingewiesen werden. Zur Vermeidung eines Volumenmangelschocks sollte möglichst noch zu Hause mit der Infusion eines *Plasmaexpanders* begonnen werden. Nach Aufnahme in die Klinik müssen darüber hinaus sofort Blutgruppe und Rhesusfaktor bestimmt sowie möglichst frische *Blutkonserven* in ausreichender Anzahl bereit gestellt werden. Außerdem ist der Gerinnungsstatus, bestehend aus Prothrombin, partieller Thromboplastinzeit und Thrombocyten, zu erstellen. Pulsfrequenz, arterieller Blutdruck und zentraler Venendruck bedürfen ebenso wie die Bestimmung von Erythrocyten, Hämoglobin und Hämatokrit einer laufenden Kontrolle. Schließlich sollte die Urinausscheidung überwacht werden. Danach kann die Notfallendoskopie erfolgen, sofern sich der Patient nicht im hämorrhagischen Schock befindet. Ist dies der Fall, ist zunächst die Schockbekämpfung die vordringlichste Maßnahme. Wesentlichster Punkt dieser Behandlung ist der Ersatz des verlorengegangen Blutvolumens. Bluttransfusionen können diesen Verlust am wirkungsvollsten ausgleichen. Bis zur Bereitstellung der Blutkonserve erweisen sich, wie bereits ausgeführt, Plasmaexpander (Hämaccel, Macrodex) als wertvoll.

Auch nach erfolgreicher Schockbekämpfung verbietet sich bei der Notfallendoskopie die sonst bei endoskopischen Untersuchungen des oberen Gastrointestinaltraktes übliche Prämedikation. Die einzige Vorbereitungsmaßnahme zur Notfallendoskopie ist die sogenannte Eiswasserspülung mit einem möglichst dicken Magenschlauch, wie er zur normalen Magenspülung verwendet wird. Entgegen unserer früheren Auffassung führen wir heute diese Spülung jedoch nur in den

Fällen durch, bei denen eine erste orientierende Inspektion des Magens gezeigt hat, daß große Blutmengen oder Coagel die freie Sicht im Magen unmöglich machen und die Blutungsquelle nicht erkennen lassen.
Die Vorbereitung zur Notfallcoloskopie erfolgt durch 2–3 Reinigungseinläufe.

2.7.3. Nachsorge

Art und Ausmaß der gastrointestinalen Blutungsquelle entscheiden über das weitere therapeutische Vorgehen. Beim Versuch einer konservativen Behandlung sind die laufenden Kontrollen der Kreislaufverhältnisse und des Blutbildes selbstverständlich. Ist aufgrund der endoskopisch gesicherten Läsion eine konservative bzw. eine endoskopische Blutstillung (S. 140) nicht zu erwarten, muß umgehend die entsprechende Operation erfolgen.

2.7.4. Technik

Wie bereits erwähnt, wird die Notfallendoskopie des oberen Gastrointestinaltraktes in der Regel mit Geradeausblick-Endoskopen durchgeführt. Nach Einführung des Endoskopes in Linksseitenlage des Patienten erfolgt zunächst die sorgfältige Inspektion des Oesophagus, wobei besonderes Augenmerk auf Oesophagusvaricen oder oesophagitische Veränderungen gelegt wird. Finden sich im Oesophagus bei Varicen als Ausdruck einer stattgehabten Blutung festhaftende Blutthromben, sollte die Untersuchung nur unter äußerster Vorsicht fortgeführt werden, da die Gefahr besteht, daß bei Passage des Endoskopes die Blutung erneut aktiviert wird.
Nicht blutende Oesophagusvaricen stellen keine Kontraindikation gegen eine weitere endoskopische Untersuchung auch des Magens und Duodenums dar.

Nach Inspektion der Speiseröhre erfolgt die sorgfältige Betrachtung des Magens und des Bulbus duodeni. Abschließend muß zur exakten Beurteilung der Kardiaregion die Inversion des Instrumentes im Magen erfolgen. Dieses Manöver ist auch bei blutenden Oesophagusvaricen notwendig, da zusätzliche Fundusvaricen eine weitere Blutungsquelle darstellen können und im Falle einer sich ergebenden Operationsindikation ein anderes chirurgisches Vorgehen notwendig machen.
Die Notfallcoloskopie wird mit derselben sonst bei der Coloskopie angewandten Technik durchgeführt (S. 115).

2.7.5. Indikationen

Die Notfallendoskopie ist in allen Fällen indiziert, in denen die Symptomatik, wie das Erbrechen frischen Blutes oder kaffeesatzartiger Flüssigkeit sowie Teer- und Blutstühle, auf eine gastrointestinale Blutung hinweisen. Bei den Zeichen einer akuten Blutung (frisches Blut im Magen) soll sofort endoskopiert werden. Ergibt sich kein Hinweis für eine akute Blutung, kann gegebenenfalls einige Stunden gewartet werden (z. B. Endoskopie am Morgen, wenn der Patient nachts eingeliefert wurde).

2.7.6. Kontraindikationen

Der hämorrhagische Schock stellt die einzige Kontraindikation zur Notfallendoskopie dar. Die Untersuchung kann dagegen ausnahmsweise auch in solchen Fällen erfolgen, in denen sich sonst wegen Gerinnungsstörungen die Durchführung einer endoskopischen Untersuchung verbieten würde. Auf die Entnahme von Biopsiepartikeln muß dann selbstverständlich verzichtet werden.

2.7.7. Komplikationen

Komplikationen sind auch bei der Notfallendoskopie selten. In Ausnahmefällen kann jedoch die Aktivierung einer Oesophagusvaricenblutung erfolgen. Wir selbst haben darüber hinaus in einem Fall von über 1000 durchgeführten Notfallendoskopien einen irreversiblen Herz- und Kreislaufstillstand erlebt, der durch einen während der Untersuchung aufgetretenen Herzinfarkt bedingt war.

Literaturverzeichnis

1. CLASSEN, M., RUPPIN, H., DEMLING, L.: Emergency endoscopy in the upper gastrointestinal tract. Stomach and Intestine (Jap. J.) *8*, 893 (1973)
2. COTTON, P. B., ROSENBERG, M. T., EALDRAM, R. P. L., AXON, A. T. R.: Early endoscopy of oesophagus, stomach, and duodenal bulb in patients with hematemesis and melaena. Brit. med. J. *1973 II*, 505
3. DEYHLE, P., BLUM, A., RUMAGALLI, I., NÜESCH, A. J., JENNY, S.: Notfallcoloskopie. Vortrag auf dem 5. Kongreß für Gastroenterologische Endoskopie der Deutschen Gesellschaft für gastroenterlogische Endoskopie. Erlangen, Oktober 1973
4. KOCH, H.: Akute Magendarmblutung. Fortschr. Med. 90, 1093 (1972).
5. PALMER, E. D.: The vigorous diagnostic approach to upper gastrointestinal tract hemorrhage. J. Amer. med. Ass. *207*, 1477 (1969)
6. STADELMANN, O., MIEDERER, S. E., KÄUFER, E.: Emergency endoscopy in cases of acute hemorrhage of the upper gastrointestinal tract. In: Urgent Endoscopy of Dig. and Abdominal Deseases, Karlsbad, 1971. Basel: Karger 1972

2.8. Therapeutische Endoskopie

P. Frühmorgen und M. Classen

Eine Operation ist als medizinischer Eingriff mit blutiger oder unblutiger Gewebedurchtrennung definiert. Demzufolge sind auch endoskopische Eingriffe mit diagnostischem Ziel, vor allem dann, wenn Biopsien entnommen werden, diesem Begriff unterzuordnen. Somit erscheint es nicht gerechtfertigt, den Begriff „operative Endoskopie" für jene Verfahren zu gebrauchen, die therapeutischen Zwecken dienen. Wir schlagen daher vor, bei diesen Methoden von therapeutischer Endoskopie [9] zu sprechen.

Einige der auf endoskopischem Wege möglichen therapeutischen Eingriffe (Tabelle 1) haben das Stadium der allgemeinen klinischen Anwendbarkeit noch nicht erreicht. Die Beschreibung soll sich daher auf jene Verfahren beschränken, die sich bereits bewährt haben und

Tabelle 1. Möglichkeiten der therapeutischen Endoskopie

Fremdkörperentfernung	
Polypektomie	
Fadenentfernung	
Papillotomie	
Steinextraktion	
Laser-Endoskopie	
Sklerosierung von Oesophagusvaricen	
Lithotripsie	
Bougierung von Stenosen	Oesophagus
	Choledochus
Injektionsbehandlung	Hämangiom
	Ulcus
Elektrocoagulation	
Elektroresektion inoperabler Malignome	
Gezielte Sondierung, Prothesen	

deren Techniken soweit ausgebaut werden konnten, daß eine routinemäßige Ausführung durch den geübten Endoskopiker möglich ist [4].

2.8.1. Instrumentarium

Vollflexible Fiberglasendoskope mit Vorausblickoptik, wie sie zur Untersuchung des entsprechenden Darmabschnittes benötigt werden (S. 71 u. 110). Für die endoskopische Papillotomie (EPT) wird, wie für die diagnostische ERCP (S. 93) ein Seitblickinstrument verwendet.

1. Fremdkörperentfernung: Faßzangen unterschiedlicher Ausführung sowie Schlingen und Haken (Firma Storz, Tuttlingen), welche über den Instrumentierkanal des Endoskopes in das Darmlumen einführbar sind (Abb. 1).

2. Polypektomie: Flexible Meß-Sonde (Firma ACMI, München), Hochfrequenz-Diathermieschlingen (Firma Storz, Tuttlingen), Polypengreifer, Faßzangen, Coagulationselektrode, Hochfrequenzchirurgiegerät (Firma Martin, Tuttlingen; Firma Erbe, Tübingen) (Abb. 2–4).

3. Fadendurchtrennung: Hochfrequenz-Diathermiesonde (Abb. 5)

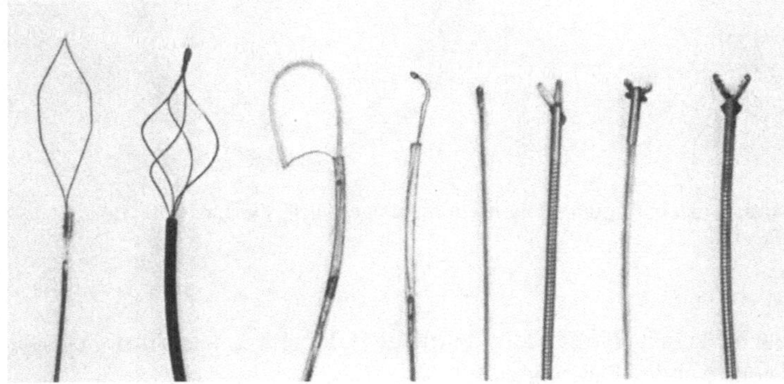

Abb. 1. Durch den Instrumentierkanal eines Endoskopes einführbare Hilfsinstrumente zur Fremdkörperentfernung und Polypektomie

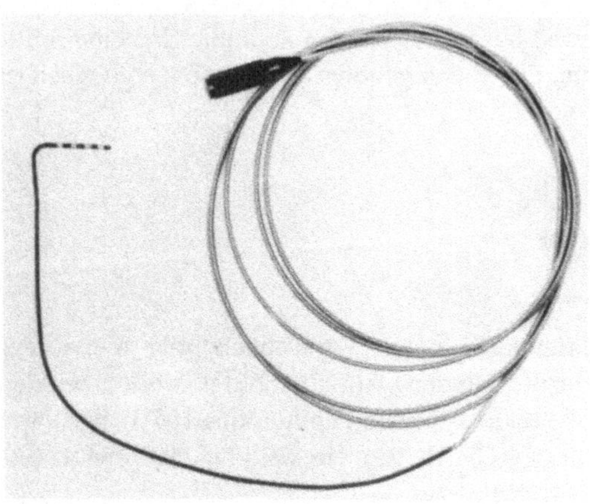

Abb. 2. Flexible Meß-Sonde (Fa. ACMI, München)

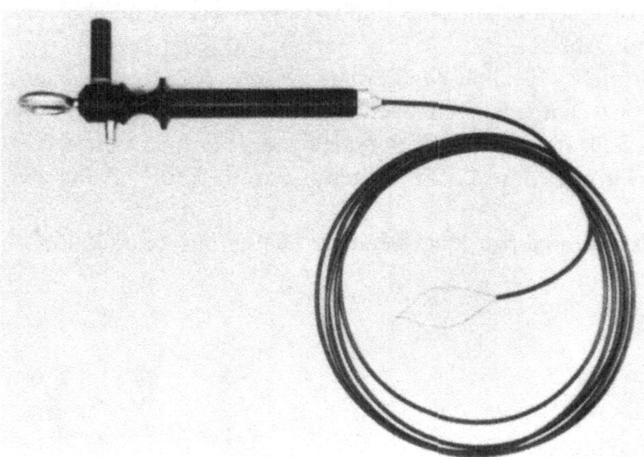

Abb. 3. Hochfrequenz-Diathermieschlinge nach Deyhle (Fa. Storz, Tuttlingen)

nach Classen (Firma Storz, Tuttlingen), Hochfrequenzchirurgiegerät, Biopsie- oder Faßzange.

4. Endoskopische Papillotomie (EPT): Papillotom nach Demling und Classen (Firma Storz, Tuttlingen) (Abb. 6), Papillotom nach

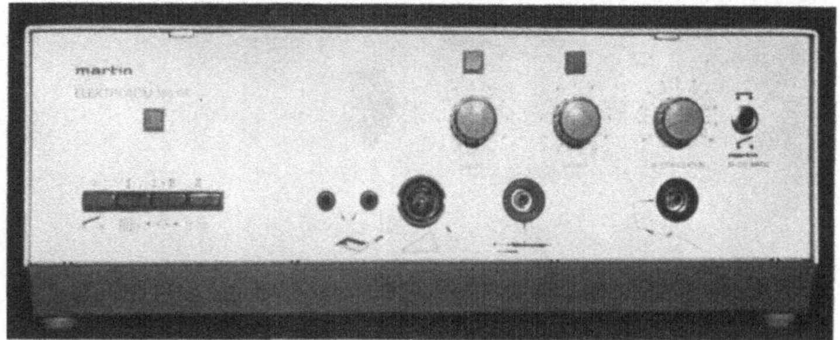

Abb. 4. Hochfrequenz-Chirurgiegerät: Elektrotom 170 RF (Fa. Martin, Tuttlingen)

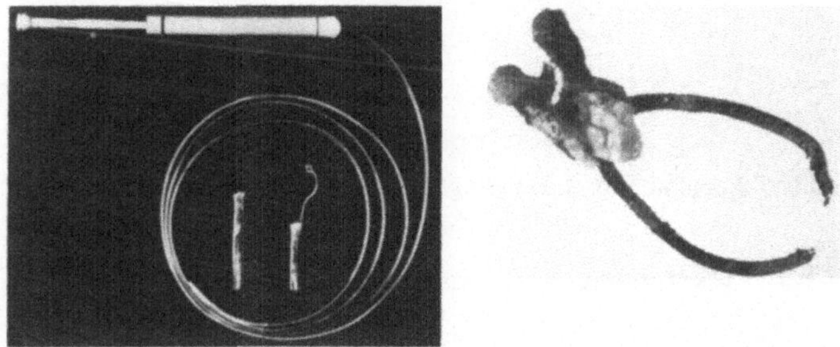

Abb. 5. Hochfrequenz-Diathermiesonde nach Classen (Fa. Storz, Tuttlingen)

Sohma (Firma Olympus, Hamburg), Dormia-Korb (Firma Storz, Tuttlingen; Firma Olympus, Hamburg), Hochfrequenzchirurgiegerät.

5. Lasercoagulation: Von den für Lichtcoagulationen blutender und potentiell blutender Läsionen im Gastrointestinaltrakt interessanten Energiequellen stehen derzeit der Argon-Ionen-Laser (Laser-Coagulator, Modell 770, Firma Spectra Physics) (Abb. 7) und der Neodym-YAG-Laser (Modell *mediLas*, Firma Messerschmitt-Bölkow-Blohm) (Abb. 8) über einen vollflexiblen Lichtleiter fiberendoskopisch zur Verfügung. Während der Argon-Ionen-Laser mit jedem handelsüblichen Endoskop einsetzbar ist, muß für den Einsatz des Neodym-YAG-Lasers ein eigens hierfür modifiziertes Endoskop erworben werden.

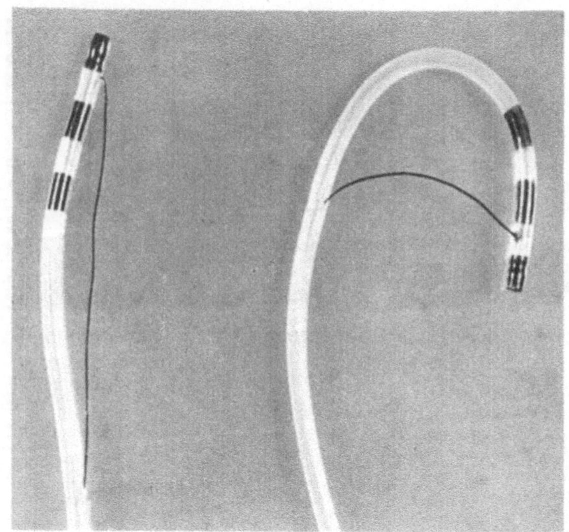

Abb. 6. Papillotom nach Demling und Classen (Fa. Storz, Tuttlingen)

2.8.2. Vorbereitung

Entsprechend der alleinigen endoskopischen Untersuchung (S. 72 u. 114) Allgemeinnarkose bei Kleinkindern und Geisteskranken. Bei schattengebenden Fremdkörpern sollte unmittelbar vor deren Extraktion eine Röntgenkontrolle durchgeführt werden, da diese häufig ihre Position verändern oder zwischenzeitlich per vias naturales abgegangen sind. Die Vorbereitung zu einer Lasercoagulation blutender Läsionen entspricht jener der Notfall-Endoskopie (S. 136).

2.8.3. Nachsorge

24stündige stationäre Nachbeobachtung, wobei die Einzelsituation zu beachten ist. Bei der EPT und der Lasercoagulation 48 Stunden oder länger.

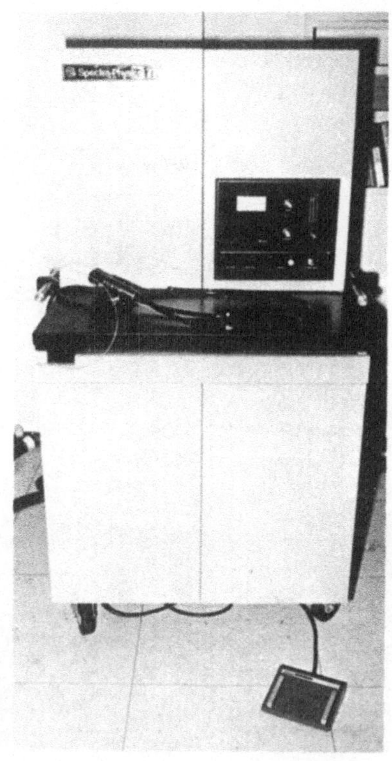

Abb. 7. Argon-Lasercoagulator (Modell 770, Spectra-Physics, Darmstadt)

2.8.4. Technik

2.8.4.1. Fremdkörperentfernung: Das Prinzip der fiberendoskopischen Entfernung von nicht passagefähigen Fremdkörpern aus dem Magen-Darm-Trakt [23, 26, 27] besteht in der peroralen oder peranalen Extraktion bzw. Mobilisation über physiologische oder pathologische Engen hinweg (Tabelle 2).
Da 80–90% aller Fremdkörper den Magen-Darm-Trakt per vias naturales verlassen [24], sollte man zunächst einen konservativen Versuch unternehmen (8–14 Tage). Spitze oder scharfkantige Fremd-

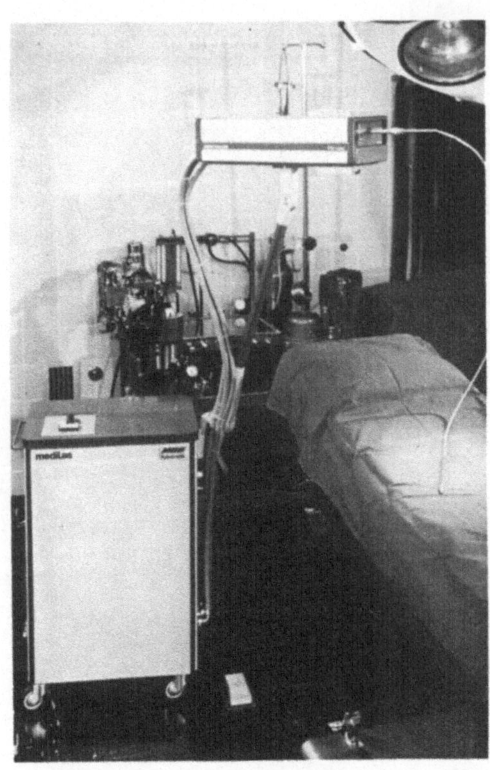

Abb. 8. Neodym-YAG-Lasercoagulator (Modell mediLas, Fa. Messerschmitt-Bölkow-Blohm, München)

körper müssen, solche mit einem Durchmesser von über 2 cm oder einer Länge von über 5 cm sollten sofort extrahiert werden, da erstere eine Perforationsgefahr darstellen [24] und letztere den Pylorus erfahrungsgemäß nicht passieren. Kleine Gegenstände sind mit der normalen Biopsiezange, Münzen zweckmäßigerweise mit einer modifizierten Jackson-Zange (gezahnte Greifelemente) und größere Fremdkörper schließlich mit einer Schlinge, wie sie bei der Polypenabtragung Verwendung findet, zu fassen. Die Extraktion erfolgt gemeinsam mit dem Endoskop unter Sicht. Für die Bergung scharfkantiger Fremdkörper, wie z. B. Rasierklingen, kann zuvor über das Endoskop ein Kunststofftubus eingeführt werden, der nach Fassen des

Tabelle 2. Fiberendoskopische Behandlung von Fremdkörpern (n = 86)

I. Mobilisation oder Extraktion (Oesophagus)	
Pflaumenkern	2
Cellulax-Bolus	1
Speise-Bolus	5
II. Extraktion (Magen, Duodenum, Choledochus)	
Münzen	28
Haarklammer	1
Spitze einer Magensonde	1
Dünndarmbiopsiesonde	1
Draht (15 cm)	1
T-Drain	1
Polypektomieschlinge	1
Kaffeelöffel	3
Ringe	2
Nahrungsmittelreste	8
Glaskugel	1
Nahtmaterial	19
Nägel	6
Batterie	1
Uhr	1
III. Extraktion (Colon)	
Darmrohr	1
Transintestinale Sonde	1
Nahtmaterial	1

Fremdkörpers über die Endoskopspitze hinaus vorgeschoben wird, so daß die Extraktion unter dessen Schutz erfolgen kann. Tricho- und Phytobezoare [21] oder inpaktierte Speiseboli lassen sich mit der Biopsiezange fragmentieren und anschließend mobilisieren.

2.8.4.2. Polypektomie: Die endoskopische Abtragung polypoider Läsionen mit der Hochfrequenz-Diathermieschlinge [2, 5, 7, 10, 11, 12, 30] muß als Methode der Wahl angesehen werden (Tabellen 3 u. 4).

Hochfrequente Ströme [28] um 1,7 MHz führen, ohne die Gefahr einer Nervenreizung oder des Elektroschocks, zu einer lokalen Temperaturerhöhung (Nernstsches Gesetz) und dadurch zur Abtragung der Läsion durch Schneiden (Röhrenstrom) und Verschorfung (Funkenstreckenstrom). Die handelsüblichen Geräte gestatten ein Mischen beider Stromarten, wobei sich das Verhältnis 1:1, besser je-

doch reiner Funkenstreckenstrom, bewährt hat. Der verwendete Strom ist sinusförmig und hat eine Leerlaufspannung von 500–700 Volt. Da der Stromdurchgang durch die ausgetrockneten Zellreste während der Abtragung sich stark reduziert, wird die Gefahr der thermischen Schädigung tiefer Wandschichten verringert. Patienten mit implantierten Herzschrittmachern sollten wegen der Interferenzgefahr einer Polypektomie mit Hochfrequenz-Diathermieströmen nicht zugeführt werden [23].
Die Einstellung der optimalen HF-Leistung muß situationsgerecht sein und bedarf einer größeren Erfahrung. Anfangs empfiehlt es sich mit einer kleinen Leistung (z. B. Stufe 3 der Geräte Erbotom T 175, Firma Erbe bzw. Elektrotom 170 RF, Firma Martin) und kurzzeitigen Impulsen zu beginnen, um dann unter ständiger Beobachtung der Wirkung die Leistung evtl. langsam zu steigern, bis die Abtragung erfolgt ist. Die Stufeneinstellung am HF-Chirurgiegerät sagt über die tatsächlich abgegebene Leistung im Bereich der Schlinge wenig aus, da diese eine nichtlineare Funktion darstellt und von dem Fabrikat wie dem wechselnden Widerstand im Bereich der Abtragungsstelle abhängig ist.
Nachdem Form und Größe des Polypen bekannt sind, wird die ausgefahrene Schlinge über dessen Kuppe bis zur Basis geführt und vorsichtig soweit eingefahren, bis die Polypenkuppe eine livide Verfärbung zeigt. Unter gleichzeitiger Coagulation wird die Schlinge weiter eingezogen und der Polyp selbst während der Abtragung lumenwärts luxiert, um eine thermische Schädigung tieferer Wandschichten sowie der Schleimhaut hinter dem Polypen zu vermeiden (Abb. 9).
Die Bergung des abgetragenen Polypen erfolgt mit einer Biopsiezange, einem Polypengreifer oder durch Aspiration, während die Größenbestimmung der polypoiden Läsion nach der Bergung oder

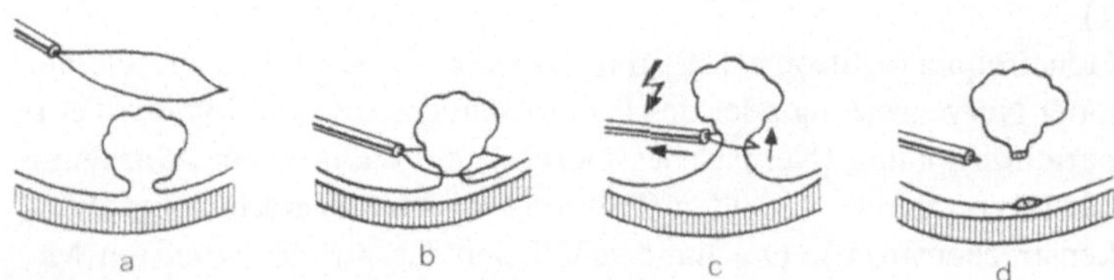

Abb. 9. Technik der Polypektomie

vor deren Abtragung mit einer an der Spitze graduierten Meßsonde durchgeführt werden kann. Auf diese Weise ist auch die Abtragung mehrerer Polypen in einer Sitzung möglich. Polypen des oberen Verdauungstraktes im präpylorischen Antrum und Dünndarm sollten zweckmäßigerweise vor der Abtragung biopsiert werden, da deren Bergung in seltenen Fällen mißlingen kann.

Beachte:

a) Neutrale Elektrode dicht an der Abtragungsstelle (Oberschenkel) mit gutem und breitflächigem Kontakt zur Haut anbringen.

Tabelle 3. Histologische Befunde ektomierter Polypen im oberen Verdauungstrakt (n = 249)

Hyperplasiogene Polypen	150
Hyperplastische Polypen	26
Adenome	2
Peutz-Jeghers-Polyp	16
Cronkhite-Canada-Polyp	1
Carcinome	10
Lipom	1
Ektopes Pankreas	8
Hämangiom	3
Neurinom/Neurofibrom	6
Borderline lesion	3
Pseudopolyp in Billroth II	5
Polypoide oder normale Schleimhaut	18

Tabelle 4. Histologische Befunde ektomierter Polypen im unteren Verdauungstrakt (n = 438)

Adenome	
a) Polypöses Adenom	287
b) Papilläres Adenom	12
c) Villöses Papillom	9
d) Adenom plus schwere Zellatypie	17
Hyperplastische Polypen	68
Carcinome	8
Cronkhite-Canada-Polyp	1
Peutz-Jeghers-Polyp	27
Pseudopolypen	5
Carcinoid	1
Juveniler Polyp	1
Lipom	1
Angiofibrom	1

b) Keinen HF-Strom einschalten, solange die Schlinge Metallteile des Endoskopes oder die Darmwand berührt.

2.8.4.3. Fadenentfernung: Sero-musculäre Nähte aus nicht resorbierbarem Nahtmaterial (Seide, Mersilene) werden in etwa 10% aller Untersuchten postoperativ im Darmlumen angetroffen und können in ca. 1% Ursache von Fadenulcera mit ulcusähnlichen Schmerzen und Sickerblutungen werden [16, 27, 29]. Wenn es nicht gelingt, dieses Nahtmaterial, so es Beschwerden verursacht, mit der Biopsiezange zu extrahieren (Gefahr der Einengung von Anastomosen bei fortlaufenden Nähten), dann können diese Fäden mit der speziellen HF-Sonde durchtrennt und sodann mit der Zange entfernt werden [6].

2.8.4.4. Endoskopische Papillotomie: Nach Feststellung einer Papillenstenose oder von abflußbehindernden Stenosen im Gallengang im Rahmen der diagnostischen ERCP kann unmittelbar anschließend das Papillotom transpapillär in den Gallengang eingeführt werden [7, 17, 18, 31]. Position und Schnittrichtung des Papillotoms werden endoskopisch und durch Kontrastmittelapplikation radiologisch überprüft. Die ungewollte und ungezielte Einführung des Messers in den Pankreasgang und die Incision können deletäre Folgen haben. Nunmehr wird mit HF-Strom das Papillendach bis an den Übergang in die Duodenalwand oder weiter inzidiert. Die Schnittlänge richtet sich nach der Art und Größe des cholestaseinduzierenden Hindernisses (Tumorausbreitung, Steingröße). Für die Einstellung der optimalen HF-Leistung gilt sinngemäß das auf S. 147 Gesagte. Man beginnt mit einer kleinen Leistung (Mischstrom: Stufe 4 schneiden, Stufe 2 Coagulieren) und kurzzeitigen Impulsen und paßt beides der aktuellen Situation an. Zu hohe Leistung und kontinuierliche Impulsgabe bewirken, daß der Schneidevorgang in Sekundenschnelle erfolgt. Die Schnittlänge kann dabei nicht maßgeschneidert werden. Lange Incisionen in der Duodenalwand sind wegen des unberechenbaren Verlaufes der A. retroduodenalis gefährlich. – Gallengangssteine gehen nach EPT in ca. 70% der Fälle ab, die übrigen werden mit dem Dormia-Korb auf endoskopischem Wege transpapillär extrahiert.

2.8.4.5. Lasercoagulation: Die berührungslose Lichtcoagulation blutender oder potentiell blutender Läsionen [14, 15, 19, 20] erfolgt

während bzw. unmittelbar im Anschluß an die diagnostische Endoskopie bei einer Expositionszeit von wenigen Sekunden unter visueller Kontrolle, wobei ein Filter das Auge des Untersuchers schützt. Die perfekte Beherrschung der Technik ist insbesondere beim Einsatz des Neodym-YAG-Lasercoagulators wegen der größeren Perforationsgefahr unabdingbar.
Die Eindringtiefe in das Gewebe und damit die Coagulationstiefe ist von der Wellenlänge des Laserlichtes, der vorwählbaren Laserleistung, der Expositionszeit und der zu coagulierenden Läsion abhängig. Dabei ist im Vergleich der Lasersysteme zu beachten, daß bei Verwendung des Neodym-YAG-Lasers zur Erzielung gleicher Coagulationen eine 4- bis 5fach höhere Leistung als beim Argon-Laser einzusetzen ist. Die im Coagulator verfügbare Ausgangsleistung beträgt bei einem Transmissionsverlust des Systemes von 10–20% zehn bzw. 15 Watt beim Argonlaser und 60 bis maximal 100 Watt beim Neodym-YAG-Laser. Die weitgehend selektive Absorption des Argon-Lichtes im roten Bereich (Blut, blutführende Gefäße) lassen ihn im Vergleich zum Neodym-YAG-Laser besonders geeignet erscheinen. Dies erfolgt jedoch nur unter der Voraussetzung, daß das die zu coagulierende Läsion bedeckende Blut durch den in den Argon-Lasercoagulator serienmäßig integrierten und koaxial zum Lichtstrahl austretenden Gasstrom zur Seite geblasen wird.

2.8.5. Indikationen

1. Fremdkörperentfernung: Fremdkörper, die wegen ihrer Form und Größe den Magen-Darm-Trakt auf natürlichem Wege nicht verlassen können.
2. Polypektomie: Alle polypoiden Läsionen müssen aus diagnostischen Gründen (repräsentatives Material) entfernt werden.
3. Fadendurchtrennung: Fadenulcus, Sickerblutung im Bereich des Stichkanales.
4. Endoskopische Papillotomie: Stenose der Papilla Vateri, Choledocholithiasis beim chirurgischen Risikopatienten.

5. Lasercoagulation: Die klinische Anwendung ist zunächst auf blutende und nichtblutende Gefäßmißbildungen, blutende Erosionen, Ulcera und Varicen, artefizielle Blutungen nach Rugektomie oder Polypektomie sowie auf blutende inoperable Tumoren beschränkt. Diffuse Blutungen, wie sie beispielsweise im Rahmen einer Colitis ulcerosa auftreten, stellen bislang keine Indikation zu einer Lichtcoagulation dar.
Eine definitive Stellungnahme zur Wertigkeit dieser nicht gerade billigen (80000 bis 100000,— DM) und relativ immobilen (Wasser- und Drehstromanschluß) Methode ist jedoch derzeit noch nicht möglich.

2.8.6. Kontraindikationen

Entsprechend der jeweiligen endoskopischen Untersuchung (S. 81 u. 123), wobei die hämorrhagische Diathese im Vordergrund steht.

2.8.7. Komplikationen

2.8.7.1. Polypektomie

Blutung: Bei ungenügender Coagulation der Polypenbasis sowie bei mechanischer Abtragung ohne Hochfrequenz-Diathermiestrom möglich. Geringe Nachblutungen kommen spontan zum Stillstand, sollten jedoch beobachtet werden. Vorsichtige Elektro- bzw. Lichtcoagulation oder chirurgische Blutstillung, falls die Blutung spontan nicht zum Stehen kommt. Bei langgestielten Polypen kann eine 2–3 mm dicke Manschette belassen werden, die bei einer Blutung ein erneutes Nachfassen mit der Hochfrequenz-Diathermieschlinge ermöglicht.
Das Risiko einer schweren Blutung wird bei einer Umfrage (BRD/USA) unter 8300 Polypektomien mit 1,6% angegeben.

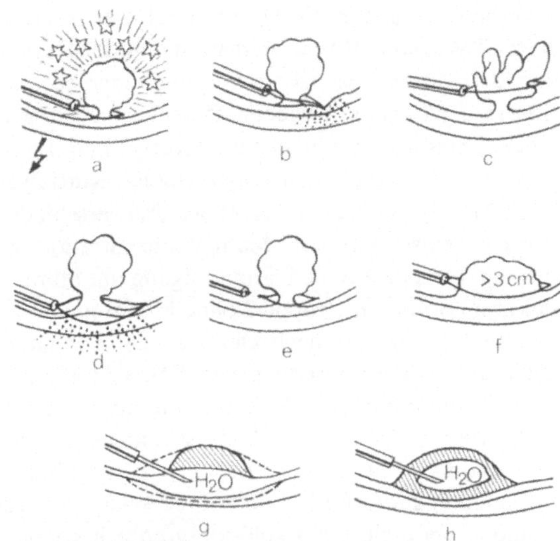

Abb. 10a–h. Mögliche Komplikationen der Polypektome

Perforation: Gefahr besteht bei Polypen mit einer Basis von über 3 cm Durchmesser sowie in jenen Fällen, wo tiefere Wandschichten durch die Schlinge miterfaßt werden (Abb. 10d, f).
Die zur Wärmeisolation angegebene *Instillation von Kochsalzlösung* unter den Polypen [8] kann nicht empfohlen werden, da hierdurch die Basis des Polypen weiter verbreitert und somit die Abtragung erschwert wird. Darüberhinaus ist die Anlage eines Wasserdepots inmitten der polypoiden Läsion nicht immer zu vermeiden, was jedoch bei einer Abtragung des Polypen in der Ebene dieses Wasserkissens die Gefahr der nur teilweisen Entfernung birgt und somit das sichere Rezidiv erwartet werden kann (Abb. 10g, h).
Das Risiko einer Perforation liegt bei der erwähnten Umfrage unter 8300 Polypektomien bei 0,3%.

Gasexplosion: Da während der Anwendung von HF-Strom bei hoher Spannung eine Funkenbildung im Bereich der aktiven Elektrode nicht sicher ausgeschlossen werden kann, ist bei Anwesenheit eines explosiblen Gases eine Explosion denkbar (Abb. 10a). Von den auf-

genommenen und im Gastrointestinaltrakt produzierten Gasen sind speziell Wasserstoff und Methan, die in der Regel nur im Dickdarm gebildet werden, bei Überschreitung einer bestimmten Konzentration in der Lage, mit Sauerstoff explosible Gasgemische zu bilden. Über Explosionen bei elektrochirurgischen Eingriffen im Colon, z. B. der endoskopischen Polypektomie, wurde vereinzelt berichtet [1, 3, 21, 24]. Wir haben daher nach drei verschiedenen Vorbereitungen die Wasserstoff- und Methankonzentration im Darmlumen gemessen. Gruppe 1 ohne Darmreinigung mit Stimulation der Gasproduktion (Bohnen), Gruppe 2 ohne Darmreinigung und ohne Gasstimulation, Gruppe 3 nach Darmreinigung (Diät, Magnesiumsulfat, Einläufe). Die Bestimmung von Wasserstoff und Methan erfolgte gaschromatographisch. Der explosible Bereich der beiden untersuchten Gase wird, wie eigene Untersuchungen zeigten, bei einer Konzentration von ca. 4 Volumen% erreicht. Während die Gaskonzentrationen in der Gruppe 3 unter 0,01‰ lagen, wurden in der Gruppe 1 und 2 oberhalb der Explosionsgrenze liegende Werte gemessen. Die Untersuchungsbefunde machen deutlich, daß nach einer sorgfältigen Darmreinigung ohne nahrungsbedingte Stimulation der Darmgasbildung bei elektrochirurgischen Eingriffen am Dickdarm keine Explosionsgefahr zu erwarten ist [13]. Eine unterlassene Darmreinigung oder eine Stimulation der Darmgasbildung (Anstieg der Konzentrationen von Wasserstoff und Methan) birgt jedoch die Gefahr der Entstehung eines explosiblen Gasgemisches.
Unter der Voraussetzung eines gut gereinigten Darmes verzichten wir während elektrochirurgischer Eingriffe auf eine Schutzgas-Insufflation.

Abbruch der Schlinge im Bereich der Lötstelle: Dies ist bei einem Materialfehler oder unsachgemäßer Technik möglich. Der Polyp sollte sodann mit einer neuen Schlinge abgetragen und gemeinsam mit dem abgebrochenen Schlingenrest geborgen werden (Abb. 10e).

Eine nur *teilweise Abtragung* des Polypen, wie sie insbesondere bei mehrfach gelappten Formen möglich ist, sowie *Verbrennungen* der Schleimhaut durch die Schlingenspitze im nicht sichtbaren Bereich hinter dem Polypen sind bei ausreichender Sorgfalt vermeidbar (Abb. 10b, c).

2.8.7.2. Endoskopische Papillotomie: In etwa 8% der Fälle ist nach EPT mit Komplikationen zu rechnen. Hierzu gehören die akute Blutung und die Cholangitis – zumeist als Folge einer Steininkarzeration in der Papilla Vateri. In der Regel machen sich die Komplikationen innerhalb von 24 Stunden nach dem Eingriff bemerkbar. Die Mortalitätsquote beträgt in einer Sammelstatistik aus aller Welt 0,9%.

2.8.7.3. Lasercoagulation: Als Komplikationen sind die Perforation oder die Verstärkung einer Blutung durch Gefäßruptur denkbar. Da der Laser zur Zeit nur an wenigen Zentren von mit der Methodik bestens vertrauten Untersuchern routinemäßig eingesetzt wird, sind die Erfahrungen limitiert und die Komplikationsdichte sicher nicht repräsentativ für einen breiten klinischen Einsatz. Während die Erlanger Arbeitsgruppe [14, 15] mit dem Argon-Laser unter 271 Coagulationen dreimal erfolglos war und keine Komplikationen hatte, berichtet die Münchener Arbeitsgruppe [19, 2o] bei 204 Coagulationen blutender Läsionen über 35 (17%) Rezidivblutungen und 2 (1%) Perforationen.

Literatur

1. Becker, G. L.: Prevention of gas explosions in the large bowel during electro-surgery. Surg. Gynec. Obstet. *97*, 463 (1953)
2. Blackwood, W. D., Silvis, S. E.: Gastroscopic Flextrosurgery. Gastroenterology *3*, 305 (1971)
3. Carter, H. G.: Explosion in the colon during electrodesiccation of polyps. Amer. J. Surg. *84*, 515 (1952)
4. Classen, M., Frühmorgen, P.: Operative Endoscopy in the Gastrointestinal Tract. Acta hepato-gastroent. *19*, 124 (1972)
5. Classen, M., Zeus, J., Demling, L.: Endoskopische Polypektomie im oberen Verdauungstrakt. Leber Magen Darm *3*, 163 (1973)
6. Classen, M., Rösch, W., Frühmorgen, P., Seuberth, K., Demling, L.: Operative endoscopy: A diathermy-hook for cutting of non-absorbable material. Endoscopy *6*, 42 (1974)
7. Deyhle, P., Seuberth, K., Jenny, S., Demling, L.: Endoscopic polypectomy in the proximal colon. Endoscopy *2*, 103 (1971)
8. Deyhle, P., Largiader, F., Jenny, S., Fumagalli, I.: A Method for En-

doscopic Electroresection of sessile Colonic polypes. Endoscopy *5*, 38 (1973)

9. Frühmorgen, P., Classen, M.: Endoscopia terapeutica en el estomago. Cuadernos Clinicos de los Hospitales de la Cruz Roja de España *1*, 16 (1972)
10. Frühmorgen, P., Zeus, J., Demling, L.: Endoskopisch-operative Behandlung polypoider Läsionen des Dickdarms. Leber Magen Darm *3*, 166 (1973)
11. Frühmorgen, P.: Operative Endoskopie im Kolon. Fortschr. Med. *16*, 685 (1973)
12. Frühmorgen, P., Demling, L.: Koloskopische Polypektomie. Dtsch. med. Wschr. *98*, 1455 (1973)
13. Frühmorgen, P., Joachim, G.: Gas Chromatographic Analyses of Intestinal Gas to Clarify the Question of Inert Gas Insufflation in Electrosurgical Endoscopy. Endoscopy *8*, 133 (1976)
14. Frühmorgen, P., Bodem, F., Reidenbach, H. D., Kaduk, B., Demling, L.: Endoscopic laser coagulation of bleeding gastrointestinal lesions with report of the first therapeutic application in man. Gastrointestinal Endoscopy *2*, 139 (1977)
15. Frühmorgen, P., Bodem, F., Reidenbach, H. D., Kaduk, B., Demling, L.: Endoscopic photocoagulation by laser irradiation in the gastrointestinal tract of man. Acta hepato-gastroent. *25*, 1 (1978)
16. Gear, M. W. L., Dowling, B. L.: Suture – line ulcer after gastric surgery caused by non-absorbable suture material. Brit. J. Surg. *57*, 356 (1970)
17. Kawai, K., Nakaima, M., Kimoto, K., Sugawara, K., Fukumoto, K.: Endoscopic Sphincterotomy of the ampulla of Vater. Endoscopy *7*, 30 (1975)
18. Koch, H., Rösch, W., Schaffner, O., Demling, L.: Endoscopic papillotomy. Gastroenterology *73*, 1393 (1977)
19. Kiefhaber, P., Nath, G., Moritz, K., Kreitmair, A.: Der Einsatz des Neodym-YAG-Lasers bei der endoskopischen Blutstillung im Rahmen der Notfallendoskopie. In: Fortschritte der gastroenterologischen Endoskopie. Lindner, H., Hrsg. Bd. *8*, S. 226. Baden-Baden: Witzstrock 1977
20. Kiefhaber, P.: Neodym-YAG-Laser. In: Operative Endoscopy. In Vorbereitung
21. Levy, E. I.: Explosions during lower bowel electrosurgery. Amer. J. Surg. *88*, 754 (1954)
22. Lukash, W. M., Fornes, M. F., Johnson, R. B.: Gastric bezoars. Gastroenterology *58*, 1070 (1970)
23. Mauser, R.: Störeinflüsse auf Herzschrittmacher durch Elektrochirurgiegeräte. Elektronik *20*, 199 (1971)
24. Moutier, M. F.: Un nouveau cas d'explosion intrarectale au cours d'une electrocoagulation. Arch. Mal. Appar. dig. *35*, 240 (1946)
25. Perelman, H.: Toothpick perforation of the gastrointestinal tract. J. abdom. Surg. *4*, 51 (1962)

26. Rösch, W., Classen, M.: Fiberendoscopic foreign body removal from the upper GI-tract. Endoscopy *4*, 193 (1972)
27. Rösch, W., Classen, M.: Fiberendoskopische Entfernung von Fremdkörpern aus dem Verdauungstrakt. Leber Magen Darm *3*, 169 (1973)
28. v. Seemann, V.: Allgemeine und spezielle Elektrochirurgie. Berlin: Springer 1932
29. Small, W. P., Smith, A. N., Ruckley, C. V., Falconer, C. W. A., Sircus, W., McManus, J. P. A., Bruce, Sir J.: The continuing problem of jejunal ulcer. Amer. J. Surg. *121*, 541 (1971)
30. Tsuneoka, K., Uchida, T.: Endoscopic polypectomy of the stomach. Gastrointestinal Endoscopy *11*, 183 (1970)
31. Zimmon, D. S., Falkenstein, D. B., Kessler, R. E.: Endoscopic papillotomy for choledocholithiasis. New Engl. J. Med. *293*, 1181 (1975)

2.9. Blinde Aspirationsbiopsie

W. Rösch

Die blinde Aspirationsbiopsie, noch vor wenigen Jahren eine der wichtigsten Untersuchungsmethoden in der morphologischen Diagnostik, hat mit der Einführung der vollflexiblen Glasfaserinstrumente zunehmend an Bedeutung verloren und muß in der Magendiagnostik fast schon als historische Methode ohne wesentliche klinische Relevanz eingestuft werden. Während die blinde Oesophagobiopsie nie eine weite Verbreitung erlangt hat, stellt die Dünndarmbiopsie aus Partien jenseits des Treitzschen Bandes immer noch die wichtigste Untersuchung bei Verdacht auf ein Malabsorptionssyndrom dar.

2.9.1. Instrumentarium

Von den im Handel befindlichen Saugbiopsiesonden zur Aspirationsbiopsie aus Oesophagus und Magen hat die von HENNING und HEINKEL entwickelte Sonde die weiteste Verbreitung gefunden (Abb. 1, 2). Zur Biopsie aus dem Antrum unter röntgenologischer Kontrolle wurde von HEINKEL eine spezielle Sonde entwickelt, deren Spitze besonders flexibel ist. Allen Biopsiesonden gemeinsam ist ein Sondenkopf, in dem sich ein Ringmesser in einem Hohlzylinder hin und her bewegen läßt und mit dem die angesaugte Magenschleimhaut abgetrennt wird. Die Größe der gewonnenen Partikel ist von der Öffnung im Sondenkopf abhängig, die leider in den letzten Jahren immer kleiner geworden ist.
Für die Dünndarmbiopsie stehen Sonden zur Verfügung, mit der multiple Biopsien möglich sind (RUBIN-Sonde), wobei der eine Kanal

der doppelläufigen Sonde für die hydraulische Betätigung des Messers, der andere zum Herausspülen des Partikels gedacht ist. Die Sonde hat den Nachteil, daß es relativ lange dauert, bis sie in die gewünschte Position gewandert ist. Wir führen unsere Dünndarmbiopsien mit einer modifizierten WATSON-CAMUS-Sonde (WATSON-CLASSEN-Sonde der Fa. Storz) durch, die innerhalb weniger Minuten in den Dünndarm plaziert werden kann (Abb. 3). Bei dieser Sonde wird das Schneidemesser durch eine Feder gespannt und in einem Haltezapfen fixiert, aus dem es im Darm durch einen Unterdruck von etwa 350 mm Hg gelöst wird und das gewünschte Partikel abtrennt. Nach dem Schneidevorgang muß die Sonde extrahiert werden, was besonders nachteilig ist, wenn keine Schleimhaut gefaßt wurde.

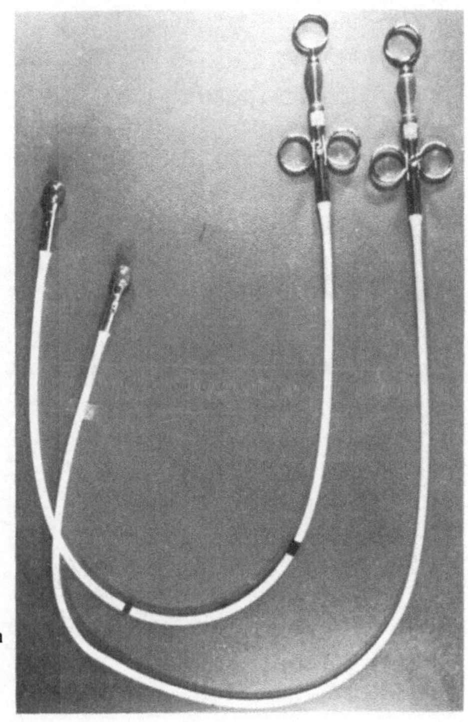

Abb. 1. Saugbiopsiesonden für die Magendiagnostik nach HENNING und HEINKEL

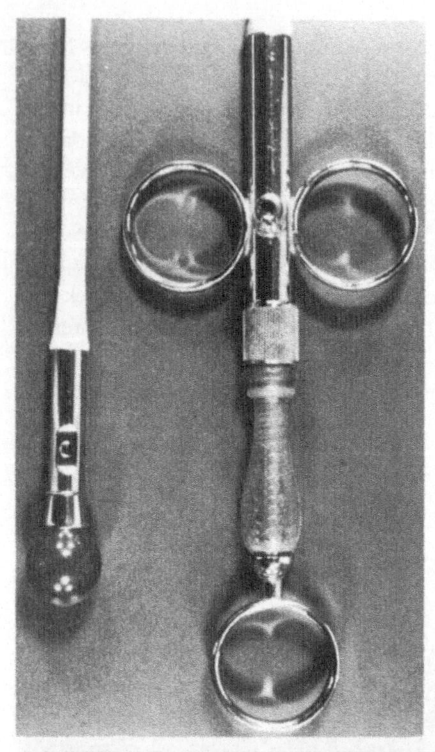

Abb. 2. Ausschnitt-Vergrößerung Abb. 1

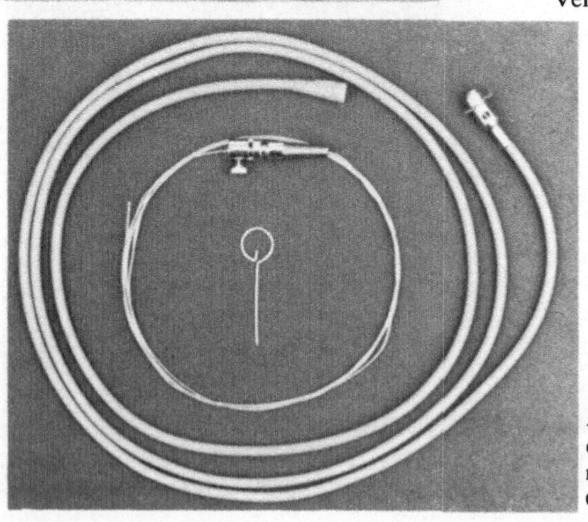

Abb. 3. Dünndarmbiopsiesonde nach WATSON-CLASSEN

2.9.2. Vorbereitung

Eine besondere Vorbereitung ist bei der Aspirationsbiopsie nicht nötig. Der Patient sollte nüchtern sein. Bei einer Magenausgangsstenose können Nahrungsreste die Biopsieöffnung verstopfen. Eine Prämedikation ist nicht erforderlich, auf eine Rachenanaesthesie kann vielfach verzichtet werden.
Grundvoraussetzung für die Aspirationsbiopsie ist ein normaler Gerinnungsstatus (Prothrombin, partielle Thromboplastinzeit, Thrombocyten), da bei der Abtrennung der nicht selten 5 × 5 mm großen Partikel doch kleinere Blutungen auftreten können. Wenn bei der Magenblindbiopsie auf eine röntgenologische Lagekontrolle verzichtet wird, sollte vor der Untersuchung eine Oesophaguspassage zum Ausschluß größerer Divertikel vorgenommen werden.

2.9.3. Nachsorge

Eine spezielle Nachsorge ist bei Aspirationsbiopsien nicht erforderlich, doch empfiehlt es sich, den Patienten über die Möglichkeit einer Nachblutung aufzuklären. Bei Bluterbrechen oder Teerstühlen nach ambulant durchgeführter Saugbiopsie sollte sich der Patient unverzüglich bei seinem behandelnden Arzt einfinden. Vielerorts wird von dem Patienten ein schriftlicher Konsens für die geplante Untersuchung verlangt, in dem er gleichzeitig über mögliche Komplikationen und sich daraus ableitende therapeutische Maßnahmen informiert wird.

2.9.4. Technik

Bei der *blinden Oesophagobiopsie* wird im terminalen Oesophagus biopsiert, wobei die Sonde bis in eine Entfernung von 30–38 cm von der oberen Zahnreihe vorgeschoben wird. Ein optimales Biopsiepartikel, das Schleimhaut und Muscularis mucosae umfaßt, wird bei einem Aspirationssog von 250 mm Hg in 3 bis 5 sec gewonnen. Es weist eine durchschnittliche Dicke von 0,45 mm auf. Durch Drehung des Sondenkopfes können mehrere Partikel gewonnen werden, was sich immer empfiehlt, da nicht jeder Schneidevorgang erfolgreich verläuft.

Bei der *Magenbiopsie* wird die Sonde 45 bis 50 cm tief eingeführt, wobei es ratsam erscheint, aus dem Bereich der großen Curvatur Gewebe der Corpusschleimhaut zu entnehmen. Die Schneideöffnung im Sondenkopf und das Ansatzstück für die Aspiration liegen in einer Ebene, so daß man sich auch ohne Röntgenkontrolle über die Lage des Sondenkopfes im Magen orientieren kann. Der erforderliche Unterdruck läßt sich mit jeder Rekordspritze, am besten jedoch mit einer Vakuumpumpe mit angeschlossenem Manometer erzeugen. Ein Sog von 350 bis 400 mm Hg für 3 bis 5 sec genügt; die Partikel sind durchschnittlich 0,7 bis 1 mm dick. Bei einer Aspirationsbiopsie aus dem Antrum muß die Sondenlage röntgenologisch kontrolliert werden.

Für die Durchführung einer *Dünndarmbiopsie* ist eine Röntgenkontrolle der Sondenposition in 2 Ebenen unerläßlich (Abb. 4). Die WATSON-CLASSEN-Sonde läßt sich durch einen Drahtmandrin versteifen, so daß sie, ohne sich im Magen aufzurollen, bis unmittelbar präpylorisch geschoben werden kann. Dann wird der Mandrin etwas zurückgezogen und die Sonde aktiv bis ins Duodenum vorgeschoben (Abb. 5). Anschließend kann der Mandrin entfernt werden. Wenn sich die Kapsel in der gewünschten Position befindet, wird mit einem Unterdruck von 350 bis 400 mm Hg aspiriert, wobei sich der auf einem Stuhl sitzende Patient mit seinem Oberkörper weit nach vorne beugt.

Das gewonnene Biopsiepartikel wird zunächst lupenmikroskopisch untersucht. Finger-, zungen- und leistenförmige Zotten sind im Duodenum und oberen Jejunum normalerweise anzutreffen, wobei die Zottenhöhe 200 bis 700 μ betragen soll. Abgeflachte Villi mit hirnrindenartiger Kontur werden als „convoluted mucosa", oder partielle Zottenatrophie interpretiert. Bei totalem Zottenverlust spricht man von einer „flat mucosa". Der stereoskopischen Betrachtung des Partikels mit 10–20facher Vergrößerung muß eine histologische Aufarbeitung folgen.

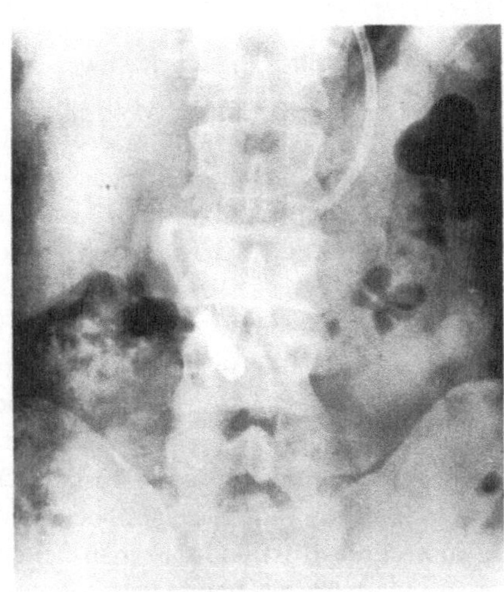

Abb. 4. Position der Biopsiekapsel im Duodenum

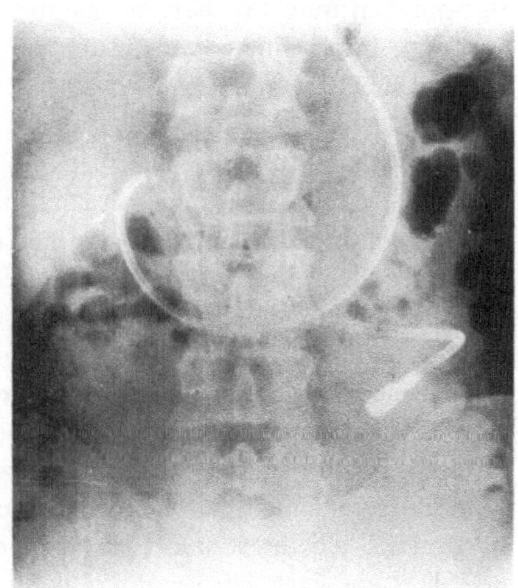

Abb. 5. Position der Biopsiekapsel jenseits des Treitzschen Bands

2.9.5. Indikationen

Die blinde Oesophagobiopsie hat in die klinische Routine noch keinen Eingang finden können, nicht zuletzt deshalb, weil korrelierende Untersuchungen keine Übereinstimmung zwischen klinischer Symptomatik und histologisch nachweisbarer Oesophagitis ergeben haben [4]. Neuere Untersuchungen machen es jedoch wahrscheinlich, daß sich mit dieser Methode Frühveränderungen der Oesophagitis wie eine Basalzellhyperplasie nachweisen lassen, die makroskopisch erkennbaren Veränderungen vorausgehen [1]. OTTENJANN [2] hat hierfür den Begriff der hyperregeneratorischen Oesophagopathie in Anlehnung an die Cöliakie geprägt. Für wissenschaftliche Fragestellungen ist der Aspirationsbiopsie der Speiseröhre eindeutig der Vorzug zu geben, da sie wesentlich tiefer greifende Partikel liefert, während bei der Zangenbiopsie nur oberflächliche Plattenepithelstreifen erfaßt werden.

Seit Stufenbiopsien unter gastroskopischer Sicht entlang der kleinen und großen Kurvatur gezeigt haben, daß die Gastritis keineswegs ein diffuser Prozeß ist und daß man neben einer focalen Gastritis von einer pyloro-kardialen und kardia-pylorischen Expansion der Gastritis sprechen muß [3], hat die Saugbiopsie erheblich an Bedeutung verloren. Rückschlüsse vom histologischen Bild auf den Funktionszustand der Magenschleimhaut sind nach den Untersuchungen von STADELMANN [5] ebenfalls nicht zulässig. So bleibt als einzige wesentliche Indikation für eine Magensaugbiopsie nur noch die Gewinnung großer, gut zu bearbeitender Partikel bei Verdacht auf eine diffuse Schleimhauthyperplasie, an denen Dickenmessungen vorgenommen werden sollen. Durch Abtragung einer solchen hyperplastischen Schleimhautfalte mit der Diathermieschlinge unter Sicht ist auch diese Indikation in den Hintergrund getreten, so daß wir praktisch keine Magensaugbiopsie mehr vornehmen.

Eine Dünndarmbiopsie ist bei Verdacht auf entzündliche Dünndarmerkrankungen, in erster Linie bei ausgeprägten Symptomen der Malabsorption indiziert. Alle Formen der Sprue, die intestinale Lipodystrophie, die intestinale Lymphangiektasie, die Ileitis terminalis und die Lambliasis mit Lymphfollikelhyperplasie bedürfen einer histologischen Verifizierung in Dünndarmpartikeln. Bei Verdacht auf Lambliasis empfiehlt es sich, ein Tupfpräparat (imprint cytology) zu machen, wo sich die Parasiten gut nachweisen lassen. Biochemische Untersuchungen auf Enzymmangel (congenitaler und erworbener Disaccharidasemangel) sind eher von wissenschaftlichem Interesse.

2.9.6. Kontraindikationen

Prinzipielle Kontraindikationen für die Blindbiopsie des oberen Verdauungstraktes sind Blutungsübel und der Verdacht auf eine portale Hypertension mit Oesophagus-, Fundus- oder Duodenalvaricen. Die Dünndarmbiopsie bei Kindern ist wegen eines gewissen Perforationsrisikos bei Cöliakie mit etwas niedrigerem Sog durchzuführen.

2.9.7. Komplikationen

Die blinde Aspirationsbiopsie weist die niedrigste Komplikationsrate aller endoskopisch bioptischen Untersuchungen auf. Von der nur wenig geübten Aspirationsbiopsie der Speiseröhre sind bislang keine Komplikationen berichtet worden, bei der Magenbiopsie liegt das Blutungsrisiko bei 2,6 ‰. Perforationen sind bei dieser Methode noch wesentlich seltener und praktisch nur bei der Dünndarmbiopsie eines hochgradig pathologisch veränderten Darms gegeben (0,1 bis 0,5‰). Gelegentlich kann sich die Dünndarmbiopsiekapsel in der Schleimhaut „verbeißen“ oder die Biopsiesonde im Duodenum verfangen, doch löst ein längeres geduldiges Zuwarten meist dieses Problem ohne weitere Maßnahmen.

Literatur

1. Ismail-Beigi, F., Horton, P. F., Pope, C. E.: Histological consequences of gastroesophageal reflux in man. Gastroenterology *58*, 163 (1970)
2. Ottenjann, R., Gruner, H. J., Strauch, M.: Endoskopisch-bioptische Befunde bei Refluxösophagitis. Leber Magen Darm *2*, 48 (1972)
3. Ottenjann, R., Bartelheimer, W., Beck, K., Kanzler, G., Elster, K.: Die blinde Aspirationsbiopsie der Magenschleimhaut. Kritik der Methode. Dtsch. med. Wschr. *97*, 221 (1972)

4. RÖSCH, W., STADELMANN, O., OTTENJANN, R.: Die blinde Ösophagobiopsie – eine risikoarme Untersuchungsmethode, Endoscopy *1*, 21 (1969)
5. STADELMANN, O., ELSTER, K., MIEDERER, S. E., KAIP, E.: Gastritis und peptisches Geschwür. In: DEMLING, L., RÖSCH, W., MOSER, K.: Peptisches Geschwür. Stuttgart: Schattauer 1973

2.10. Leberblindpunktion

G. Menghini

2.10.1. Instrumentarium

Punktionsnadeln für die Leberbiopsie. Die Nadel ist 7 cm lang. Zusätzliche Tiefeneinsteller können die Eindringtiefe auf 6,5 oder 4 cm beschränken (Abb. 2). Die Nadelwand ist äußerst dünn (ca. 90 μ), die Nadelspitze hat ein charakteristisches Adlerschnabelprofil. Im Innern der Kanüle befindet sich eine Sonde, welche die Aspiration des bioptischen Gewebes in die Spritze im Augenblick der Extraktion verhindert (Abb. 1).
Die Nadel wird in vier verschiedenen Kalibern hergestellt: 0,85 mm, 1,00 mm, 1,20 mm und 1,40 mm. Für besondere Indikationen stehen auch Nadeln von einem größeren Kaliber (bis zu 2,00 mm) zur Verfügung. Von ihrer Anwendung in der klinischen Praxis ist jedoch unbedingt abzuraten [1–4].

Auswahl der Nadelstärke. Für Routineanwendungen empfiehlt es sich, die Nadel mit einem Durchmesser von 1,20 mm zu benutzen. Durch aufsetzbare Hülsen unterschiedlicher Länge kann die Eindringtiefe der Nadel in die Leber vor Punktionsbeginn eingestellt werden (Abb. 2). Die Nadel mit einem Durchmesser von 1,40 mm kann unter besonderen Bedingungen von erfahrenen Untersuchern verwendet werden. Die kleineren Kaliber (0,85 mm und 1,00 mm) sind den Fällen mit höherem Risiko (Verschlußikterus, kardiale Stauungsleber, Neoplasien usw.) vorbehalten. Die Nadel zu 0,85 mm, welche ein unerhebliches Trauma verursacht, ist insbesondere in der Diagnostik der Neoplasien und einiger diffuser Lebererkrankungen (Chromatosen, Siderosen, Steatosen usw.) angezeigt.

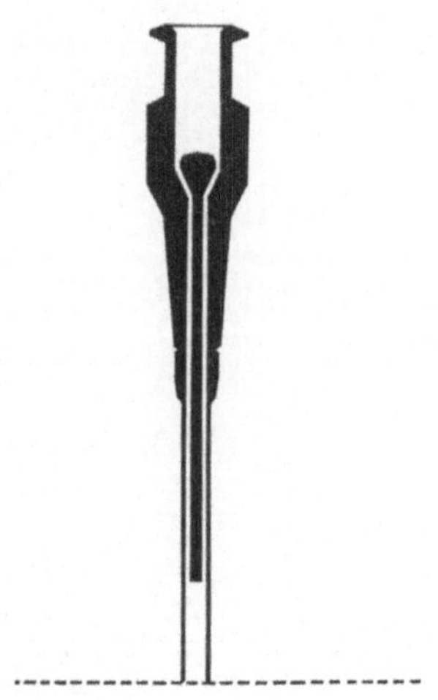

Abb. 1. Schematischer Längsschnitt der Biopsienadel

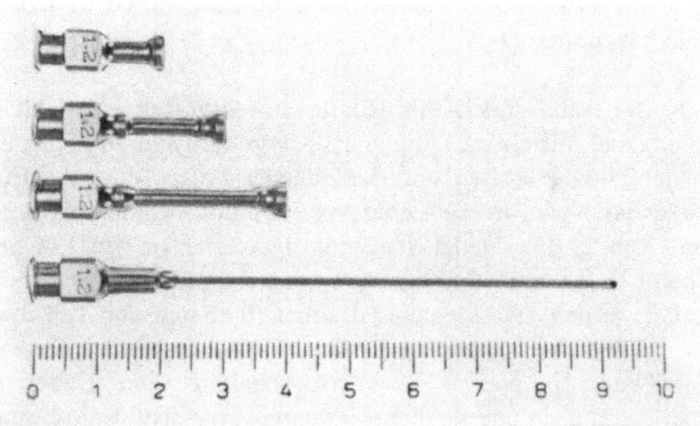

Abb. 2. 1,2 mm-Nadel mit den korrespondierenden Tiefeneinstellern

2.10.2. Vorbereitung

Es empfiehlt sich eine Routineuntersuchung der Blutgerinnung sowie die anamnestische Frage nach einer evtl. Hämostasestörung. Üblicherweise wird zu folgenden Tests angeraten:
1. Gerinnungszeit (Lee and White)
2. Blutungszeit (Duke)
3. Rumpel-Leede-Test
4. Prothrombinzeit (Quick)
5. Thrombocytenzählung
6. Retraktionszeit des Gerinnsels

oder alternativ:
1. Thromboplastinzeit (Quick-Test)
2. Partielle Thromboplastinzeit (PTT)
3. Thrombocytenzahl
4. Blutungszeit
5. Blutgruppe

Eine medikamentöse Vorbereitung ist nicht erforderlich. Es ist ratsam, die Biopsie morgens an einem seit dem vorhergehenden Abend nüchternen Patienten vorzunehmen [4].

2.10.3. Nachsorge

Im Anschluß an die Punktion beschränken wir uns darauf, den Patienten auf die rechte Seite zu legen, wobei der rechte Arm in der Weise an den Rumpf gelegt ist, daß der Ellenbogen gegen die Biopsiestelle drückt. Pulsfrequenz und Blutdruck sollten dreistündlich über 24 Std lang kontrolliert werden.

2.10.4. Technik

Punktionsstelle. In der Regel punktieren wir intercostal und bestimmen den Punkt für die Einführung der Nadel ausschließlich auf

Grund des Perkussionsbefundes [4]. Die Biopsie wird im Bereich der intensivsten Leberdämpfung durchgeführt. Dabei ist es belanglos, durch welchen Intercostalraum die Punktion erfolgt. Man beachte lediglich die Regel, nicht über die vordere Axillarlinie hinauszugehen.

Der subcostale Weg darf nur im Falle einer starken Lebervergrößerung (wenigstens drei Querfinger) gewählt werden, wobei bei der Inspiration und bei der Expiration die Leber palpabel sein muß.

Lagerung des Patienten. Wir punktieren in Rückenlage mit einer leichten Drehung des Rumpfes nach links. Der rechte Arm ist angezogen und so weit gehoben, daß die rechte Hand den Rand des Bettes in Höhe der linken Schulter ergreifen kann [1–4].

Vorbereitung des Instrumentes. Eine normale Rekordspitze (5 ml) mit etwa 2 ml isotonischer Kochsalz-Lösung wird auf die Biopsienadel aufgesetzt. Dann prüft man die Durchlässigkeit der Nadel, indem man ungefähr die Hälfte der Kochsalzlösung ausspritzt.

Der Zweck der isotonischen Lösung ist: a) vor der Biopsie das Lumen der Nadel von eventuellen Haut- oder subcutanen Geweberesten zu befreien, welche die Ausstanzung des bioptischen Zylinders behindern könnten und b) nach der Biopsie das Ausspülen des Gewebes aus dem Nadelinnern zu erleichtern [1].

Anaesthesie. Mittels einer feinen, kurzen Anaesthesienadel (20 × 0,45 mm) infiltriert man zuerst die Haut, dann den Intercostalraum bis zur Gesamttiefe, welche die Nadel erreichen kann. Natürlich muß der Stichkanal dieselbe Richtung haben, wie anschließend die Biopsienadel. In der Regel sind 2 bis 3 ml anaesthetischer Lösung (Lidocain oder Novocain) ausreichend.

Apnoeversuch. Bei der Biopsie soll der Patient für eine sehr kurze Zeit während der schnellen Phase (im allgemeinen 4 oder 5 sec) in Apnoe verbleiben. Eine Apnoe in tiefer Exspiration, wie sie früher angewandt wurde, ist nicht nötig. Es genügt, die Apnoe am Ende der normalen Expirationsphase einzuhalten [4]. Es empfiehlt sich, die Apnoe nach der Anaesthesie zu erproben, um Verzögerungen oder Irrtümer während der Ausführung selbst zu vermeiden. Man verfolgt

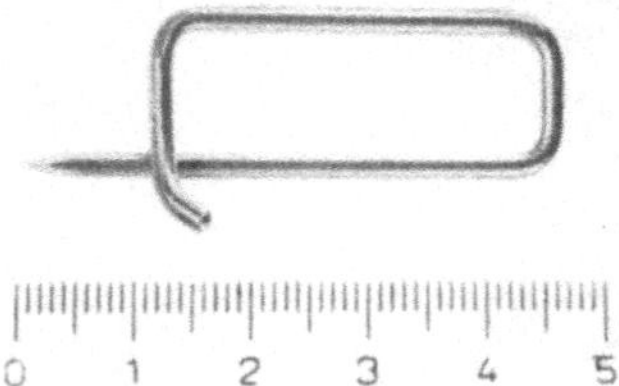

Abb. 3. Lanzette für die Hautperforation

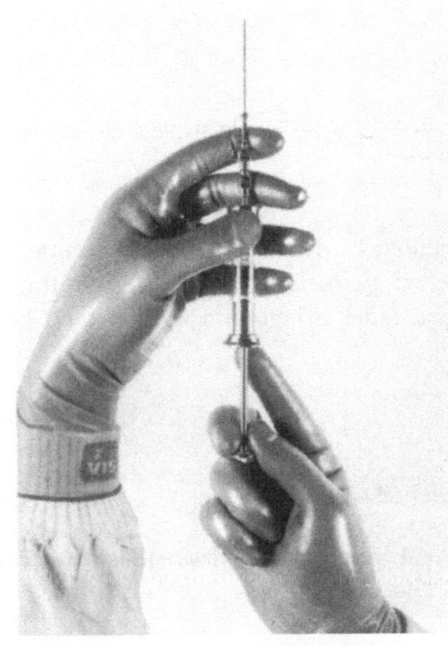

Abb. 4. Haltung der Hände des Untersuchers während der intrahepatischen Phase

die Atmung und ordnet die Apnoe am Ende einer normalen Expiration an. Der Versuch wird wiederholt, bis der Patient die Respiration unmittelbar auf Befehl unterbricht.

Vorläufige Perforation der Haut. Um den Hautwiderstand für die Biopsienadel auszuschalten, pflegen wir die Haut präventiv an der

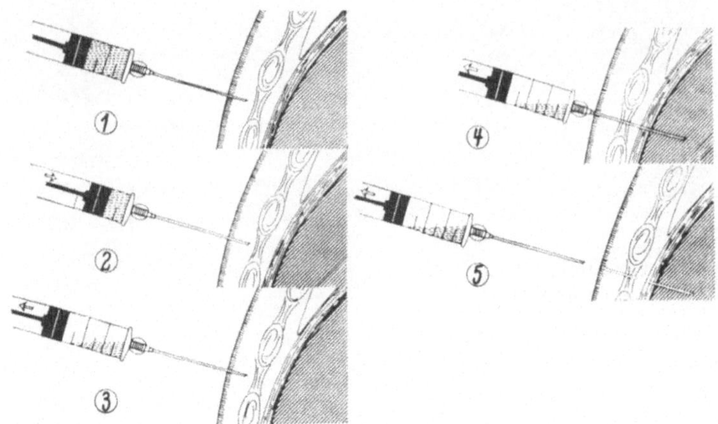

Abb. 5. Schematische Darstellung der verschiedenen Phasen der Leberbiopsie

gewählten Einführungsstelle 2–3 mm tief mit einer geeigneten Lanzette zu perforieren (Abb. 3). So öffnet man den Weg und die Biopsienadel dringt ohne Widerstand bis in das Subcutangewebe vor.

Bioptisches Vorgehen

2.10.4.1. Langsame (extrahepatische) Phase

2.10.4.1.1. Eindringen ins Subcutangewebe (Abb. 5/1). Indem man der Hautincision, die in der Vorphase hergestellt wurde, folgt, stößt man die Nadel durch die Haut und hält an, sobald sich die Spitze im Subcutangewebe befindet. Die erreichte Tiefe darf dabei 3–4 mm nicht übersteigen.

2.10.4.1.2. Ausstoßen der Hautreste (Einspritzung der Kochsalzlösung) (Abb. 5/2). Man spritzt die Hälfte des Spritzeninhaltes ein. Haut- oder Fettgewebereste, die im Innern der Nadel zurückgeblieben sind, werden auf diese Weise ausgestoßen. Man achte darauf, daß die andere Hälfte der Kochsalzlösung in der Spritze bleibt.

2.10.4.1.3. Aufforderung zur Apnoe. Zur Unterbrechung der Atemexkursionen werden die gleichen Bewegungen und Anordnungen des Apnoeversuchs (s. o.) wiederholt. Es empfiehlt sich, dieselben Worte und dieselbe Stimmlage wie beim Vorversuch anzuwenden.

2.10.4.1.4. Nadellage und Aspiration (Abb. 5/3). Die Nadel muß in ungefähr senkrechter Richtung zur costocutanen Ebene mit einer leichten Neigung nach unten gerichtet sein. Nun wird in der Spritze ein starker Sog erzeugt, indem man den Kolben ganz zurückzieht. Die Haltung der Hände ist hierbei von großer Wichtigkeit. Ein Irrtum kann den Erfolg des Eingriffs in Frage stellen. Die rechte Hand faßt mit Daumen und Mittelfinger den Kopf des Kolbens, zieht ihn völlig zurück und fixiert ihn dann mit dem auf der Spritze ausgestreckten und angepreßten Zeigefinger in Aspirationsstellung. Diese Einstellung muß während der folgenden Bewegungen beibehalten werden. Die linke Hand hält mit Mittelfinger und Daumen den Ansatz der Nadel, der Zeigefinger liegt quergestellt gegen den Tiefeinsteller (Abb. 4).

2.10.4.2. Schnelle (intrahepatische) Phase

2.10.4.2.1 Einführen der Nadel in die Leber (Abb. 5/4). Mit der Spritze in maximaler Ansaugstellung stößt man die Nadel in geradliniger Richtung ohne Drehung oder Seitwärtsbewegungen in die Leber ein.

2.10.4.2.2. Extraktion der Nadel (Abb. 5/5). Hat man den tiefsten Punkt erreicht, wird die Nadel mit einem Ruck herausgezogen, wobei man dieselbe Richtung beibehält wie beim Einführen. Wieder verläuft die Bewegung geradlinig ohne Rotation oder Seitwärtsbewegungen. Um zu vermeiden, daß das Gewebe aus der Nadel ausgestoßen wird und somit verlorengeht, bleibt die Spritze auch nach der Extraktion in Ansaugstellung.

Damit ist die Leberbiopsie beendet. Die schnellen Bewegungen und damit die gesamte intrahepatische Phase sollen nicht mehr als den Bruchteil einer Sekunde dauern [1, 5].

Gewinnung des bioptischen Gewebes. Die Gewinnung des Gewebes geht einfach vor sich. Es genügt, die Nadelspitze in ein Schälchen, welches einige Milliliter isotonischer NaCl-Lösung enthält, einzutauchen, den Sog stufenweise nachzulassen und schließlich die im Inneren der Spritze verbliebene Lösung auszuspritzen. Der bioptische Zylinder wird so ausgespült und kann leicht gewonnen werden.

2.10.5. Indikationen

Die Leberbiopsie ist bei allen diffusen Lebererkrankungen nützlich und bisweilen diagnostisch entscheidend. Aber auch bei den umschriebenen Affektionen gibt sie oft wichtige diagnostische Hinweise. Das Risiko ist unbeträchtlich und deshalb ist die Routineanwendung möglich, allerdings unter der Bedingung, daß alle zu ihrer Durchführung angezeigten Regeln strengstens beachtet werden.

2.10.6. Kontraindikationen

Die *absoluten Kontraindikationen* umfassen die Störungen der Blutstillung, unabhängig von deren Ursache, sowie die infektiösen Erkrankungen des Brustfells, des Bauchfells, der Leber und der Gallenwege. Die Echinococcuscysten können sehr schwere Zwischenfälle (Schock!) verursachen. Zu den Kontraindikationen muß auch das Fehlen der Leberdämpfung gezählt werden, wobei natürlich, wenn, wie es manchmal vorkommt, die Leberdämpfung wiederauftritt, die Kontraindikation fortfällt.
Relative Kontraindikationen sind der Verschlußikterus, der Ascites, die fieberhaften Erkrankungen und kachektische Zustände.

Die Schnellmethode hat die Zahl der Kontraindikationen beträchtlich vermindert. Die bekannten Kontraindikationen müssen allerdings streng beachtet werden.

2.10.7. Komplikationen

Ernste Komplikationen sind außergewöhnlich, existieren aber und müssen bekannt sein. Einige Patienten klagen nach der Biopsie über Schulterschmerzen an der rechten Seite, die sofort oder nach 1–2 Std auftauchen. Die Intensität der Schmerzen ist meist gering und erfordert keine Maßnahmen. Man beobachtet sie in 5–10% der Fälle. Die schwersten Komplikationen bestehen in galligen Peritonitiden, Bauchfell- und Brustfellblutungen und Pneumothorax. Sie sind fast immer auf Irrtümer in der Durchführung des Eingriffes oder in der Auswahl der Patienten zurückzuführen.

Literatur

1. Menghini, G.: One Second Needle Biopsy of the Liver. Gastroenterology *35*, 190–199 (1958)
2. Menghini, G.: Two-Operator Needle Biopsy of the Liver. Amer. J. dig. Dis. *4*, 682–692 (1959).
3. Menghini, G.: Probleme der Leberbiopsie. In: Wildhirt, E., (Hrsg.): Fortschritte der Gastroenterologie, S. 222–230. München-Berlin: Urban & Schwarzenberg 1960.
4. Menghini, G.: One Second Biopsy of the Liver. Problems of its clinical Application. New Engl. J. Med. *283*, 582–585 (1970)
5. Thaler, H.: Leberbiopsie. Berlin – Heidelberg – New York: Springer 1969
6. Lindner, H.: Das Risiko der perkutanen Leberbiopsie. Med. Klin. *66*, 924–929 (1971)

2.11. Laparoskopie

H. Lindner und P. Frühmorgen

In der Laparoskopie liegt eine risikoarme Untersuchungsmethode mit hoher diagnostischer Effektivität vor. Die sichere Beherrschung einer schonenden Untersuchungstechnik ist eine unbedingt zu fordernde Voraussetzung. Die in einer Klinik mit großer Laparoskopiefrequenz erlernbare Technik wird durch audiovisuelle Methoden, wie z. B. Lehrfilme [12, 13], vertieft, und die Erfahrung durch das Studium von Lehrbüchern und Atlanten [1, 13] erweitert.

Die Untersuchung kann in einem abzudunkelnden Endoskopieraum oder im Operationssaal durchgeführt werden. Die Grundausrüstung findet sich in Tabelle 1.

Bei der Laparoskopie handelt es sich um eine sterile instrumentelle Untersuchung der Bauchhöhle mit intraabdomineller Asepsis und nicht um eine kleine Explorativlaparotomie. Steriles Arbeiten außerhalb der Bauchhöhle ist nur insoweit erforderlich, als das in die

Tabelle 1. Grundausrüstung zur Laparoskopie

Frei schwenkbarer Endoskopietisch (empfohlen wird Maquet-Endoskopietisch 1531.90)
Lichtprojektor mit 250 W Leistung und
Elektronenblitz-Generator für die distale Elektronenblitzfotografie
1 Lichtleitkabel mit Metallmantel (autoklavierbar 120 °)
Fotokamera
Riwo-Objektive 95, 110, 135 mm (Reihenfolge bedeutet Rangfolge der Anschaffung)
Insufflationsgerät „N_2O-Pneu“ Automatic
Wasserstrahl-Reinigungspistole
Hochfrequenzgerät (z. B. Firma Martin Elektrotom 120, Firma Erbe R 3) mit Zubehör
Polaroid-Endo-Fotokamera

Bauchhöhle eingeführte Instrumentarium den Anforderungen der Asepsis genügen muß. Unter diesen Voraussetzungen sind keine Komplikationen bekannt geworden.
Die Endoskopieschwester bereitet mit sterilen Handschuhen das für die Laparoskopie erforderliche sterile Instrumentarium (Tabelle 2) auf zwei oder drei fahrbaren Tischen vor.

Tabelle 2. Instrumentarium zur Laparoskopie

1. Tisch

1. Lokalanaesthesie
   1.1 10 ml Einmalspritze
   1.2 Injektionskanüle Nr. 16 (Quaddel)
   1.3 Injektionskanüle Nr. 0,9 × 100
   1.4 Schale mit 50 ml Scandicain 1%
2. Pneumoperitoneum
   2.1 Veress-Nadel mit Luer-Lock-Anschluß
   2.2 Spritze 50 ml zur Lagekontrolle (Aspiration und Probeinsufflation) der Veress-Nadel
3. Einmalskalpell
4. Laparoskop-Trokar mit Hülse (10 mm Durchmesser)
5. Instrumentarium zur Leberbiopsie (Menghini oder Silverman)
6. Elektrocoagulationssonde
7. Wundverschluß
   7.1 Pinzette
   7.2 Nadelhalter
   7.3 Nadel
   7.4 Faden Zwirn O
   oder
   7.5 Steristrip
8. Mulltupfer
9. Schale mit 10 ml 0,9% NaCl-Lösung

2. Tisch

Laparoskope (Reihenfolge bedeutet Rangfolge der Anschaffung), vorgewärmt entweder mit einem Heizkissen im sterilen Tuch oder durch einen Anwärmeapparat mit autoklavierbaren Rohreinsätzen
1. Lumina-Laparoskop 130° Blickrichtung, 10 mm Durchmesser
2. Fotolaparoskopoptik, 130° Blickrichtung mit distaler Elektronenblitzröhre
3. Lumina-Operationslaparoskop mit einer Blickrichtung von 170° (Abb. 2)
4. Vario-Foto-Laparoskop-Optik 130° Blickrichtung (auch zur visuellen Beobachtung mit Blitzröhrenträger und distaler Elektronenblitzröhre)

3. Tisch

Zusatzgeräte und Ersatzinstrumentarium (steril)

1. Lichtleitkabel
2. Insufflationskabel mit Luer-Lock-Anschluß (bei Verwendung des N_2O-Insufflationsgerätes nach Siede)
3. Kabel zur Coagulationselektrode
4. 1 Stethoskop aus Metall (sterilisierbar)
5. Pinzette, Schere, Nadelhalter, Nadeln, kleine Gefäßklemme (in Reserve)
6. Ersatzgummidichtungen
7. Freiburger Besteck für den 2. Einstich (in längerer Ausführung für das Operationslaparoskop verwendbar) (Abb. 2)
   1. Probeexcisionszange
   2. Operations-Laparoskop
   3. Trokar mit Hülse
      a) Probeexcisionszange
      b) Hakenschere
      c) Greifzange mit stumpfen Maul
      d) Doppellöffelmaul
      e) Probeexcisionszange mit lanzettenförmigem Maul (Robberszange)
      f) Coagulationselektrode
      g) Menghini-Biopsienadel
      h) Messer
      i) Graduierter Taststab

2.11.1. Instrumentarium

2.11.1.1. Optisches Instrumentarium: Laparoskope werden von verschiedenen Endoskopherstellern angeboten. Wir bevorzugen Lumina-Laparoskope, weil eigene Untersuchungen [10, 11] gezeigt haben, daß sie anderen optischen Systemen, insbesondere zur Fotodokumentation, überlegen sind. Das Lumina-Laparoskop mit Vario-Optik erlaubt durch Bedienung des Okulars die Einstellung der Übersicht z. B. der Leber und von Detailbefunden der Feinstruktur in Lupenbetrachtung ohne Positionsänderung der Laparoskopspitze sowohl zur Beobachtung wie zur Fotodokumentation [7] (Abb. 1). Zwischenfälle infolge des Trokardurchmessers von 10 mm sind nicht bekannt. In besonderen Fällen, zum Beispiel in der Differentialdiagnose des Ascites bei nicht sicher ausgeschlossenem Verdacht auf portal dekompensierte Lebercirrhose, hat sich MENGHINIS schmalka-

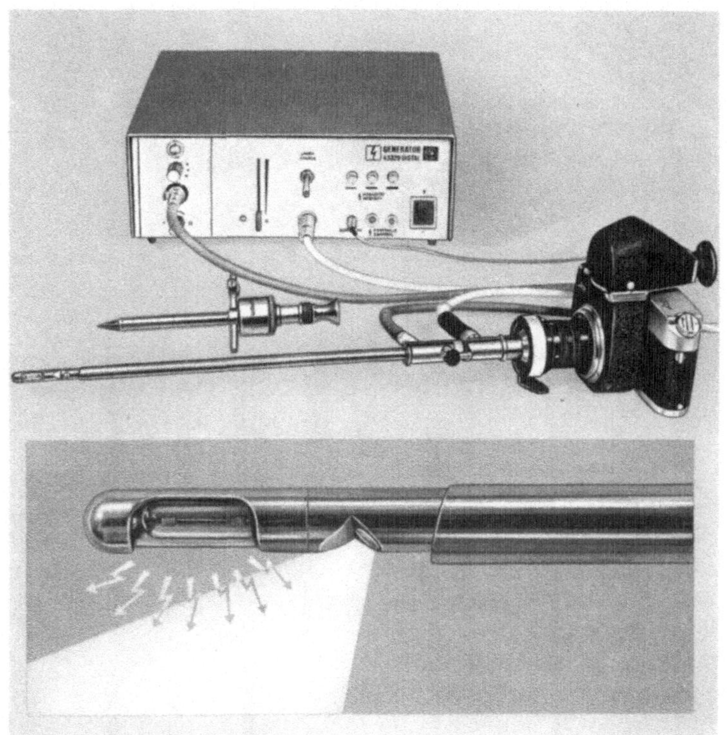

Abb. 1. Fotolaparoskop 130 ° Blickrichtung. Kombinierter Lichtprojektor: distales Ende mit intraabdominellem Elektronenblitz der Richard Wolf GmbH, Knittlingen

libriges Laparoskop mit Lumina-Optik bewährt, dessen Trokar nur einen Durchmesser von 6 mm hat, weil so die Ausbildung einer Ascitesfistel vermieden wird.

Um eine genügend große Übersicht bei der geringen Arbeitsentfernung zum Objekt zu gewährleisten, ist das Laparoskop mit einem Weitwinkelobjektiv mit einem Gesichtsfeld von ca. 60 ° ausgestattet. H. Kalk schlug 1942 die Optik mit einem um 130 ° abgewinkelten Sehstrahl vor. Diese „klassische" Blickrichtung von 50 ° bzw. 130 ° ist deshalb günstiger, weil bei normalen topographisch anatomischen Verhältnissen der Mittelstrahl genau senkrecht auf die Leberoberflä-

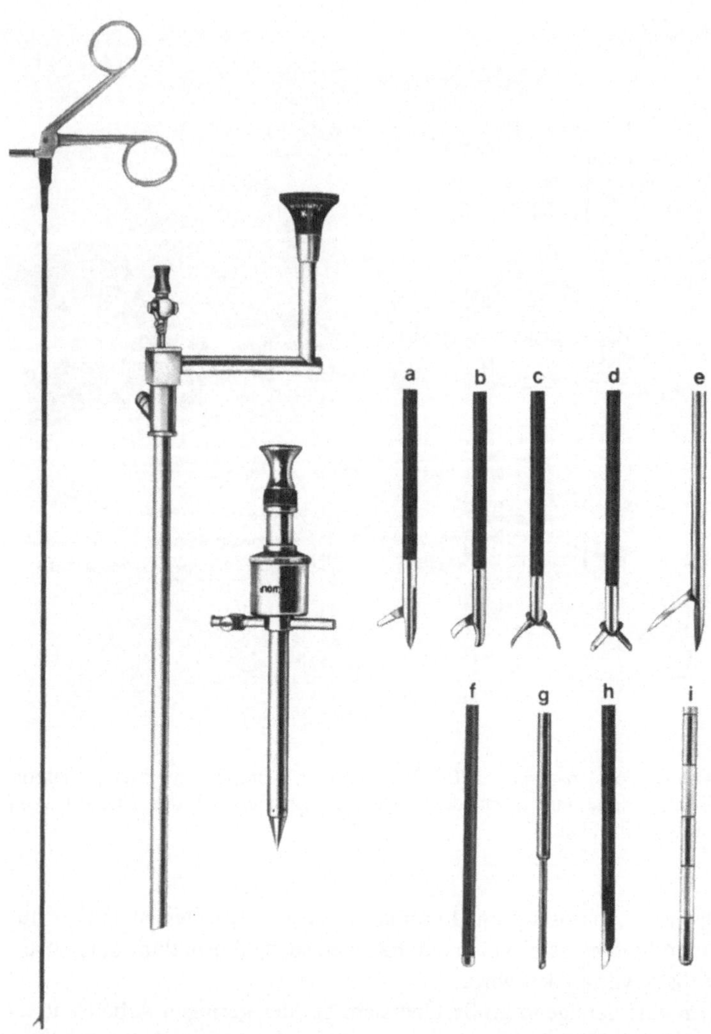

Abb. 2. Lumina-Operationslaparoskop mit Hilfsinstrumentarium, das in gleicher Form mit dem Freiburger Besteck verwendet wird (Erklärung unter „3. Tisch“)

che trifft. Mit einer Vorausblickoptik von 27,5 ° bzw. 152,5 ° und erst recht mit einer Optik von 170 ° oder 180 ° ist die Untersuchung der Leber nur tangential möglich, mit dem Nachteil, daß Niveauveränderungen schwer zu beurteilen sind. Das Lumina-Laparoskop führt zu einer Vergrößerung von 6,1 bei 1 cm Entfernung, in 3 cm Entfernung sieht man das Objekt zweifach vergrößert, bei 6 cm in natürlicher Größe. Bei Entfernungen über 6 cm zeigt sich eine entsprechende Verkleinerung.
Dadurch erhält man beim Zurückziehen des Laparoskopes einen sicheren Überblick über den gesamten intraabdominellen Raum.

2.11.1.2. Hilfsinstrumente: Eine Anzahl von Hilfsinstrumenten kann durch das Lumina-Operationslaparoskop (Abb. 2) eingesetzt oder durch einen zweiten Einstich mit einem zweiten Trokar (Biopsiebesteck Modell Freiburg), meist vom rechten Oberbauch aus, eingeführt werden [1]. Wenn auch dadurch eine weitere Lokalanaesthesie erforderlich ist, so kann dieses Vorgehen gegenüber den Arbeiten mit dem Operationslaparoskop den Vorteil bieten, daß die Instrumente freier und sicherer in der Bauchhöhle bewegt werden können. Der zweite Einstich ist unbedingt erforderlich für die transhepatische Cholangiographie unter laparoskopischer Sicht (LTC), die wir mit der Chiba-Nadel (s. auch S. 240) durchführen. Mit dem Taststab sind die Gallenblase und die Leber regelmäßig zu palpieren, beide Leberlappen zur Untersuchung der Dorsalseite anzuheben sowie verdächtige Strukturen im Abdomen zu untersuchen. Eine Größenbestimmung ist durch seine Zentimetereinteilung möglich.

2.11.2. Vorbereitung

2.11.2.1. Voruntersuchungen

1. Die klinische Untersuchung muß weitgehend abgeschlossen sein und eine klare Fragestellung vorliegen. Bei Verdacht auf Metastasenleber bevorzugen wir die Laparoskopie als die erste Untersuchung vor einer ausgedehnten röntgenologischen Tumorsuche.
2. Störungen der Blutgerinnung sind auszuschließen. Prothrombin-

zeit von 40% und Thrombocytenzahl von 40000 sind die unterste Grenze. Normale partielle Thromboplastinzeit.
3. Routinemäßige Elektrokardiographie.
4. Röntgenologische Thoraxuntersuchung.

2.11.2.2. Vorbereitung des Patienten

1. Psychologische Motivation durch Aussprache mit dem Patienten und Einholen einer schriftlichen Einverständniserklärung durch den Arzt.
2. Leisten-, Schenkel- und Narbenhernien werden mit einem Pflasterverband zusammengezogen. Eine Hiatushernie ist keine Kontraindikation.
3. Leichte Abendmahlzeit und bei Bedarf ein Schlafmittel.
4. Darm- und Blasenentleerung. Der Patient soll zur Untersuchung nüchtern sein.
5. Reinigung der Bauchhaut und Rasur behaarter Bauchdecken.
6. Eine routinemäßige Antibiotica-Prophylaxe ist nicht erforderlich.
7. 20 mg Psyquil i. m. zwei Stunden vor der Untersuchung.
8. 1 Ampulle Scophedal schwach s.c. eine Stunde vor der Untersuchung (Patienten bis zu 65 Jahre).
Bei hochgradigem (Verschluß-)Ikterus, fortgeschrittener Lebercirrhose und älteren Patienten hat sich für uns die Gabe von 50–100 mg Dolantin spezial i.v. erst nach Einführen der Veress-Nadel bewährt. *Alternativ:* i.v. Diazepam-Injektion (Valium) und Tilidin-Hydrochlorid (Valoron) bis zu 400 mg und mehr bei großem Körpergewicht. Die Medikation muß jeweils dem Einzelfall angepaßt sein und kann während der Untersuchung erweitert werden. Diazepam hat für den Patienten den Vorteil der retrograden Amnesie. Zur Vermeidung von Thrombosen soll möglichst ein venöser Zugang im Bereich der Ellenbeuge bevorzugt werden, der durch eine sehr langsam laufende Tropfinfusion mit 0,9% NaCl-Lösung offengehalten wird. Bei Kollapssituation ist so eine schnelle Volumensubstitution möglich (Braunüle Viggio 1,4 mm Durchmesser).
9. Unruhige Patienten erhalten zusätzlich Valium intravenös, das allerdings gelegentlich eine paradoxe Wirkung hervorrufen kann. Eine unterdosierte analgetisch-sedative Vorbereitung ist zu vermeiden.
10. Erfolgreiche medikamentöse Therapie eines Ascites. Größere

Ascitesmengen können nur dann gefahrlos abpunktiert werden, wenn der Verdacht auf eine Peritonealcarcinose oder -tuberkulose vorliegt. Im anderen Falle besteht die Gefahr, ein hepatisches Koma auszulösen.

2.11.3. Nachsorge

Nach der Untersuchung wird in 15minütigen Abständen der Puls und alle 30 Minuten der Blutdruck kontrolliert und diese Daten in ein Protokoll eingetragen. Nach 3 Stunden ist bis zum Abend nur noch eine stündliche Kontrolle erforderlich. Auf jeden Fall sollte nach 15 Minuten ein Blick auf den Verband davon überzeugen, daß es nicht zu einer stärkeren äußeren Nachblutung gekommen ist. Der Patient sollte flach liegen, eine Kopftieflagerung ist nicht erforderlich. Am ersten oder zweiten Tag nach der Laparoskopie kann bereits die Entlassung erfolgen, wenn keine weitere stationäre Behandlung notwendig ist. Der Patient ist bei einer schonend durchgeführten Laparoskopie in der Regel am folgenden Tag völlig beschwerdefrei.

2.11.4. Technik

Für die Routinelaparoskopie genügt ein reduzierter Personalaufwand mit einem laparoskopierenden Arzt und einer Endoskopieschwester, die, entsprechend dem Ablauf der Untersuchung, sich intensiv um den Patienten kümmern, bei der Fotografie behilflich sein oder nach Anlegen von sterilen Handschuhen bei steril durchzuführender Instrumentation dem Arzt assistieren kann. Erweiterter Personalaufwand ist unter dem Gesichtspunkt des Weiterbildungsauftrages und bei jeder Risikolaparoskopie sowie bei der kombinierten radiologisch-endoskopischen Untersuchungstechnik erforderlich.
Die Bauchhaut wird wie zu einer Operation von 3 Querfinger oberhalb der Symphyse bis 3–4 Querfinger unterhalb der Mamille vorbe-

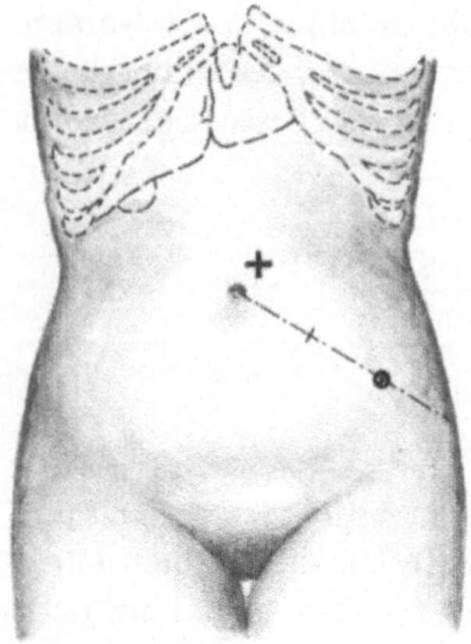

Abb. 3. Richter-Monroe-Linie mit Eingangspunkt für die Veress-Nadel und der klassische Eingangspunkt für den Laparoskoptrokar

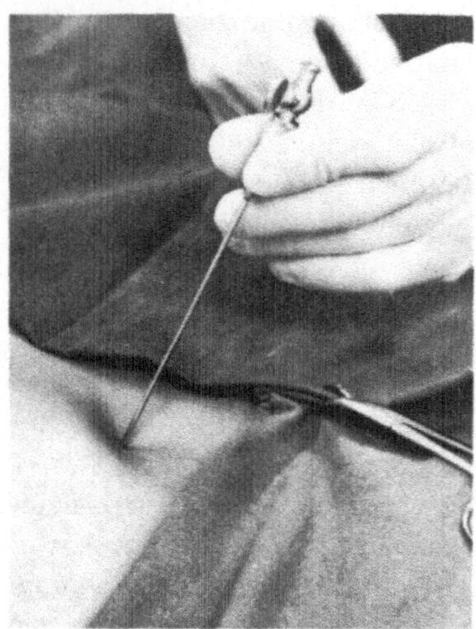

Abb. 4. Haltung der Veress-Nadel beim Einführen

reitet und der Patient mit frisch gewaschenen Tüchern so abgedeckt, daß das Abdomen in einem großen Quadrat frei bleibt. Der Untersucher zieht einen frisch gewaschenen Schutzkittel, sowie sterile (Einmal-)Handschuhe an.

Bereits bei der Lagerung auf dem Untersuchungstisch wird dem Patienten die neutrale Elektrode des Hochfrequenzgerätes zur Elektrocoagulation angelegt.

2.11.4.1. Anlegen des Pneumoperitoneums: Auf der Richter-Monroe-Linie (Abb. 3) wird als Eingangsort für die Veress-Nadel zum Anlegen des Pneumoperitoneums die Grenze zwischen äußerem und mittlerem Drittel markiert und die Lokalanaesthesie mit nicht mehr als 10 ml 1%igem Scandicain durchgeführt. An diesem Punkt besteht keine Gefahr, die großen Gefäße, wie Aorta abdominalis, Arteria iliaca communis oder Vena cava zu verletzen oder eine Luftembolie hervorzurufen. In seltenen Fällen bietet sich auch der kontralaterale Eingangsort an, wenn dort keine Adhäsionen nach vorangegangener Appendektomie zu erwarten sind.
Nach einer Stichincision mit dem Einmalskalpell wird die Veress-Nadel eingeführt, indem man mit Daumen und Zeigefinger den geriffelten Teil ergreift, ohne den Luer-Lock-Ansatz zu blockieren (Abb. 4). Man läßt den Patienten pressen und die Bauchdecken vorwölben. Die zwei charakteristischen Widerstände beim Durchtritt durch die Fascie und durch das Peritoneum sind dann deutlich zu erkennen. Der stumpfe Mandrin federt aus der scharfen Kanüle hervor, sobald der Gewebswiderstand nach Durchdringen des Peritoneums nachläßt.
Bei adipösen Patienten kann die Pneukanüle auch an dem Punkt eingeführt werden, der als Eingangsort für den Laparoskopietrokar vorgesehen ist, weil hier der Durchtritt durch die Fascie besser fühlbar wird als in dem adipösen Gewebe des Unterbauches. Bei Patienten mit Ascites vermeidet man so auch die sichtbehindernde Produktion eines Ascitesschaumes. Einige Untersucher benutzen diese Stelle routinemäßig [5]. Der Arzt muß sich unbedingt von der freien Lage der Kanüle überzeugen: Bei Aspiration darf weder Blut noch Darminhalt in der 50 ml Spritze erscheinen, 20 ml Luft sollen sich spielend leicht insufflieren und nicht wieder aspirieren lassen.
Dann wird das automatisch Gasfluß und Druckwerte anzeigende N_2O-Pneugerät angeschlossen. N_2O wird vom Patienten komplikationslos vertragen und fast so schnell resorbiert wie CO_2. Auch besteht keine Explosionsgefahr, wenn elektrocoaguliert wird [3]. CO_2 ist für die Laparoskopie des Internisten ungeeignet, weil es Reiz-

erscheinungen mit starker Gefäßerweiterung am Peritoneum und Schmerzen hervorruft.
Personalaufwand, Zeitverlust und besonders die Belästigung durch den schlecht resorbierbaren Stickstoff verbieten heute die Insufflation atmosphärischer Luft mit Hilfe einer 100 ml Spritze über einen Zwei-Wege-Hahn.
Wenn das Gas frei in die Bauchhöhle einströmt, hört man bei der Auskultation mit einem sterilen Stethoskop ein gleichmäßiges Rauschen über der Nadelspitze. Die Leberdämpfung verschwindet nach Insufflation von 300–500 ml N_2O. Durchschnittlich werden beim Erwachsenen 2 bis maximal 5 Liter Gas insuffliert.
Unter laufender Überwachung durch Blick auf die Anzeigeinstrumente des N_2O-Pneugerätes (Fülldruck 10–18 mm Hg bei einem Eigenwiderstand der Veress-Nadel von unter 8 mm Hg, Kugel der Gaskontrolle am oberen Ende des Schauglases) wird automatisch das Pneumoabdomen angelegt.

2.11.4.2. Einführen des Laparoskopes: Inzwischen führt der Untersucher die Lokalanaesthesie für den Laparoskop-Trokar mit 20–40 ml Scandicain 1%ig durch, indem er zunächst eine Hauptquaddel mit der Injektionskanüle Nr. 16 setzt und dann nach Infiltration der Subcutis und Muskulatur eine sorgfältige präperitoneale Anaesthesie vornimmt. Der Durchtritt der Nadel ist an der Schmerzreaktion des Patienten, dem nachlassenden Widerstand und daran zu erkennen, daß sich das insufflierte N_2O-Gas aspirieren läßt.
Der typische Eingangsort für das Laparoskop liegt in der Regel 2 Querfinger oberhalb des Nabels und knapp 2 Querfinger links neben der Medianlinie, am medialen Rand des Muskelbauches des Musculus rectus abdominis (Abb. 3). Weiter lateral würde die Arteria epigastrica superior verletzt. Ginge man rechts oberhalb des Nabels ein, bestände die Gefahr, in das Ligamentum teres zu gelangen und eine persistierende Umbilical- bzw. Paraumbilicalvene zu verletzen.
Von der sorgfältig überlegten Wahl des Eingangsortes für den Laparoskoptrokar hängt häufig der erfolgreiche Verlauf der gesamten Untersuchung ab. Man muß sich immer nach den durch sorgfältige Palpation ermittelten anatomischen Gegebenheiten und nach zu erwartenden Verwachsungen infolge vorausgegangener Operationen richten. Maßgebend wird der Eingangsort stets von der Überlegung

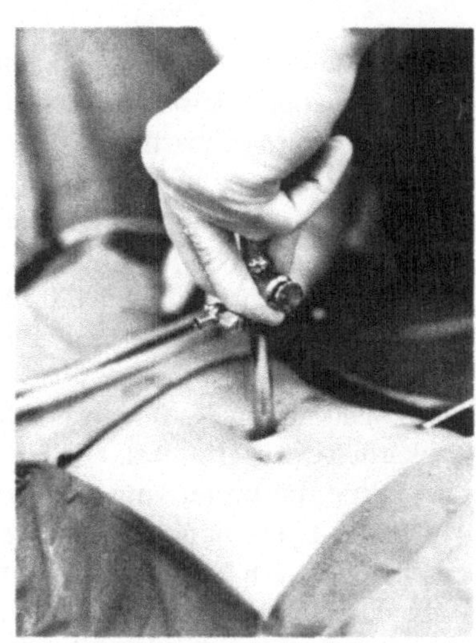

Abb. 5. Einführen des Laparoskoptrokars

bestimmt, daß das zu untersuchende Objekt, also meistens die Leber, auch wirklich mit dem Laparoskop gut erreicht werden kann. Der beschriebene klassische Eingangsort muß unter diesem Gesichtspunkt variiert werden. Findet sich eine sehr große Leber oder ist nach vorangegangener Magenresektion mit einem in der Mittellinie verlaufenden Verwachsungsvorhang zu rechnen, geht man besser links unterhalb des Nabels ein. Auch ist der Nabel kein Fixpunkt, denn bei fettsüchtigen Patienten und Patienten mit Ascites wandert er weiter caudalwärts.

Der Untersucher überzeugt sich durch Gasaspiration und Austasten mit der Nadel davon, daß eine freie Gassichel über den Bauchorganen vorliegt. Ein ausreichend großes Pneumoperitoneum ist die Voraussetzung für eine sichere und diagnostisch effektive Laparoskopie. Nach einer glatten Schnittführung von ca. 1 cm parallel zur Gürtellinie wird unter drehender Bewegung der Laparoskoptrokar mit der wenig traumatisierenden kegeligen Spitze eingeführt (Abb. 5). Dabei fordert man den Patienten auf, zu pressen. Sobald die Trokarspitze mit der Hülse in die Bauchhöhle eingetreten ist, wird der Trokar sofort aus der Hülse herausgezogen, das Ventil schließt sich automatisch.

Die modernen Kaltlichtlaparoskope erlauben in nur leicht abgedun-

keltem Raum zu arbeiten. So kann der Untersucher besser die gesamte Situation überblicken und die Endoskopieschwester den Patienten sicherer beobachten.
Weniger erfahrene Ärzte benutzen zunächst ein Laparoskop mit Vorausblickoptik, wie zum Beispiel das Operationslaparoskop, weil sie so schon in der Trokarhülse erkennen können, ob diese frei in der Bauchhöhle liegt, und weil die Orientierung zunächst leichter erscheint. Dieses Endoskop darf aber keinesweg als Diagnostikinstrument verwandt werden.
Sieht man auf eine perlmutterglänzende Gewebeplatte, so liegt die Trokarhülse präperitoneal. Die Hülse muß dann mit liegendem Trokar noch etwas weiter vorgeschoben werden.
Wenn das Laparoskop ordnungsgemäß auf ca. 50 ° angewärmt ist, beschlägt es nach Einführen in die Bauchhöhle nicht. Unschärfe entsteht durch Verschmieren der Optik mit Blut, Fett oder Ascites im Trokar oder in der Bauchhöhle. Hier hilft nur sorgfältige Reinigung mit warmer steriler physiologischer Kochsalzlösung. Adhäsionen können die Sicht beeinträchtigen. Wenn sie nicht zu dicht und gefäßführend sind, lassen sie sich mit einer durch das Operationslaparoskop eingeführten Hakenschere durchtrennen. Meistens kann man die Adhäsionen jedoch mit dem Laparoskop umgehen.
In letzter Zeit hat sich für uns die Adhäsiolyse mit dem Endothermverfahren bewährt, das auf dem Prinzip beruht, das Gewebe auf 80 ° zu erhitzen. Dadurch werden die Gefäße coaguliert, so daß man ohne Nachblutung Adhäsionen durchtrennen kann. Therapeutisch findet dieses Verfahren insbesondere Anwendung beim Fitz-Hugh-Curtis-Syndrom, welches durch eine schmerzhafte Adhäsion als Folge einer intraperitonealen Gonorrhoe imponiert.
Selten kann die Luft durch das große Netz hindurch so insuffliert sein, daß dieses zusammen mit den Dickdarmschlingen am Peritoneum adhärent und keine freie Sicht auf die Leber zu gewinnen ist, sondern nur Dünndarmschlingen zu sehen sind. Bei diesem charakteristischen Situs muß die Trokarhülse zurückgezogen werden. Wenn die Bauchwand beklopft wird, fällt das Netz herunter und die Sicht auf die Leber wird frei.

2.11.4.3. Inspektion: Zunächst wird die freie Lage der Veress-Nadel überprüft. Wenn die Spitze der Pneukanüle das Omentum angeho-

Tabelle 3. Untersuchungspositionen der Laparoskopie (Abb. 6)

Position des Untersuchers und des Endoskopietisches	Inspektion mit intraperitonealer Panoramasicht
Position 0 Untersucher an der linken Patientenseite, flache Rückenlage	Freie Lage der Veress-Nadel. Rundblick im ganzen Abdomen und Inspektion des Peritoneums. Ausschluß von Verletzungen durch die Trokarspitze (Blut!). Coecum, Colon
Position 1 Untersucher an der linken Patientenseite, 15–20 ° cranial anheben und Rotation nach links um die Körperachse (Seitwärtslagerung)	Rechter (und linker) Leberlappen. Jeweils Übersicht und Detailbetrachtung mit Lupenvergrößerung, Ligamentum falciforme und Ligamentum teres. Standardposition zur Leberbiopsie Duodenum
Extrem bis 45 ° anheben und Rotation	Lateraler Teil des rechten Leberlappens
Position 2 Untersucher an der rechten Patientenseite, 15–20 ° cranial anheben und Rotation nach rechts um die Körperachse	Linker Leberlappen, ventral und dorsal. Ligamentum falciforme und Ligamentum teres. Omentum minus. Pankreas, Milz. Magen bis zur Kardia
Position 3 Untersucher an der rechten Patientenseite, Weiterführung der Position 2 auf maximal 40 °/45 ° (Extremposition, nicht ständig erforderlich)	Milz, Ligamentum phrenicocolicum, Ligamentum triangulare sinistrum, Zwerchfell mit Foramen (Hiatus) oesophageus
Position 4 Untersucher an der linken Patientenseite, 40 ° cranial senken und u.U. bis zu 45 ° maximale Rotation um die Körperachse nach links	Coecum, Appendix, Peritoneum. Kleines Becken: inneres weibliches Genitale

ben hat, wird dieses abgeschüttelt. Ein Netzemphysem tritt beim Anfänger gelegentlich auf. Wirkt es störend, kann weiteres Lachgas über den liegenden Trokar insuffliert werden.

Die leicht durchzuführende Lageveränderung des Patienten durch den elektromotorisch schwenkbaren Maquet-Endoskopietisch erlaubt eine dynamische Laparoskopie, also nicht nur eine Leber-, sondern auch eine Bauchspiegelung mit einer intraperitonealen Panoramasicht (Tabelle 3 und Abb. 6). Ein routinemäßiges Vorgehen nach diesem Schema wird dringend empfohlen, damit keine wichtige Information oder ein Zweitbefund übersehen wird.

Da in Position 3 gelegentlich eine Kollapsneigung besteht, kontrolliert die Endoskopieschwester das Verhalten des Patienten und sei-

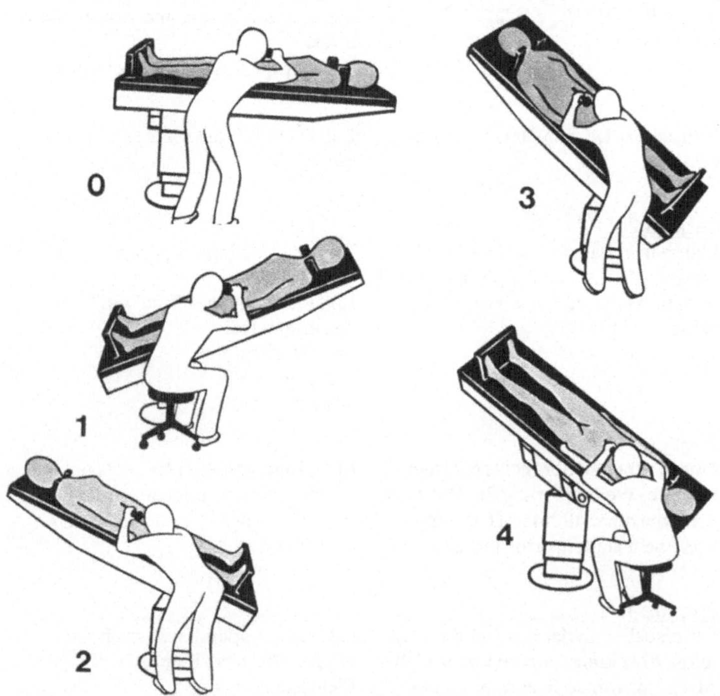

Abb. 6. Typische Untersuchungsposition bei der Laparoskopie zur Inspektion mit intraperitonealer Panoramasicht

nen Puls besonders sorgfältig. Der Patient wird aufgefordert, Schwindel, Übelkeit und Atemnot sofort mitzuteilen. Diese Beschwerden verschwinden sofort nach Kopftieflagerung.

2.11.4.4. Biopsie: Die Silverman-Nadel bevorzugen wir bei Vorliegen einer chronischen Hepatitis und Lebercirrhose, wenn es darauf ankommt, auch histologisch das Ausmaß der Bindegewebsvermehrung und des Umbaus zu erkennen, weil so ein großer zusammenhängender Gewebszylinder gewonnen werden kann. Sonst verwenden wir die Menghini-Nadel.

Die Silverman-Nadel kann percutan direkt oder über das Freiburger Biopsie-Besteck tangential ca. 1 cm in den rechten Leberlappen lateral der Gallenblase so eingestochen werden, daß der Punktionsort mit dem Laparoskop gut zu überblicken ist. Er sollte sich in der Regel im Bereich der Kuppe des rechten Leberlappens oder lateral davon befinden. Der Mandrin wird entfernt, die Spreizkanüle vorgestoßen und die Nadel unter rotierender Bewegung vorgeschoben. Geht man so vor, ist nicht mit einer stärkeren Nachblutung zu rechnen, weil die Gewebsentnahme in der Tiefe der Leber erfolgt. Man gewinnt dann aber mit noch größerer Wahrscheinlichkeit bei der ersten Punktion ausreichendes Gewebe.

Die wenig traumatisierende Biopsie mit der Menghini-Nadel läßt sich von einem zweiten Einstich aus oder durch das Operationslaparoskop durchführen. Der Punktionsort muß in jedem Fall mit dem Laparoskop gut zu beobachten sein, die Region um die Gallenblase sollte vermieden werden (Abb. 7). Routinemäßig bevorzugen wir den medialen Teil des rechten Leberlappens. Der linke Leberlappen wird nur bei umschriebenen Veränderungen oder diskrepanten Be-

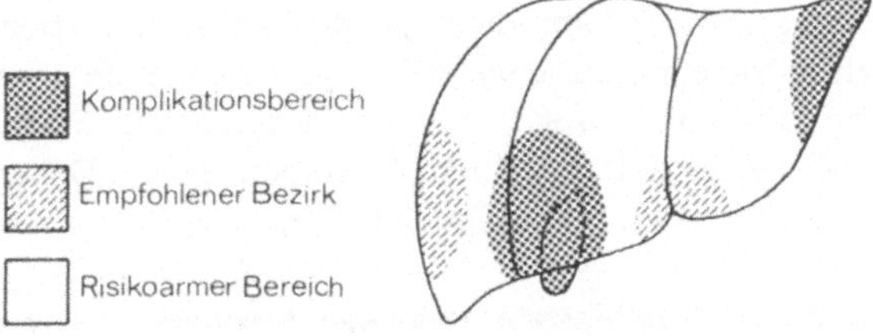

Abb. 7. Topographie zur Leberbiopsie

funden punktiert, weil er in manchen Fällen so dünn ist, daß die Dorsalseite mit der Punktionsnadel durchstochen werden kann und eine anhaltende Blutung unbemerkt bleibt. Auf jeden Fall ist der laterale Teil des linken Leberlappens zur Punktion wegen seines geringen Parenchymanteils und der besonderen Gefahr einer Nachblutung ungeeignet.

Umschriebene Veränderungen auf der Leberoberfläche, wie kleine Knötchen, aber besonders auch carcinomverdächtige Strukturen, können mit der Robbers-Zange sicher und ohne stärkere Traumatisierung excidiert werden. Bei Blutungsgefahr wegen starker Vascularisation bevorzugen wir die Feinnadel-Biopsie, für die sich die Chiba-Nadel auch eignet.

In vielen Fällen steht die Blutung nach der Biopsie von selbst. Sonst wird die Thermokauterknopfsonde zur Elektrocoagulation entweder durch die Kanüle der Silverman-Nadel oder durch das Operationslaparoskop bzw. den Trokar für den zweiten Einstich in die Bauchhöhle eingeführt und der Stichkanal zur völligen sicheren Blutstillung coaguliert. Die Blutstillung ist aber auch durch die Kompression mit der Sonde, die wieder in den Stichkanal eingeführte Silverman-Nadel mit Mandrin sowie tropfenweise Injektion von Suprarenin oder Trombinlösung in und auf den Stichkanal möglich.

Auch stärkere, mit den beschriebenen Methoden nicht stillbare Blutungen können durch Kompression eines mit Trombinlösung getränkten Tupfers, welcher an der Spitze des mit einer Faßzange armierten Operationslaparoskopes eingeführt wird, durch Kompression gestillt werden. Schließlich besteht darüber hinaus auch noch die Möglichkeit, das von den Chirurgen verwandte Fibrinschaum-Material so zurechtzuschneiden, daß es auf ähnliche Weise zur Blutstillung herangezogen werden kann.

In der Differentialdiagnose der Splenomegalie bei fehlendem portalen Hochdruck kann die ungefährliche Milzpunktion mit der Menghini-Nadel weiterhelfen. Mit einer kleinen Schere wird ein Schlitz in die Milzkapsel gesetzt und durch diesen Schlitz hindurch 2 bis maximal 6 größere Zangenbiopsien vorgenommen. Bei anderer Technik riskiert man größere Kapseleinrisse.

2.11.4.5. Kombinierte radiologisch-endoskopische Untersuchung: Die kombinierte radiologisch-endoskopische Untersuchung erschließt weitere diagnostische Möglichkeiten (S. 210 u. 215), auf die im Rahmen dieses kurzen Abrisses nicht eingegangen werden soll [14, 190, 202].

2.11.4.6. Laparoskopische Photographie: Dazu wird die sterile Untersuchungsphase unterbrochen, das Abdomen mit einem Schlitztuch steril abgedeckt und das Lumina-Photolaparoskop mit dem kleinen Elektronenblitz an der Spitze des Instrumentes eingeführt.
Eine Laparoskopie ohne Photodokumentation gleicht dem veralteten Verfahren der alleinigen Röntgendurchleuchtung der Thoraxorgane ohne die ergänzende dokumentierende Aufnahme. Die Laparoskopie hat nicht nur das Ziel, unter Sicht Lebergewebe zu gewinnen, sondern sie will zu einer Befundbeschreibung und Beurteilung gelangen. Die Photographie erstellt in hervorragender Weise das Dokument des makroskopischen Befundes und läßt darüber hinaus entscheidende Befundkriterien erkennen, die bei der Untersuchung selbst nicht zu erheben sind.
Die routinemäßige Photographie erfolgt auf Farbnegativfilm mit 5 × 5 cm großen Papierabzügen zur Dokumentation in der Krankengeschichte und zur wissenschaftlichen Auswertung, Dokumentation und Präsentation auf Color-Diapositivmaterial. Wird der photographische Befund sofort benötigt, setzt man die Polaroid-Kamera ein.
Dem intraabdominellen Elektronenblitz wird die Auslösung von Extrasystolen nachgesagt. Dies widerspricht aber sorgfältigen theoretischen Überlegungen, experimentellen Untersuchungen und praktischer Erfahrung. Der distale Elektronenblitz kann somit als sehr sicher angesehen werden. Selbstverständlich sind die elektrischen Kontakte und die Dichtigkeit der Kappe über dem Elektronenblitz zu überprüfen, damit keine Flüssigkeit eintritt. Es kommt sonst zu Fehlbelichtungen.
Die Ergebnisse der Farbphotographie mit intracorporalem Blitz sind denen mit dem extracorporalen Blitz in jeder Beziehung weit überlegen, wie eigene vergleichende Untersuchungen überzeugend gezeigt haben [10, 11].
Bei der Photographie ist zu beachten, daß nur das scharf auf dem Film abgebildet werden kann, was sich dem Auge des Untersuchers auch scharf darstellt. Zufriedenstellende Ergebnisse wird derjenige erreichen, der seine Aufnahme genau in der Schärfenebene durch-

führt, zu stark tangentiale Beleuchtung vermeidet und je nach Organhelligkeit und Abstand abgestufte Blitzstärken verwendet bzw. Kameraobjektive unterschiedlicher Brennweite von 70–110 mm einsetzt. Die Helligkeit wird wesentlich beeinflußt von der Leber-Eigenfarbe. Eine gelbe Fettleber reflektiert das Licht in einem wesentlich größeren Ausmaß als eine dunkelgrüne Leber bei Verschlußikterus.

2.11.4.7. Abschluß der Untersuchung: Nach Abschluß der Untersuchung wird die Bauchhöhle noch einmal sorgfältig überblickt und die Veress-Nadel unter Sicht herausgezogen, um zu sehen, ob es aus dem Stichkanal blutet. Dann wird nach Ablassen des Gases das Laparoskop und der Trokar entfernt, die Wunde durch Steristrip oder Naht verschlossen und mit einem Verband versorgt.

2.11.5. Indikationen

1. Differentialdiagnose des Ikterus
2. Abklärung pathologisch erhöhter Serumenzyme
3. Abklärung einer Leber- und Milzvergrößerung
   a) Chronische Hepatitis
   b) Cirrhose mit oder ohne Zeichen der portalen Hypertension
   c) Narbenleber
   d) Cystenleber
   e) Echinococcose
4. Ascites unklarer Ursache
5. Explorative Laparoskopie
   a) Tumorverdacht
   b) Metastasen, auch bei bekanntem Primärtumor
   c) Chronische Abdominalbeschwerden
   d) Adhäsion, chronische Appendicitis, Adnexitis
   e) Differentialdiagnose entzündlicher oder tumoröser Gallenblasenprozesse (negatives Cholecystogramm)
6. Notfallaparoskopie
7. Gynäkologische Fragestellung

Die Domäne der Laparoskopie in der morphologischen Leberdia-

gnostik ist in Deutschland unumstritten, weil hier der Informationsverlust bekannt ist, der durch die alleinige Verwendung der percutanen Leberbiopsie entsteht und bei chronischer Hepatitis bzw. Lebercirrhose zwischen 20 und 50% unzureichender diagnostischer Ergebnisse liegt [8, 9, 13, 15, 16].
Das Dilemma einer morphologisch begründeten Diagnose ohne makroskopischen Aspekt führt zu einer weiten Indikationsstellung der Laparoskopie. Findet sich bei sorgfältiger Palpation eine indurierte Leber, so sollte eine Laparoskopie vorgenommen werden, insbesondere wenn zwischen dem Ergebnis der percutanen Biopsie und den klinischen Befunden die geringste Diskrepanz besteht. Die Verlaufskontrolle laparoskopisch gesicherter diffuser Leberkrankheiten ist eine Indikation zur percutanen Leberbiopsie [9].Bei jedem unklaren negativen Cholecystogramm, besonders bei Verdacht auf ein Gallenblasencarcinom, und wenn der Patient Zweifel an der Operationsindikation hat, sollte laparoskopiert werden. Gewöhnt man sich an die routinemäßige Inspektion des gesamten übersehbaren Abdomens, stellt sich auch die Indikation der präoperativen Laparoskopie häufiger, so daß der Grad der Operabilität (Magencarcinom, Bronchialcarcinom) festgelegt und unnötige, den Patienten nur belastende Operationen vermieden werden. In den meisten Fällen ersetzt die Laparoskopie die Explorativlaparotomie, so z. B. auch in der Stadieneinteilung der Lymphogranulomatose.
Viel zu selten wird noch von den Möglichkeiten der Notfall-Laparoskopie Gebrauch gemacht [4].

2.11.6. Kontraindikationen

Bei der portal dekompensierten Lebercirrhose mit Ascites wird man tunlichst eine Laparoskopie vermeiden. Dies gilt auch für alle Fälle, bei denen die oben genannten Voraussetzungen nicht erfüllt sind. Da in seltenen Fällen nach einer Laparoskopie ein Herzinfarkt beobachtet wurde, ist bei Patienten mit einer Coronarinsuffizienz die Indikation zur Laparoskopie streng zu stellen. Als Kontraindikationen sind schwere Blutgerinnungsstörungen, ausgeprägtes Cor pulmonale, überhaupt kardiale Dekompensation und exzessiver Bluthochdruck anzusehen. Die Hiatushernie stellt entgegen früherer Anschauungen keine Kontraindikation dar [5].

2.11.7. Komplikationen

1. Präperitoneales oder Netzemphysem
2. Blutungen aus dem Stichkanal, Verletzung der großen Gefäße mit der *Veress*-Nadel und daraus resultierenden schweren Blutungen oder Luftembolie
3. Verletzungen durch den Laparoskoptrokar mit Eröffnung adhärenter Darmschlingen, der Leber mit profuser Blutung oder großer Gefäße, besonders bei portaler Hypertension (Caput Medusae)
4. Einrisse von Adhäsionen mit Blutungen
5. Mediastinalemphysem
6. Kreislaufkollaps und Herzrhythmusstörungen
7. Folgen der Leberpunktion (s. Kapitel „Percutane Leberbiopsie", S. 167).

Nach einer von Brühl veröffentlichten Sammelstatistik betrug die Letalität bei 63845 Laparoskopien mit 48766 gezielten Leberpunk-

Tabelle 4. Komplikationen und Zwischenfälle bei 63845 Laparoskopien mit 48766 gezielten Leberpunktionen

Blutungen	42
Gallige Peritonitis	34
Hautemphysem	366
Pneumomentum	803
Mediastinalemphysem	50
Anstechen des Darmes	47
Pneumothorax	18
Luftembolie	1
Hernien	8
Schwerer Kollaps	166
Verschiedene Zwischenfälle	40
Todesfälle	19
Insgesamt	1594

tionen 0,029%. Die Todesursachen waren in erster Linie gallige Peritonitis (8mal) und Blutungen (7mal). Eine neuere Umfrage von Look ergab 1974 eine Letalität von nurmehr 0,014%.
Für die Beurteilung des Risikos einer operativen Untersuchungsmethode genügt es nicht allein, nur die Todesfälle zu registrieren, vielmehr müssen auch nicht tödlich auslaufende Zwischenfälle beobachtet werden, die sich aus der Tabelle 4 ergeben, die der Arbeit von Brühl entnommen ist.

Literatur

1. Beck, K.: Atlas der Laparoskopie. Stuttgart: Schattauer 1968
2. Brühl, W.: Zwischenfälle und Komplikationen bei der Laparoskopie und gezielter Leberpunktion. Dtsch. med. Wschr. *91*, 2297 (1966)
3. Erb, W., Kröhl, R.: Über die Füllung des Pneumoperitoneums mit verschiedenen Gasen. In: Lindner, H. (Hrsg.): *Grundlagen und Fortschritte der Laparoskopie.* Gräfelfing: Demeter 1970
4. Fahrländer, H.: Die Laparoskopie bei abdominellen Notfällen. Dtsch. med. Wschr. *94*, 890 (1969)
5. Henning, H.: Die Laparoskopie bei der Hiatushernie. In: Lindner, H. (Hrsg.): *Grundlagen und Fortschritte der Laparoskopie.* Gräfelfing: Demeter 1970
6. Henning, H., Look, D., v. Braun, H., Lüders, C. J.: Die Laparoskopie heute. Intern. Prax. *11*, 385 (1972) und *12*, 31, 385 (1972)
7. Lent, H.: Versuche zu einer Vario-Optik. In: Lindner, H. (Hrsg.): *Fortschritte der gastroenterologischen Endoskopie, Bd. 5.* Baden-Baden: Witzstrock 1973
8. Lindner, H.: Die perkutane Leberbiopsie mit der Menghininadel. Med. Welt *1962*, 2265
9. Lindner, H.: Grenzen und Gefahren der perkutanen Leberbiopsie mit der Menghininadel. Dtsch. med. Wschr. *92*, 1751 (1967)
10. Lindner, H.: Endoscopy *1*, 1 (1969)
11. Lindner, H.: Die zwei Prinzipien der laparoskopischen Technik: Panoramaübersicht und Lupenbetrachtung. In: Heinkel, K., Lindner, H. (Hrsg.): *Moderne gastroenterologische Endoskopie.* Gräfelfing: Demeter 1971
12. Lindner, H.: The Technique of Laparoscopy. 16 mm Farbtonfilm im Verleih Dr. Madaus & Co., Köln 1972
13. Lindner, H. (Hrsg.): *Laparoskopie und Leberbiopsie.* New York: Witzstrock 1975

14. Lindner, H.: Indications for Laparoscopy. 16 mm Farbtonfilm im Verleih Dr. Madaus & Co., Köln 1977
15. Vido, E., Winckler, K.: Diagnose der Leberzirrhose anhand laparoskopischer und histologischer Befunde. Med. Klin. *67*, 400 (1972)
16. Wannagat, L.: Indikation zur direkten Cholecystcholangiographie und Cholangiographie. Dtsch. med. Wschr. *94*, 2111 (1969)
17. Wildhirt, E.: Bedeutung und Wert der Laparoskopie und gezielten Leberpunktion. Stuttgart: Thieme 1964
18. Wildhirt, E.: Laparoskopie und Leberbiopsie. Wien. med. Wschr. *120*, 66 (1970)

2.12. Laparoskopische Darstellung und Biopsie des Pankreas

D. Look und H. Henning

2.12.1. Instrumentarium

Instrumentierhülse (∅ 3 mm) mit Trokar und automatischem Klappenventil, Taststab, Schere und Biopsiezange mit Doppellöffelmaul aus dem Zubehör für das Operations-Laparoskop nach Jacobs-Palmer. Kanüle 20 cm, Pravaz Nr. 1 (Richard Wolf GmbH, Knittlingen).

2.12.2. Vorbereitung

Wie zur Laparoskopie (am Abend vor der Untersuchung 25 mg Doxepin (Aponal) i.m., 2 Std vor der Untersuchung 25 mg Doxepin i.m., 1 Std vor der Untersuchung 1 Amp. Scophedal schwach i.m.) zusätzlich bei der Pankreasbiopsie 500000 KIE Aprotinin (Trasylol, Antagosan) täglich, bis die Amylasewerte im Serum und im 24-Stunden-Sammelurin normalisiert sind.

2.12.3. Nachsorge

Amylasebestimmung im Serum und 24-Stunden-Sammelurin täglich bis zur Normalisierung. Solange 500000 KIE Aprotinin täglich. Nulldiät nicht erforderlich.

2.12.4. Technik

Inspektion: Der Bereich des Pankreaskopfes kann in Linkslage und bei leicht erhöhtem Kopfende des Untersuchungstisches ohne weiteres übersehen werden, wenn nicht zu viel Fett zwischen den beiden Peritonealblättern des Omentum majus liegt. Im Idealfall ist diese Bauchfellduplikatur glasartig durchsichtig, so daß das Pankreas bei Weitsicht intraperitoneal zu liegen scheint. Erst bei Nahsicht fallen dünne hellrote, geschlängelt verlaufende Netzgefäße über dem Pankreasgewebe auf, die sich auf diesem verschieben lassen. Das gelblich-orangefarbene Pankreasparenchym läßt sich vom Fettgewebe durch das Fehlen des für das Fett charakteristischen Glitzerns identifizieren [1]. Es schmiegt sich der Innenkontur des duodenalen „C" an und weist hier 2–3 typische strohhalmdicke pankreaticoduodenale Blutgefäße auf, die von der medialen Wand des Duodenum descendens auf den Pankreaskopf ziehen (Abb. 1). Mit Hilfe des Taststabes, der ca. 2 Qf rechts und cranial vom Nabel eingeführt wird, können Konsistenz und Verschieblichkeit des Organs bestimmt werden, und auch bei mittlerem Fettgehalt des Omentum majus gelingt es durch Verschiebung des Netzes oft, doch eine durchsichtige Lücke zu fin-

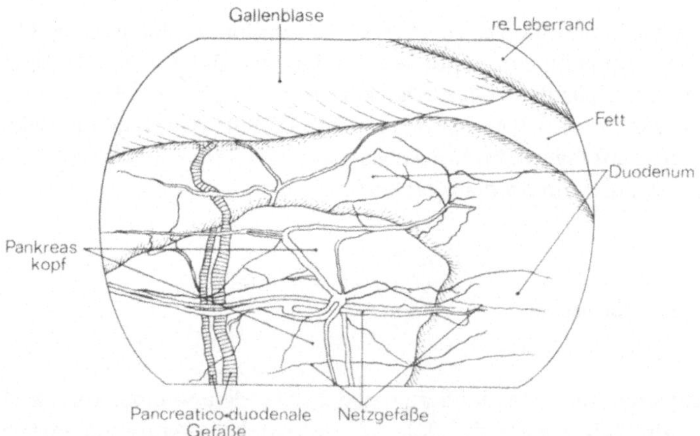

Abb. 1. Situs des Pankreaskopfes bei der Laparoskopie

den, durch welche Stück für Stück der Pankreaskopf inspiziert werden kann.
Ein ähnliches Vorgehen wird zur Inspektion des Pankreaskörpers angewendet. Hier handelt es sich jedoch um eine Pancreoskopie durch das Omentum minus hindurch, das besonders bei alten Patienten im Bereich der kleinen Magenkurvatur fettarm und durchscheinend ist und manchmal eine Beurteilung von großen Teilen des Corpus bis zur Cauda pancreatis gestattet. Zu diesem Zweck werden die Patienten in Rechtskantung und Kopf-Hochstellung gelagert. Oft muß der laterale linke Leberlappen mit dem „Rücken" der Seitblick-Optik angehoben werden, um genügend Abstand zur kleinen Magenkurvatur und zum Pankreas zu gewinnen [2]. Der Taststab wird zweckmäßigerweise medial und cranial vom Laparoskop, etwa 1 QF links von der Medianlinie und 1 QF caudal vom Rippenbogen bzw. Xiphoid eingeführt, um wie üblich das Laparoskop mit der rechten Hand führen und mit der linken Manipulationen durchführen zu können.
Die Photodokumentation des Pankreaskopfes wie des -körpers ist in den angegebenen Lagerungen des Patienten leicht möglich, wobei auch die benutzten Hilfsinstrumente photographisch festgehalten werden können.
Eine direkte Pancreoskopie und -biopsie nach Eröffnung des großen Netzes während der Laparoskopie bzw. die „Bursoskopie" durch das Foramen Winslowi stellen theoretisch interessante Möglichkeiten zur Beurteilung des gesamten Pankreas und der Magenhinterwand dar [3]. Die technischen Voraussetzungen dafür sind größtenteils realisiert. Ob diese Methode praktische Bedeutung erlangen wird, muß abgewartet werden.

Biopsie: Der Pankreaskopf sollte wegen der Vielzahl und der Inkonstanz der Ausführungsgänge grundsätzlich mit einer Doppellöffelmaulzange und nicht mit der Menghini-Nadel biopsiert werden. Allenfalls kann bei dringendem Verdacht auf ein Pankreaskopf-Carcinom (bei vergrößertem und derbem Caput pancreatis) eine fineneedle-biopsy mit cytologischer Auswertung durchgeführt werden (S. 67). Mit der Biopsiezange ist die Gewinnung von Gewebepartikeln, die eine histologische Beurteilung gestatten, risikoarm. Zunächst muß mit der Schere eine ca. 5 mm lange Lücke in das vordere

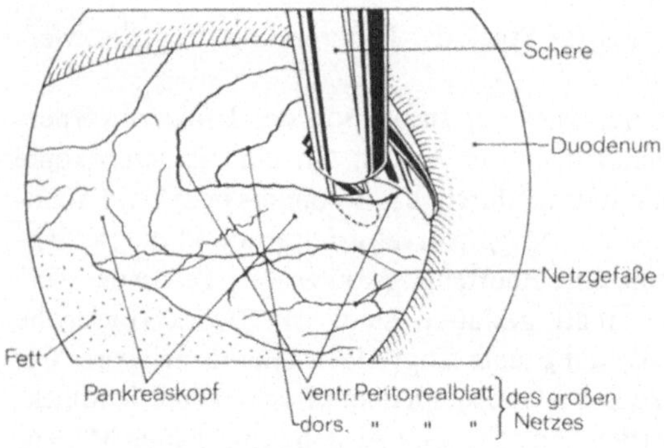

Abb. 2. Freilegung des Pankreas durch Incision beider Peritonealblätter des großen Netzes

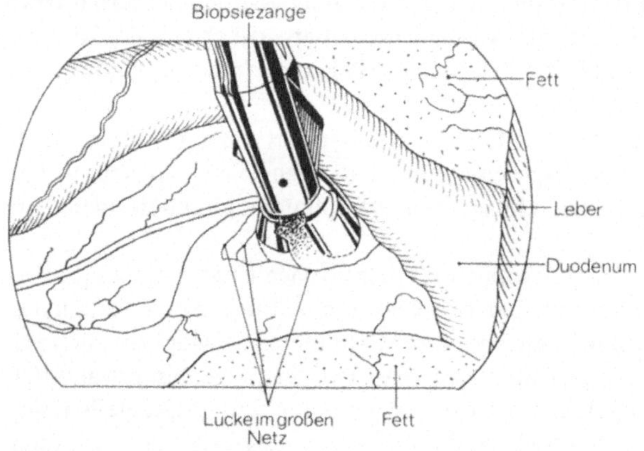

Abb. 3. Biopsie des freigelegten Pankreasgewebes mit der Doppellöffelmaulzange

und das hintere Peritonealblatt des großen Netzes geschnitten werden, damit die Zange nicht auf dem Peritoneum abgleitet (Abb. 2). Dabei auftretende Blutungen sind gewöhnlich geringfügig. Mit der halbgeöffneten Biopsiezange (auch flexible Gastrobiopsiezangen mit Fixierstachel können verwendet werden) werden 2–3 Bioptate entnommen, wobei meist keine nennenswerte Blutung auftritt (Abb. 3). Anschließend instillieren wir mit einer 20 cm langen Nadel Aprotinin (Trasylol, 500000 KIE) zwischen das große Netz und den Pankreas-

kopf. Die Pankreasbiopsie einschließlich Netzincision ist im allgemeinen schmerzlos, allenfalls wird beim Abzupfen des Pankreasgewebes mit den geschlossenen Biopsie-Branchen ein kurzer stechender Schmerz angegeben.
Im Bereich des Pankreaskörpers kann neben der beschriebenen Zangenbiopsie auch eine Aspirationsbiopsie mit feinen Nadeln Pravaz Stärke 1 zur cytologischen Beurteilung erfolgen. Auch dünne Menghini-Nadeln sind mit Erfolg benutzt worden. Wegen des normalerweise weichen und sehr nachgiebigen Gewebes und der dadurch erhöhten Gefahr dorsal liegende Organe wie Aorta oder Niere zu verletzen, sollte die Indikation zur Menghini-Punktion auf deutlich verdickte, prominente Partien des Pankreaskörpers beschränkt werden.

2.12.5. Indikationen

Die Indikation zur *Pankreasdarstellung*, zumindest zu deren Versuch, besteht bei jeder Laparoskopie. Zur umfassenden laparoskopischen Diagnostik gehört auch die Beurteilung von Pankreaskopf und -körper, soweit sie nicht durch ein zu fetthaltiges Omentum dauernd verdeckt werden. Die Laparoskopie wird durch diese wichtige zusätzliche Information auch bei Benutzung der Tastsonde praktisch nicht verlängert.
Der Wert der laparoskopischen *Pankreasbiopsie* wird dagegen vielfach insofern überschätzt, als die histologische oder cytologische Bestätigung eines Pankreascarcinoms erwartet wird. Für die Frühdiagnose eines (noch operablen) Pankreascarcinoms ist aber die laparoskopische Biopsie ungeeigent, weil sich 60–70% der Carcinome im „Kern“ des Pankreaskopfes und der Rest in der Tiefe des Körpers und des Schwanzes entwickeln, wo sie nicht gezielt biopsiert werden können. Eine Ausnahme bilden schon an die Vorderfläche des Pankreas durchgebrochene Carcinome, die noch keine Metastasen gesetzt haben. Bei Verdacht auf ein beginnendes Pankreascarcinom oder bei laparoskopisch festgestellten Pankreasveränderungen sollten daher immer eine Duodenoskopie mit Kontrastdarstellungen des Ductus Wirsungianus und nach Möglichkeit eine cytologische Unter-

suchung des dabei aspirierten Pankreassekrets in die Diagnostik eingeschlossen werden (S. 65 u. 93).
Auch eine chronisch rezidivierende Pankreatitis unspezifischer Genese mit exkretorischer Pankreasinsuffizienz läßt sich mit Hilfe eines Pankreozymin-Secretin-Tests und gegebenenfalls einer Wirsungianographie sicherer diagnostizieren als mittels Pankreasbiopsie.
Die Indikation zur Pankreasbiopsie beschränkt sich u. E. auf den pathologisch-anatomischen Nachweis einer rezidivierenden Pankreatitis mit Sklerose bei chronischem Alkoholismus und einer Pankreassiderose bei Siderophilie. Diese Diagnosen sind gutachterlich wichtig und auf keine andere Weise zu stellen.

2.12.6. Kontraindikationen

Bei blutchemischen Hinweisen auf eine akute Pankreatitis bzw. bei stark vergrößertem und blutig imbibiertem Pankreas ist eine Biopsie kontraindiziert. Bei Coagulopathien muß die Indikation, wie auch zur Leberbiopsie, sehr streng gestellt werden. Bei tumorösen Gallenwegsverschlüssen und bei Lebermetastasen ist die Pankreasbiopsie unnötig.

2.12.7. Komplikationen

Bei Beachtung der angegebenen prophylaktischen Maßnahmen sind keine Komplikationen bekannt geworden. Nach einer Pankreasbiopsie kommt es allerdings in etwa der Hälfte der Fälle zu deutlichem Anstieg der α-Amylase im Serum und im Urin. Diese Veränderungen normalisieren sich jedoch regelmäßig nach wenigen Tagen. Selten auftretende gürtelförmige Schmerzen nach der Biopsie können die Gabe eines Analgeticums notwendig machen.

Literatur

1. Look, D., Henning, H., Lüders, C. J.: Darstellung und Biopsie des Pankreaskopfes bei der Laparoskopie. Z. Gastroent. *10*, 109 (1972)
2. Meyer-Burg, J.: The inspection, palpation and biopsy of the pancreas by peritoneoscopy. Endoscopy *4*, 99 (1972)
3. Strauch, M., Lux, G., Ottenjann, R.: Infragastric Pancreoscopy. Endoscopy *5*, 30 (1973)

2.13. Fiberendoskopie des Ductus choledochus und des Ductus Wirsungianus

M. Classen

2.13.1. Fibercholedochoskopie

Etwa 8–30% der Konkremente bleiben nach Operationen wegen Choledocholithiasis im Gallengang zurück [5]. Mittels der Cholangioskopie kann diese Rate auf 0–3% reduziert werden (WILDEGANS [5]). Neuerdings gelingt es, auf peroralem Wege das Gallengangsystem endoskopisch zu inspizieren [2, 3, 4].

Instrumentarium

Neben den herkömmlichen starren Cholangioskopen, deren erstes 1953 von WILDEGANS entwickelt wurde, existieren nunmehr flexible Choledochoskope (z. B. CHF/B2, Olympus Opt, Co., Hamburg). Diese Instrumente besitzen die Charakteristika eines Fiberendoskopes. Die Bildübertragung wird über Fiberglasbündel, das Kaltlicht durch zwei Lichtträgerbündel vermittelt. Ein Instrumentierkanal kann zu Spülung und Gewebsentnahme verwendet werden. Der optische Öffnungswinkel beträgt 62 °, die Tiefenschärfe 3–50 mm. Das Instrument hat einen Durchmesser von 5,7 mm. Bei der peroralen Cholangioskopie wird ein dünnes Fiberendoskop (2 mm) durch den Instrumentierkanal eines Duodenoskopes (z. B. Olympus GFB 2) transpapillär in das Gallengangsystem geführt.

Technik

Die intraoperative Cholangioskopie wird im Rahmen der Laparotomie nach Eröffnung des Ductus choledochus möglich. Das Endoskop wird durch eine Incision in den Gallengang eingeführt. Das Instrument wird durch einen Spültubus geleitet, der Ductus choledochus durch eine aufblasbare Manschette abgeschottet. Durch dieses geschlossene System kann Spülflüssigkeit über den Tubus abgesaugt werden, so daß das Operationsfeld nicht überschwemmt wird [6].
Die optischen Eigenschaften des Instrumentes CHF sind gut, die Flexibilität gestattet die Inspektion des ableitenden Gangsystems bis zu den Gängen 2. Ordnung. In der anderen Richtung kann die Papilla Vateri durchfahren werden, zuweilen dient die vorsichtig vorgeschobene Biopsiezange als Pfadfinder. Steinfaßzangen liegen noch nicht vor, theoretisch besteht jedoch die Möglichkeit, einen Fogarty-Katheter zu diesem Zweck zu verwenden. Die perorale transpapilläre Cholangioskopie erfordert ein besonders dünnes Endoskop. Dies durch ein Trägerinstrument (Motherscope) in den Gallengang eingeführte Endoskop (Babyscope) gestattet die direkte Inspektion bis in die Gänge 2. Ordnung. Die verfügbaren Prototypen erfüllen bezüglich Steuerbarkeit, optischer Qualität und Dauerhaftigkeit aber noch nicht die Anforderungen, die an endoskopische Routineinstrumente zu stellen sind.

Komplikationen

Komplikationen der Fibercholangioskopie, wie z. B. instrumentelle Perforationen des Gallengangs, Einreißen der Choledochotomiewunde oder Infektion sind bislang nicht bekannt geworden.

2.13.2. Endoskopie des Pankreasganges (Pankreaticoskopie, Wirsungoskopie)

Die Endoskopie des Pankreasganges kann intraoperativ descendierend nach Kappung des Pankreasschwanzes oder ascendierend durch die Papilla Vateri erfolgen [1]. Erste Erfahrungen mit der peroralen Pankreaticoskopie liegen vor [2, 3].

Instrumentarium und Technik

Intraoperative Pankreaticoskopie: Bei normalkalibrigem Ductus Wirsungianus wird ein entsprechend dünnes Endoskop (z. B. Bronchoskop BF-3 A, Fa. Olympus Opt. Co. Hamburg) mit einem Durchmesser von 3,2 mm eingesetzt. Die Instrumentenspitze kann um 180 ° nach oben und 30 ° nach unten abgewinkelt werden. Bei dilatiertem Gangsystem kann das Choledochofiberskop CHF, Typ B2, welches oben detaillierter beschrieben worden, ist, verwendet werden. Das dünne Bronchoskop enthält keinen Instrumentierkanal, die notwendige Spülung während der Untersuchung kann durch einen etwa 1 mm starken Plastikkatheter erfolgen, welcher neben dem Instrument in den Gang eingeführt und kontinuierlich mit steriler Kochsalzlösung perfundiert wird. Aus dem Gang fließende Spülflüssigkeit wird abgesaugt.
Für die perorale Pancreaticoskopie wird der gleiche Prototyp wie für die perorale Cholangioskopie verwendet.

Indikationen

Wichtigste Indikation ist die Differentialdiagnose chronische Pankreatitis-Pankreascarcinom. Auch mit Hilfe der ERCP sind nur indirekte Röntgenzeichen zu gewinnen, welche eine klare Unterschei-

dung nicht zulassen. Da jedoch 90% der Pankreascarcinome von den Gangepithelien ausgehen, dürften die Endoskopie und die Möglichkeit zur gezielten Gewebsgewinnung aussichtsreiche Methoden darstellen.
An der Verbesserung des „Mutter und Kind"-Endoskopes wird gearbeitet. Diese Kombination soll routinemäßig die transpapilläre Einführung eines dünnen Endoskopes gestatten.

Literatur

1. Classen, M., Schwemmle, K., Demling, L.: Endoscopy of the pancreatic duct. Endoscopy *4*, 221–223 (1972)
2. Kawai, K., Nakajina, M., Akasaka, J., Shimamotu, K., Murakami, K.: Eine neue endoskopische Technik: Die perorale Choledocho-Pancreaticoskopie. Leber Magen Darm *6*, 121–124 (1976)
3. Rösch, W., Koch, H., Demling, L.: Peroral cholangioscopy. Endoscopy *8*, 172–175 (1976)
4. Schaudig, A., Lukas, M., v. Bary, S.: Erste Erfahrungen mit einem verbesserten Cholangioskop. In: Fortschritte der Endoskopie, Vol. 4 (Ed. Ottenjann, R.) Stuttgart: Schattauer 1973
5. Wiendl, H. J., Piger, A.: Erste Erfahrungen mit einem neuen flexiblen Choledochoskop bei Eingriffen an den Gallenwegen. In: Fortschritte der Endoskopie, Vol. 4 (Ed. Ottenjann, R.) Stuttgart: Schattauer 1973

2.14. Laparoskopische Splenoportographie

L. Wannagat

Junge italienische Chirurgen (Abeatici und Campi) aus der Doggliotti'schen Schule) berichten 1951 [1] über ein im Tierexperiment erarbeitetes Verfahren, Kontrastmittel unter Röntgen- und Fernsehkontrolle transcutan in die Milz zu injizieren und damit den Pfortaderkreislauf darzustellen. Die Methode ist ein Jahr später von dem französischen Chirurg Leger [1] auch am Menschen angewandt worden. Die Röntgenologen bevorzugen heute noch diese Variante, die wir als „blinde" Splenoportographie bezeichnen, da der Einstich auch bei Anwendung mannigfaltiger technischer Hilfsmittel nicht unter unmittelbarer Kontrolle durch das Auge erfolgt.
Die *laparoskopische Splenoportographie* [1] hat wesentliche Vorteile. Der Proband atmet während der gesamten Untersuchung frei und unbehindert. Die Untersuchung wird in einer beweglichen Mulde ohne Zeitdruck routinemäßig in horizontaler Rechtslage durchgeführt, bei besonderer Fragestellung wahlweise oder kombiniert in Kopftieflage oder Vertikalisation. Eine solche dynamische Anwendung der Methode gestattet in jedem Fall eine verläßliche Aussage über die strukturelle Topographie der Leber und die Hämodynamik des Pfortaderkreislaufes. Mit dieser Technik (Lagewechsel des Probanden) ist ein positiver orthostatischer Effekt als Frühsymptom einer Strömungsverlangsamung im Pfortaderkreislauf zu erfassen. Die Stromumkehr (zentrifugale Refluxe) bei intrahepatischer Blockbildung, z. B. fortgeschrittener Cirrhose, kann leicht objektiviert werden; die Möglichkeit der Anwendung der retrograden Splenoportographie [2] bei fehlender bzw. laparoskopisch nicht einsehbarer Milz (transhepatische Kontrastmittelinjektion auf Segmentebene in Linkslage) ist gegeben. – Charakteristische Langzeitkurven des Milzpulpadruckes gestatten einen Einblick in die Milzfunktion, was wie-

derum eine Beurteilung der Belastbarkeit und funktionellen Beschaffenheit der portalen Strömungssituation erlaubt. Die Bilddokumentation, -auswahl und -korrektur sind stets flexibel und der individuellen Situation angepaßt. Der Nachweis einer sog. stehenden Blutsäule (das Zurückbleiben einer Kontrastmittelplombe bis zu 10 und mehr Minuten nach Injektionsbeginn in Milznähe, im prähepatischen Anteil der Vena portae oder im Ansatz größerkalibriger Intestinalgefäße) ist wichtig für die Diagnose, Prophylaxe und Therapie intravitaler Thrombenbildungen. Das Phänomen ist nur bei der laparoskopischen Splenoportographie zu sehen, weil dieses Verfahren keine zeitliche Begrenzung kennt. Die Milzgröße wird bei stetigem Lagewechsel unmittelbar visuell bestimmt, die Organfunktion pharmakokinetisch und apparativ kontrolliert. Es ist möglich, den Eingriff in der gleichen Sitzung bis zu 9mal und mehr zu wiederholen, wenn alle drei Milzsegmente mehrere Male beansprucht werden. Weitere differenzierte Verfahren können der Untersuchung angeschlossen werden. Es sind dies die Segmentportographie, Segmentvenographie, Segmentarteriographie und die selektive Lymphographie [3], bei denen nicht mehr das ganze Organ, vielmehr dessen Teile, diese aber sehr genau untersucht werden; eine direkte Methode (transhepatische, *intravasale* Kontrastmittelinjektion) ist stets einem indirekten Verfahren (Kontrastmittelinjektion in das *Parenchym* der Milz bei der Splenoportographie) überlegen. Bildqualität und -kontrast sind bei bestehendem Pneumoperitoneum besonders gut. Die Möglichkeit der Elektrocoagulation bei starker Blutung ist außerordentlich hilfreich.

2.14.1. Instrumentarium

Instrumentarium und Methode wie bei der Laparoskopie (S. 176). Für die Anlage des Pneumoperitoneums benutzen wir zunächst eine Anaesthesienadel (Länge 15 cm, Durchmesser 0,8 mm), um durch ein sorgfältiges Austasten eine räumliche Orientierung über die topographischen Verhältnisse im Bauchraum zu gewinnen. Das hat sich bei Verwachsungen, insbesondere wenn diese stark vascularisiert sind, und bei Umgehungskreisläufen zur Vermeidung von Stichverletzungen und Blutungen bewährt (Zahl der Laparoskopien 10137). Dann benutzen wir die eigentliche Pneu-Nadel (Länge 10 cm, Durchmesser 1 mm mit Mandrin und Doppelkanal im Schaft), Kanüle für die Punktion der Milz (im distalen Fünf-Zentimeter-Abschnitt im Abstand von 1–2 cm gezeichnet, Länge 17 cm, Durchmesser 1,2 mm), gestielter Tupfer[1], Coagulationsstab, Siemens-Sireskop mit Spezialgerät und aufsetzbarer, beweglicher Mulde (Zwei- bzw. Dreiplattenwechsler, Aufnahmen in Großformat (35 × 35), individuelle Bildwahl).

2.14.2. Vorbereitung

Am Vorabend Schleimsuppe, Einlauf; eine halbe Stunde vor dem Eingriff: 1 ml Pantopon, Valium (2 ml/10 mg), bei kreislauflabilen Probanden Atropin, sulfuric. Thilo (1 ml/0,5 mg).

2.14.3. Nachsorge

Für die folgende Nacht ein Allional – Zäpfchen, soweit notwendig Novalgin (5 ml), Buscopan compositum, Puls- und Leukocytenkontrolle, Temperaturüberwachung. Kost: Am gleichen Abend Tee, am Tage nach der endoskopischen Untersuchung morgens Schleim, mittags Suppe (Grieß-, Reis- oder Einlaufsuppe), abends Brei, am folgenden Tag passierte Kost, dann Normalkost.

---

[1] Fa. Wolf, Knittlingen, nach eigenen Angaben.

2.14.4. Technik

Der Patient liegt in horizontaler Lage. Er kann in die Links- und Rechtslage gedreht, bei Bedarf auch bis zu 45 ° aufgerichtet werden. Dies ist wichtig, insbesondere bei schlecht einsehbarer, z. B. durch Verwachsung hochgestellter und fixierter Milz; auch wenn große Teile der Milz durch einen extrem großen linken Leberlappen bedeckt sind. Der Einstich soll von der medialen Organbegrenzung in das mittlere bzw. caudale Segment, 4–5 cm tief, achsengerecht und segmentzentral erfolgen (Abb. 1 a/b). Weniger wichtig ist, die Kanülenspitze hilusnahe zu setzen. Das vergrößert die Gefahr von Gefäßverletzungen, auch der Arterienäste. Das Eingehen von der ventralen Fläche hat den Nachteil, daß die Kanüle leicht das Organ durchsticht, was zur Folge hat, daß das Kontrastmittel retro- und paralienal deponiert wird und in die freie Bauchhöhle abfließt. Wir verwenden Natriumiodtalamat (0,48 g Jod/ml). Es kommt dann sehr rasch zu erheblichen Schmerzen im linken Hypochondrium, zu Brechreiz und bei größeren Kontrastmittelmengen zu Schocksymptomen. Nur ausnahmsweise sollte das craniale Segment gewählt werden. Die Nähe der Zwerchfellkuppe und damit die Möglichkeit einer Lungenverletzung (artefizieller Pneumothorax), auch einer reaktiven Pleuraentzündung sind hierbei gegeben. Über die portalen Kreislaufverhältnisse orientiert der *Decholintest* [4]. Ist dieser eindeutig positiv, so kann davon ausgegangen werden, daß die Nadel in der Milz richtig liegt. Am Vortage wird die Arm-Zungen-Zeit bestimmt (5 ml Decholin werden in die Cubitalvene injiziert und die Zeit bis zur Angabe eines Bitterkeitsempfindens auf der Zunge gemessen), bei der Splenoportographie erfolgt die Injektion in die Milz. Die Differenz zwischen der Milz-Zungen- und Arm-Zungen-Zeit ergibt die Portalzeit. Normalerweise empfindet der Patient nach 25–40 sec ein Bittergefühl auf der Zunge. Diese Zeit kann bis auf 60 sec verlängert sein. Danach ist mit einem negativen Test zu rechnen. Bei Umgehungskreisläufen, beim spontanen splenorenalen Shunt, bei der Stromumkehr kann die Milz-Zungen-Zeit außerordentlich kurz sein, so daß die Portalzeit im Einzelfall Null, ja sogar negativ (Minuswert) ist. Das Ausbleiben jeder Reaktion (Lippen und Zunge feucht halten!) kann mit der Funktion der einzelnen Milzsegmente, insbeson-

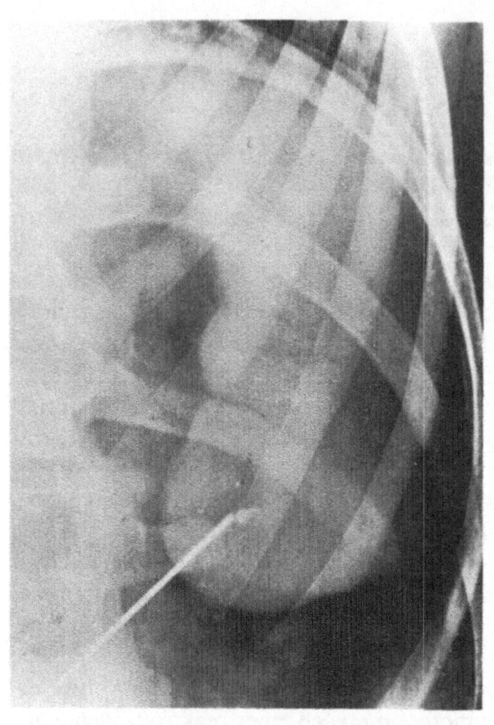

Abb. 1a. Laparoskopische Splenoportographie. Falsche Kanülenlage

dere deren Autonomie [4] zusammenhängen. Wenn Reproduzierbarkeit besteht, ist dies ein Hinweis für eine Strömungsverlangsamung (portale Stase), in deren Folge es zu einer Milzinsuffizienz (Fibroadenie bzw. Milzdekompensation nach Ewerbeck [4]) kommen kann. Ist der Decholintest negativ, ohne daß ein organischer Befund vorliegt, dann hängt dies mit der Struktur und Funktion der Endstrombahn und dem Phasenablauf in den einzelnen Milzsegmenten zusammen. Charakteristisch für eine solche Situation ist, daß der Test nach einiger Zeit (spätestens nach 20 min) spontan wieder positiv wird. Er ist negativ, wenn der ableitende, venöse Gefäßschenkel der terminalen Strombahn geschlossen und der arterielle offen bzw. beide Sphincteren geschlossen sind (Füll- und Speicherphase, Knisely 1936 [4]); in der Strömungs- (sowohl der venöse als auch der arterielle Gefäßschenkel sind offen) und Entleerungsphase (der arterielle Schenkel ist geschlossen, der venöse offen) wird er wieder positiv [4].

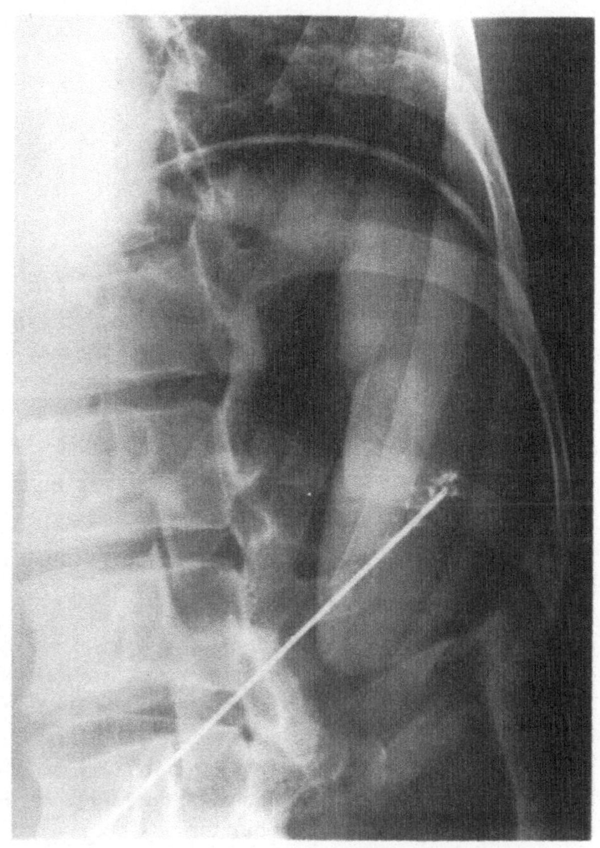

Abb. 1b. Laparoskopische Splenoportographie. Richtige Kanülenlage

Eine weitere Vorsichtsmaßnahme für das Gelingen der Splenoportographie ist das Vorspritzen von 5 ml Conray 80. Treten keine Nebenerscheinungen auf, und fließt das Kontrastmittel auf dem Monitor sichtbar ohne Störung kontinuierlich ab, wird unmittelbar die Hauptinjektion angeschlossen. Diese kann drei- bis viermal wiederholt werden, wenn notwendig unter Beanspruchung auch der anderen Segmente (Abb. 2). Die Zurücknahme der Nadel erfolgt fraktioniert, vollständig erst, wenn das Blut nicht mehr über den Kanülenschaft abtropft. Nur bei massiven, unstillbaren Blutungen wird elektrocoaguliert. Hierbei muß man wissen, daß in den Füll- und Strömungs-

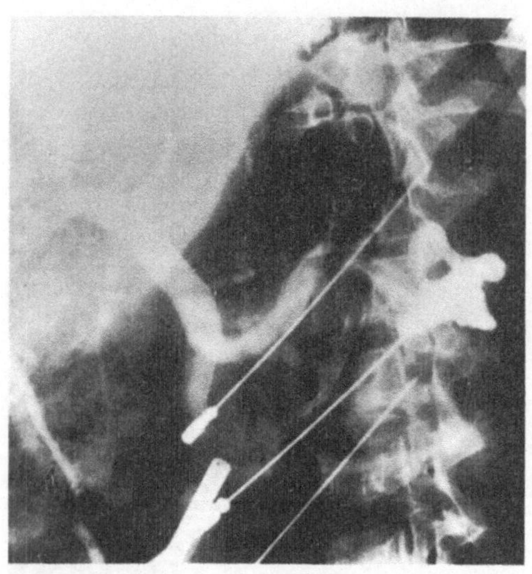

Abb. 2. Simultanpunktion – drei Kanülen in der Milz (craniales, mittleres und caudales Segment)

phasen, also bei offenem arteriellen und geschlossenem venösen bzw. offenen beiden Gefäßschenkeln eine pseudoarterielle Nachblutung auftreten kann, die 10 und mehr Minuten lang andauert. Diese ist längst nicht so dramatisch (pulsierende Strahlhöhe maximal 2–3 cm) wie eine arterielle Blutung und sistiert im Unterschied zu einer echten artefiziellen arteriellen Blutung spontan, und zwar in dem Moment, in dem der Phasenwechsel eintritt (Übergang der Füll- oder Strömungsphase in die Speicher- bzw. Entleerungsphase).

2.14.5. Indikationen

1. Diagnose und Prognose der portalen Hypertension.
2. Indikationsstellung für einen Shunt.
3. Feststellung der funktionellen und hämodynamischen Beschaffenheit des Pfortaderkreislaufes.
4. Differentialdiagnose raumeinengender Vorgänge im Oberbauch.

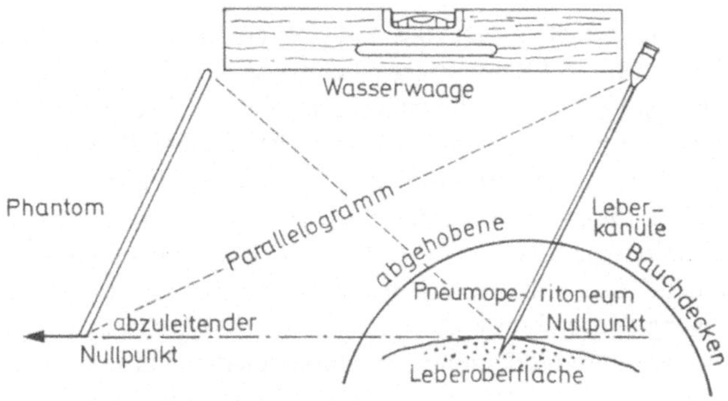

Abb. 3

Der wichtigste Parameter zur Feststellung der *portalen Hypertension* ist der blutig (transhepatisch) gemessene Pfortaderdruck. Das geschieht mittels der *Segmentportographie* [3]. (Unter laparoskopischer Sicht wird eine gezeichnete Kanüle in die zentralen Partien des Segmentes, das bei der Splenoportographie den größten Gefäßreichtum aufweist, 4–6 cm tief eingeführt; in der Regel ist dies das ventrale Segment rechts). Druckwerte über 20 mm Hg zeigen einen signifikanten Pfortaderhochdruck an (Normalwert 10–15 mm Hg). Die exakte Messung verlangt eine solide Nullpunktabnahme. Das geschieht (Abb. 3) in gleicher Weise wie bei der Druckmessung in der Milz unter Anwendung des Prinzips eines Parallelogramms mit Hilfe eines Statham-Elementes und eines elektronisch-photographisch arbeitenden Registriergerätes. Messungen an verschiedener Stelle zeigen gut übereinstimmende Werte, Differenz maximal 1 mm Hg. Auf Fehlerquellen kann hier nicht eingegangen werden [5]. Fast gleichrangig für die Diagnose der portalen Hypertension und nur wenig hintan stehend ist der Nachweis von zentrifugalen Refluxen und einer Stromumkehr. Erwähnenswert: Das stromwidrige Einfließen des Kontrastmittels in die V. coronaria ist eine Bestätigung für vorhandene Oesophagusvaricen. Außerordentlich wichtig ist der röntgenologische Nachweis einer sog. stehenden Kontrastmittelsäule in Milznähe (Dauer bis zu 10 min nach Injektionsbeginn). Diese letztere ist von einer funktionell bedingten Kontrastmittelplombe gut zu unterscheiden. Bei dieser nämlich wird das Kontrastmittel nach 10–30 sec meist fraktioniert, aber stets vollständig, weggespült, und zwar dann, wenn in der Milz ein Phasenwechsel eintritt.

Stromumkehr und „stehende Blutsäule" als Folge einer intrahepatischen Blockbildung sind sichere Zeichen eines Pfortaderhochdrukkes. Über Grad und Ausmaß einer portalen Hypertension entscheidet allerdings vorrangig der blutig gewonnene Druckwert. Die große schwammige Milz und die Milzfibrose sind bedeutsame Hinweise für einen Pfortaderhochdruck, wenn deren Ursache keine Milzvenenverlegung (Thrombose) ist.

Die absolute Indikation (d. h. Shunt in jedem Fall) ist gegeben, wenn der Pfortaderdruck, transhepatisch gemessen, 28 mm Hg erreicht bzw. diesen Wert überschreitet *und* eine Stromumkehr besteht; auch bei der Kombination einer vorausgegangenen Oesophagusvaricenblutung mit einem dieser beiden Parameter. Ein *prophylaktischer Shunt* (portocavale bzw. splenorenale Anastomose) sollte ebenfalls durchgeführt werden, wenn der Milzpulpadruck in der Strömungsphase und der Pfortaderdruck gleich hoch sind (Stase), wenn bei gemessenem *Hochdruck* eine stehende Blutsäule, ein *spontaner* splenorenaler Shunt (23mal bei 3768 Splenoportographien), ein insuffizientes Baumgartensyndrom, ausgeprägte arterio-venöse Anastomosen (in der Regel in Milznähe) nachzuweisen sind; im Einzelfall bei „trockener, lederförmiger" Cirrhose mit lymphatischen Gefäßektasien (zu belegen durch die selektive Lymphographie) und Ascitesbildung, desgleichen bei distaler Milzvenenthrombose mit Verschluß des Stammes der V. coronaria (massive Rückstauung in die Oesophagusvenen), schließlich bei thrombotisch oder anlagebedingter Verlegung bzw. Atresie der V. portae. Im letzteren Fall bietet sich die splenorenale Anastomose an.

Die funktionelle *Beschaffenheit der Pfortaderstrombahn* kann nur bei Anwendung einer aktiven, dynamischen Technik mittels der laparoskopischen Splenoportographie beurteilt werden [1].

Der orthostatische Effekt, das Siebphänomen (an Stellen, wo kontrastmittelfreies Blut aus Nebenzweigen in das bereits dargestellte Hauptgefäß einströmt, entstehen runde Aufhellungen, die dem Durchmesser des Nebenzweiges entsprechen), die Sedimentierung des Kontrastmittels in horizontal verlaufenden Gefäßen (Überschichtungsphänomen), sind Hinweise für eine verlangsamte portale Strömung.

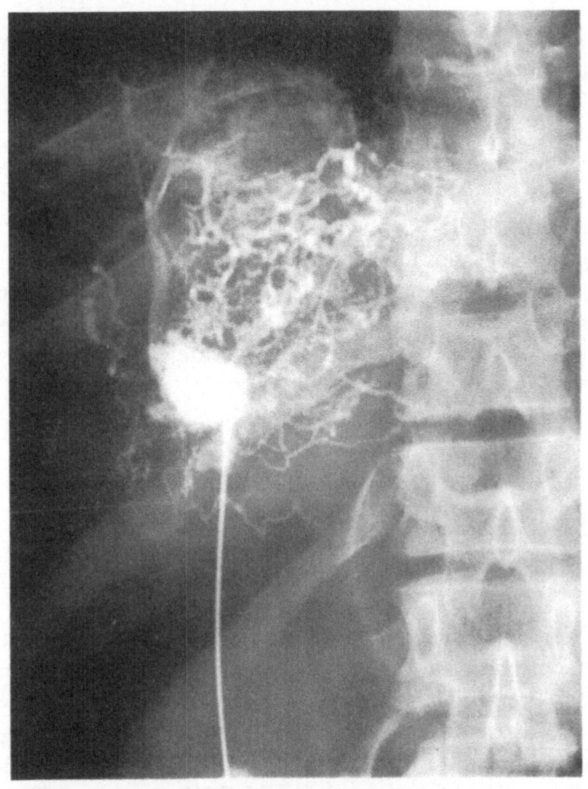

Abb. 4. M. W., 34 J. Segmentportographie, Budd-Chiari-Syndrom. Knäuelförmige Pfortaderbahnen, keine Lebervenen, ein Portalast nahe der lateralen Segmentgrenze in noch gehöriger Bandform

Tumoren der Leber müssen schon ein erhebliches Ausmaß (Durchmesser 2–3 cm und mehr) erreicht haben, wenn sie erkannt werden sollen. In der Hauptsache sind es raumfordernde Vorgänge im extrahepatischen, d. h. Oberbauchraum, zu deren Differentialdiagnose die Splenoportographie beiträgt. Hinweise auf ein Budd-Chiari-Syndrom sind bei dieser Methode allerdings erst dann zu erwarten, wenn die Thrombosen der Lebervenen auch die Pfortadergefäße befallen bzw. durch eine massive Rückstauung zu deren Ektasie und Formveränderung führen. Eine zuverlässige, vor allem aber Frühdiagnose

solcher Vorgänge ist nur mittels der Segmentporto- bzw. -venographie möglich (Abb. 4).
Gefäßabbrüche (nicht zu verwechseln mit Gefäßspasmen) sind stets Ausdruck entzündlicher Veränderungen und damit ein wichtiges Symptom für einen vorausgegangenen viralen Infekt. Narbige Abschnürungen, besonders größerkalibriger Pfortaderäste belegen eindrucksvoll die Bindegewebsproliferation, in gleicher Weise wie das positive Baumwurzelphänomen [1] mit den besser zur Darstellung kommenden Nebengefäßen im Vergleich zu den zuführenden, größeren Zweigen. Einen nur orientierenden Hinweis kann die Splenoportographie bei Hepatitisabläufen (leichte, chronische Formen, Cirrhosen) geben.

2.14.6. Kontraindikation

Hier gelten alle Überlegungen, die die Anlage eines Pneumoperitoneum und damit die laparoskopische Technik verbieten, wobei wir der Prothrombinzeit eine geringere Bedeutung beimessen. Es hat sich gezeigt, daß bei niedriger Prothrombinzeit im peripheren Blut die Quickwerte im Milzvenen- und Pfortaderblut weit höher liegen können [1]. Hinzu kommt die reelle Chance, durch Elektrocoagulation jede Leber- und Milzblutung zum Stehen zu bringen. Im Einzelfall ist es ein besonders großer linker Leberlappen, der den Einstich in die Milz verhindert, öfters strang- und zeltförmige Verwachsungen, die das Organ an das Zwerchfell heften oder gar eine undurchdringliche Verwachsungskulisse, die die Einsicht in das linke Hypochondrium total versperrt. Hier gilt der Satz: Stets sollte der Versuch gewagt werden. Oft ist der „zerschnittene" Bauch kein Hindernis für die laparoskopische Splenoportographie und nicht selten mißlingt der Eingriff auch bei „intaktem" Bauch. Eine weiche, septische Milz, eine Metastasen- oder Infarktmilz, eine leukämische Milz lassen den Versuch einer Splenoportographie nicht opportun erscheinen. Naturgemäß kann die Methode nicht angewandt werden, wenn die Milz fehlt oder in extremer Rechtslage auch bei erheblicher Vertikalisation nicht einseh- bzw. erreichbar ist (adhäsiv verbreitertes Lig. phrenicocolicum, stark geblähter Dünn- bzw. Dickdarm, Subileus, überaus starke, atembedingte Milzbewegungen). Die Zahl der Versager in unserem Krankengut (3768 Fälle) beträgt rund 3%, bei der „blinden“ Technik (unabhängig von Verwachsungen) sind es 2% (Rösch [1]).

2.14.7. Komplikationen

Milzruptur (0)*, subcapsuläres Hämatom (52)*, größere intralienale Hämatome (521)* – diese sind Bestandteil der angewandten Technik, denn das Kontrastmittel wird nicht intravasal, vielmehr in das Milzparenchym injiziert – Punktion der A. lienalis (0)*, Durchstoßen der Milz (2)*, Verletzung der benachbarten Organe (0)* sind bei laparoskopischer Technik selten. Einmal wurde beim Eingehen mit dem Trokar der caudale Pol der Milz verletzt, die bedrohliche Blutung konnte durch Elektrocoagulation beherrscht werden. Einmal kam es nach beendetem Eingriff im Moment der Herausnahme der Trokarhülse zu einer massiven Blutung, die durch den Chirurgen beherrscht werden mußte. Hierbei wurde beim Einführen des Laparoskops eine großkalibrige Bauchdecken-Varix durchstochen. Während des Eingriffes kam es zu keinem Blutaustritt, da die Hülse das vulnerierte Gefäß blockierte. Pseudokomplikationen: Eine zeitlich begrenzte, pulsierende Nachblutung, die nichts mit der angewandten Technik zu tun hat, vielmehr Ausdruck einer bestimmten Milzfunktionsphase ist (s. o.). Der Blutverlust kann relativ groß sein und im Einzelfall eine Auffüllung mittels Transfusion (1)* notwendig machen. Besonders häufig sind solche pseudoarteriellen Blutungen bei fortgeschrittener Cirrhose, weil es hierbei zu einer Insuffizienz des Schließmuskels im zuführenden, arteriellen Schenkel der terminalen Strombahn kommt (sog. Arterialisierungsphänomen [4]). Die Milz

* Zahl der eigenen Komplikationen.

antwortet auf die portale Hypertension mit einer Druckerhöhung, um die Strömung auch bei erheblicher intrahepatischer Blockbildung wenigstens in beschränktem Umfange aufrechtzuerhalten.

2.14.8. Schlußfolgerung

Die laparoskopische Splenoportographie ist mit weit weniger Komplikationen behaftet als die klassische, transcutane Splenoportographie. Die Bilder sind kontrastreicher, die Möglichkeit der individuellen Gestaltung und Auswahl, das Fehlen einer zeitlichen Beschränkung und die Gelegenheit, ergänzende Methoden dem gleichen Arbeitsgang unmittelbar anzuschließen, sind gewichtige Vorteile. Die laparoskopische Splenoporotgraphie ist die Methode der Wahl für die Beurteilung und die Diagnose des extrahepatischen Pfortaderkreislaufes. Intrahepatische Veränderungen können weit besser durch die Segmentveno-, -porto-, -arteriographie und selektive Lymphographie bzw. neue in Entwicklung begriffene, biochemische Studien, auch unter Anwendung von Nukliden, aufgedeckt und belegt werden.

Literatur

1. WANNAGAT, L.: Splenoportographie. Leber Magen Darm *3*, 3 (1973)
2. WANNAGAT, L.: Retrograde Splenoportography. Acta hepato-gastroent. *21*, 278 (1974)
3. WANNAGAT, L.: Die Segmentangiographie der Leber mit laparoskopischer Technik und Elektrokoagulation. Radiologe *15*, 341 (1975)
4. WANNAGAT, L.: Autonomy of Splenic Segments. Stuttgart: Thieme 1977
5. WANNAGAT, L.: Druckmessung und Röntgendarstellung der Pfortader. In: Klinische Hepatologie. KÜHN, H. A., WERNZE, H. (Hrsg.). Stuttgart: Thieme (im Druck)

2.15. Laparoskopische Cholecystographie

L. Wannagat

Die Methode der direkten *Cholecysto-Cholangiographie* mit laparoskopischer Technik wurde zur gleichen Zeit von dem Südamerikaner ROYER und dem Nordamerikaner LEE begründet. Ein Jahr später, nämlich 1942, folgten die Veröffentlichungen [3]. Es ist demnach richtig, von der Originalmethode ROYER-LEE zu sprechen. In Deutschland haben sich HENNING, DEMLING u. Mitarb. 1952 um die Verbreitung dieser Technik bemüht. Der große Vorteil der Methode ist, daß die durch Punktion beim Menschen direkt entnommene Galle in reinem und unverdünnten Zustand auch für differenzierte Untersuchungen zur Verfügung steht. Radiologische Verfahren erlauben die Überprüfung der Kinetik und der strukturellen Beschaffenheit der Gallenblase. Gleichsam sind lichtmikroskopische und bakteriologische Analysen und Untersuchungen der chemischen Zusammensetzung der menschlichen Galle, in nur beschränktem Ausmaß auch eine radiologische Diagnostik der Gallenwege, möglich. Dem gleichen Arbeitsgang kann aber die laparoskopische *transhepatische Cholangio-Cholecystographie* angeschlossen werden, so daß mit diesen Techniken sowohl die Gallenblase als auch die Gallenwege exakt zu beurteilen sind (WANNAGAT, 1966 [2]). Unser Krankengut umfaßt 2453 direkte Gallenblasenpunktionen und 163 laparoskopische, transhepatische Cholangio-Cholecystographien.

2.15.1. Instrumentarium

Wie bei der der Laparoskopie (S. 176). Ergänzend werden benötigt: eine im Abstand von 1–2 cm gezeichnete, scharf geschliffene, 15 cm lange Kanüle mit einem Außendurchmesser von 0,8 mm, ein gestielter Tupfer[1] (Länge 33 cm, Durchmesser 3 mm), ein am distalen Ende geschlossenes, mit einer Reihe seitlicher Öffnungen versehenes Saugrohr (Länge 29 cm, Durchmesser 3 mm)[1] und eine Saugpumpe (Vacutron 4012)[2] mit Schlauchsystem und Abfüllflasche (Abb. 1 u. 2).

2.15.2. Vorbereitung

Wie bei der Splenoportographie (S. 212).

2.15.3. Nachsorge

Der Proband soll möglichst 24 Std in Rückenlage liegen. Bei Schmerzen, aber weichem Bauch Novalgin (5 ml i.v. bzw. i.m.), am Abend ein Allional- bzw. Spasmo Cibalgin-Zäpfchen, Mundpflege, schluck-

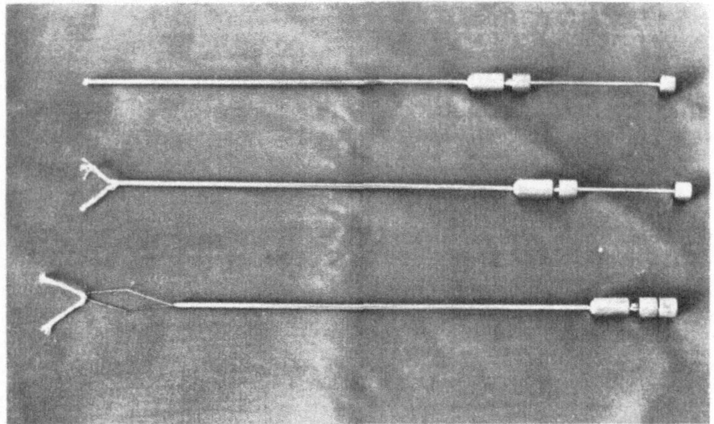

Abb. 1. Gestielter Tupfer (Bild oben: gebrauchsfertig, unten: ausgezogen mit eingefädeltem Baumwollstreifen)

---

[1] Fa. Wolf, Knittlingen, nach eigenen Angaben.
[2] Fa. Kleinknecht, Erlangen.

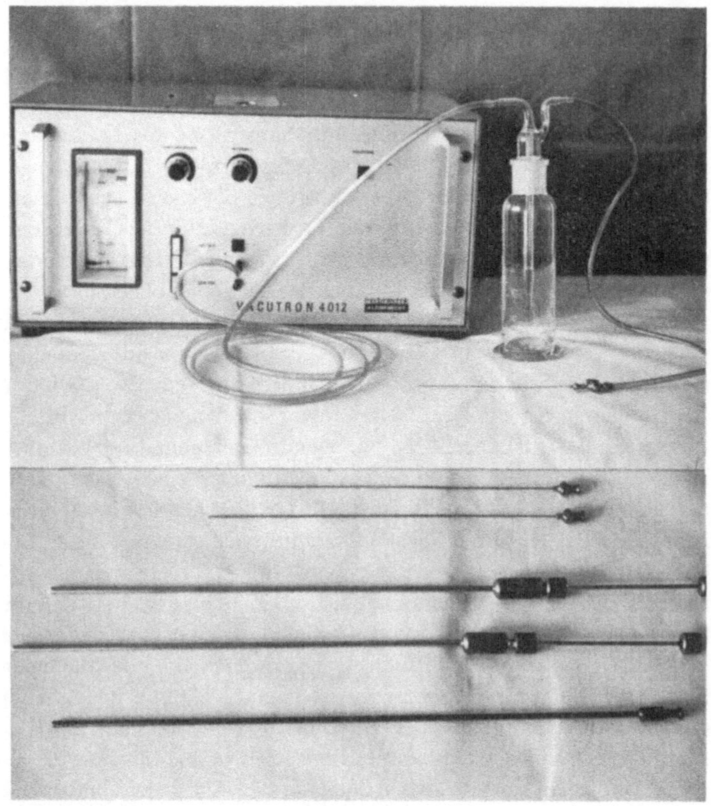

Abb. 2. Saugpumpe mit Abfüllflasche, Kanülen, Tupfer, Saugrohr

weise warmer Tee (Kamille, Fenchel), zur Flüssigkeitsauffüllung (keine Routine) i.v. Infusion. Bei Bedarf Antibiotica (z. B. Vibravenös). Die Klammern werden nach 48 Std entfernt. Nach zwei Tagen Bewegungsfreiheit.

2.15.4. Technik

Zunächst wird nach Anlage eines Pneumoperitoneums das Laparoskop an typischer Stelle (links und caudalwärts des Nabels) eingeführt, alsdann auf Höhe der Leberkante etwa zwischen Gallenblasenbett und Lig. teres die kleinkalibrige Trokarhülse für die Gewebsentnahme und soweit notwendig das Hilfsinstrumentarium (Führungsstab, Coagulator, Zange, Stieltupfer). Ist die Gallenblase sofort einzusehen, steht der Direktpunktion nichts im Wege. Ansonsten muß versucht werden, das Organ freizulegen. Das kann mit dem Führungsstab bzw. Stieltupfer geschehen, indem das Netz bzw. der Darm beiseite geschoben oder der Leberlappen soweit angehoben wird, bis die der konkaven Leberfläche anliegende Gallenblase übersichtlich in das Blickfeld tritt. Bei Verwachsungen muß versucht werden, einen kleinen, fensterförmigen Ausschnitt der Gallenblasenwand freizupräparieren. Die Punktionskanüle wird nach durchgeführter Lokalanesthesie cranialwärts unter einem Winkel von etwa 45 ° zu den Bauchdecken in die Bauchhöhle eingeschoben, und zwar so, daß die Nadelspitze ohne Spannung und Abwinkelung an einen gefäßarmen Bezirk der Blasenserosa aufsetzt. Der Einstich soll an der medialen Fläche der Gallenblase zwischen Corpus und Collum erfolgen. Hier schließt sich, bedingt durch die anatomische Beschaffenheit der Blasenwand, der Einstichkanal am besten. Die mediale Fläche wird gewählt, weil bei einem Einstich in den lateralen Anteil der Gallenblase die Sichtverhältnisse rasch schlechter werden, sobald größere Mengen des Blaseninhaltes abpunktiert worden sind (das Organ wird zunehmend schlaff, nimmt die Tabakbeutelform an, die Einsicht der lateralen Blasenfläche wird schwierig, meist unmöglich). Der Fundus eignet sich als Einstichstelle nicht, da hier wegen der dünnen Wandbeschaffenheit bei stärkerer Überdehnung ein Klaffen des Einstichkanals mit der Gefahr eines unkontrollierten Galleaustritts in die freie Bauchhöhle weit wahrscheinlicher ist.Für das Gelingen und die komplikationsfreie Abwicklung des Verfahrens sind eine Reihe von Voraussetzungen zu beachten:

a) Der Einstich soll mit einem kontrollierten, federnden, kurzen ruckartigen Stoß (Vorsicht: Rückwand nicht durchstechen!) erfolgen. Bei zu „gefühlsbetontem Vorschieben" der Kanüle dellt sich

nämlich die Blasenwand, insbesondere wenn das Organ nicht prall gefüllt ist, ein, oft ohne durchstoßen zu werden; auch passiert es immer wieder, daß die Gallenblase der Nadel ausweicht.
b) Die Gallenblase muß weitestgehend leer sein, ehe die Kanüle wieder entfernt wird.
c) Bei Jugendlichen muß die Technik nicht so subtil sein, weil hier die hohe Elastizität der Blasenwand in der Regel zur raschen Schließung der Einstichstelle führt. Bei älteren Probanden hingegen ist es unerläßlich, den Einstichkanal betont schräg zu legen; nach zurückgezogener Nadel ist sorgfältiges Nachmassieren mit dem Tupfer notwendig, um die Wandteile gegeneinander zu verschieben und dadurch ein Nachfließen von Galle zu verhindern.
d) Bei dünnflüssiger Galle bereitet das Absaugen keinerlei Schwierigkeiten; bei der eingedickten, zähflüssigen oder Gries enthaltenden Blasengalle muß am besten mit „der Hand" (5 ml Spritze) oft ein Milliliter nach dem anderen herausgeholt werden. Das ist außerordentlich mühsam, aber die Voraussetzung, daß keine Komplikationen (Nachquellen, Ausfließen von Galle) auftreten. Rutscht die Kanüle vorzeitig heraus, muß ein zweites Mal eingegangen werden. Man wähle hierzu stets eine andere Einstichstelle.

2.15.5. Indikationen

Erkrankungen der Gallenblase, die mit den üblichen Routineuntersuchungen nicht erfaßt und abgeklärt werden können (Verschluß des Ductus cysticus, Steine, Adenome, Papillome, Malignome, Hydrops, Porzellan- und Erdbeergallenblasen, Calcibilie). Ein Empyem ist, wenn überhaupt, mit größter Vorsicht zu punktieren. Hier ist die intravesicale und intraperitoneale Instillation von Antibiotica nach abgesaugtem Eiter unerläßlich. Der Erfahrene wird die Indikation breiter stellen und großzügiger handhaben, besonders wenn ein chirurgisches Team jederzeit zur Verfügung steht.
Formvarianten und -veränderungen haben die gleichen Indikationen, wie sie in Absatz 1 aufgezählt wurden (von Bedeutung sind septierte Gallenblasen, sog. Phrygische Mütze, Divertikel, Luschkasche

Gänge, Einwirkungen von außen, Pendel- und Siphongallenblasen); funktionelle Störungen des Gallenwegsystems – die Dyskinesien. Bakterologische und cytologische Untersuchungen mit besonderer Fragestellung.
Eine subtilere Diagnostik und eine besser begründete Prognose bei chronischen Hepatitiden und Cirrhosen (Anwendung chemisch-analytischer Untersuchungen, Wannagat, 1973 [3]). Bei zwei histologisch gleichartigen Lebercirrhosen kann die sozialmedizinische Wertung ganz verschieden und außerordentlich abhängig von der Beschaffenheit der Galle sein. Vollwertig ist die dunkelbraune bis braun-schwarze eingedickte Galle bei einer blau-grünfarbigen, mäßig aufgefüllten Blase; krankhaft die minderwertige, dünnflüssige, dyscholische Galle, meist mit Ektasie und praller Auffüllung des Organs verbunden.
Charakteristisch für eine fortgeschrittene intrahepatische Cholestase ist die schlaffe, wenig aufgefüllte Gallenblase von weißgrauer Farbe mit verdickter Serosa, für den Verschlußikterus das Courvoisier-Syndrom.

2.15.6. Kontraindikationen

Kontraiindiziert ist der Eingriff in jedem Falle, wenn eine Laparoskopie, aus welchem Grunde auch immer, nicht anwendbar ist. Selbstverständlich auch: bei fehlender, nicht einsehbarer oder nicht erreichbarer Gallenblase, bei Blasen, die sich dem Einstich entziehen, weil sie sehr schlaff, klein oder außergewöhnlich stark beweglich sind, im Einzelfall bei einer Steingallenblase, insbesondere Schrumpfsteingallenblase, wenn die Gallenblasenwand dem Stein eng und unmittelbar anliegt. Auch ein unruhiger Proband und eine sensible Persönlichkeit sind in der Lage, den Erfolg in Frage zu stellen.

2.15.7. Komplikationen

Allen voran der Austritt von Galle in die freie Bauchhöhle (Cholaskos). Bei infizierter Galle besteht die Gefahr der diffusen, akuten, eitrigen Peritonitis, bei steriler Galle einer galligen Bauchfellentzündung.

Zum Ausfließen von Galle kommt es:

a) wenn die Kanüle die mediale *und* laterale Blasenwand durchbohrt und die Austrittsstelle der Kanüle (vulnerierte Rückwand) nach Korrektur der Nadellage für einige Zeit offenbliebt, insbesondere wenn der Innendruck noch hoch ist;

b) wenn die Kanüle bei noch nicht leerer Gallenblase aus dem Organ gleitet oder wenn der Einstichkanal nach zurückgezogener Kanüle für einige Zeit klafft;

c) im Einzelfall, wenn die Gallenblasenwand stark überdehnt wird und Galle aus dem erweiterten Einstichkanal neben der Nadel austritt.

In allen diesen Fällen ist der Blaseninhalt so schnell wie möglich leerzusaugen und die ausgetretene Galle mit Saugrohr und -apparat zu entfernen.

Die Verletzung benachbarter Organe ist theoretisch möglich; bei der geforderten, pedantischen, subtilen Technik und gastroenterologisch-endoskopischen Erfahrung eine ausgesprochene Rarität. Wandhämatome führen fast immer spontan zum Sistieren der Blutung; eine stärkere Nachblutung kann in der Regel durch eine gezielte Massage der Blasenwand zum Stehen gebracht werden.

Die Zahl der Zwischenfälle bei rund 2980 in der Literatur mitgeteilten Eingriffen belief sich bis 1977 auf 0,4%. Im eigenen Krankengut – 2453 Punktionen – kam es einmal zu einem subphrenischen Abscess. Dieser konnte chirurgisch erfolgreich versorgt werden. Damals ist noch die von KALK empfohlene transhepatische Technik angewandt worden; einmal entwickelte sich bei einer Punktion im Fundusbereich eine gallige Peritonitis bei einem älteren Patienten, nachdem die leerpunktierte Gallenblase sich wieder aufgefüllt und die im Fundusgebiet leicht überdehnte Blasenwand die Einstichstelle wieder eröffnet hatte (auch hier operative Sanierung). WILDHIRT berichtet bei 150 Punktionen über 4 gallige, davon 2 tödlich verlaufende

Peritonitiden. Der Autor hatte ebenfalls längere Zeit die Gallenblase durch den Leberlappen punktiert.

In aller Kürze soll auch hier auf die transhepatische Cholangio-Cholecystographie mit *laparoskopischer Technik und Elektrocoagulation* der Einstichstelle hingewiesen werden (WANNAGAT, 1966 [2]), eine Methode, die gegenüber der percutanen [4] transhepatischen Cholangio-Cholecystographie, CARTER u. SAYPOL, 1952 (in Indochina ist dieses Verfahren bereits 1931 dreimal von HUARD und DO-XUAN-HOP, damals noch mit Lipidol, mit Erfolg angewandt worden), den großen Vorteil hat, daß diese Variante ein Vorgehen ohne Zeitdruck erlaubt. Auch ist die Technik, bei der der Kontrastmittelabtransport gleichsinnig zum Gallenfluß erfolgt, diagnostisch subtiler und physiologischer als bei Methoden, bei denen die Kontrastmittellinjektion retrograd erfolgt. Zeitpunkt und Art des Eingriffes werden vom Untersucher, in diesem Falle dem Internisten, bestimmt und können beliebig lange im voraus geplant und angesetzt werden. Gegenüber allen anderen Varianten (auch der neuerdings von K. OKUDA, Japan, empfohlenen dünnen Kanüle) hat die Methode zwei entscheidene Vorteile: 1. beide Leberlappen können erreicht und punktiert werden (auch der linke), 2. die Elektrocoagulation gibt dem Verfahren eine große Sicherheit.

Literatur

1. WANNAGAT, L.: Die direkte Gallenblasenpunktion mit laparoskopischer Technik. Z. ärztl. Fortbild. *52*, Heft 11 (1963)
2. WANNAGAT, L.: Die Segmentportographie und die transhepatische Cholangiographie mit laparoskopischer Technik. Verh. dtsch. Ges. inn. Med. *72*, 678 (1966)
3. WANNAGAT, L.: Laparoskopische Cholecystographie und transhepatische Cholangiographie. In: DEMLING: Klinische Gastroenterologie, S. 887. Stuttgart: Thieme 1973
4. WENZ, W.: Perkutane transhepatische Cholangiographie. Radiologe *13*, 41 (1973)

2.16. Percutane transhepatische Cholangiographie

W. Wenz

Die percutane transhepatische Cholangiographie (PTC) ist eine röntgenologische Methode zur Darstellung der Gallenwege durch direkte Punktion und Kontrastmittelinjektion.

2.16.1. Instrumentarium

Die Untersuchung setzt eine funktionsfähige Röntgeneinheit mit Kipptisch und leistungsstarker Bildverstärker-Fernseheinrichtung voraus. Das zur Punktion notwendige Instrumentarium besteht aus einer 10 ml fassenden Spritze mit 0,5%iger Novocainlösung zur Lokalanaesthesie mit dünner Injektionskanüle. Für die Stichincision der Haut wird eine Einmal-Lanzette mit einer nur wenige mm langen Spitze benötigt.

Die eigentliche Punktionskanüle besteht aus einer etwa 12 cm langen Metallkanüle mit Kunststoffüberzug und Luerlock-Ansatz (Longdwel-Katheter. Becton, Dickinson & Co.). Die Metallkanüle wird nach dem Vorschieben in die Leber sofort entfernt und nur der biegsame Kunststoffkatheter belassen. Soll der Katheter längere Zeit zur Entlastung des Gallengangssystems liegen bleiben, empfiehlt sich ein Auffangbeutel, wie er zur Versorgung einer Ureterostomie oder eines Anus praeter Verwendung findet. Neuerdings wird zur Punktion eine besonders dünne und sehr biegsame Metallkanüle benutzt, wie sie von Japanischen Autoren verwendet wird (Chiba needle). Die Kanüle ist 15 cm lang und hat einen Außendurchmesser von 0,7 mm

Tabelle 1. Erfolgsrate der percutanen transhepatischen Cholegraphie im Vergleich zur endoskopischen retrograden Cholegraphie in einer randomisierten Studie (nach ELIAS u. a., 1976)

Art der Cholegraphie	Zahl der Patienten	Erfolgreich	%	Erfolglos
Ersteingriff				
Retrograd	28	17	65%	11
Percutan	32	16	50%	16
Zweiteingriff				
Retrograd	16	13	81%	3
Percutan	11	8	73%	3

und einen Innendurchmesser von 0,5 mm. Sie wird in gleicher Weise wie oben beschrieben in Lokalanaesthesie eingeführt und zwar bis in Höhe des rechten Wirbelsäulenrandes. Alsdann wird während des langsamen Zurückziehens kontinuierlich Kontrastmittel injiziert, bis sich Gallengänge füllen. Mit Hilfe dieses Vorgehens soll es möglich sein, die Untersuchung auch ohne Operationsbereitschaft vorzunehmen (s. auch S. 240).
In der Studie von ELIAS u. a. (1976) gelang die percutane transhepatische Cholangiographie beim extrahepatischen Ikterus in 95%, aber nur bei 25% der Patienten mit intrahepatischer Cholestase. Die Werte für die retrograd-endoskopische Technik betrugen 63% bzw. 76% (Tabelle 1).

2.16.2. Vorbereitung

Die Untersuchung sollte morgens am nüchternen Patienten vorgenommen werden. Ihm wird klargemacht, daß die Leber von der Seite her punktiert wird und daß nach der Lokalanaesthesie praktisch nur ein Druck in der Leberregion zu verspüren sei. Mit Schmerzen ist nicht zu rechnen, es sei denn, daß versehentlich das Zwerchfell getroffen wird. Nach Prämedikation mit Dolantin-Atropin oder Psyquil wird das Punktionsfeld in der Axillarlinie in Höhe des 10. ICR sorg-

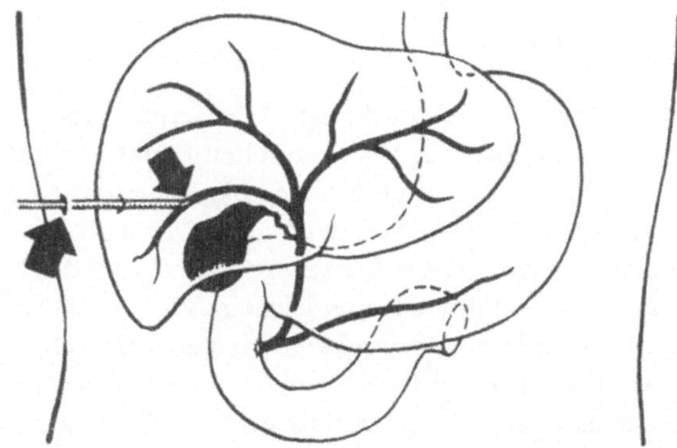

Abb. 1. Percutane transhepatische Cholangiographie (PTC): Technik

fältig jodiert und steril abgedeckt. Die Fernsehdurchleuchtung muß das Vorliegen einer Lageänderung der Leber oder die Interposition lufthaltiger Darmschlingen ausschließen (Abb. 1).

2.16.3. Nachsorge

Nach Abschluß der Untersuchung wird versucht, soviel Kontrastmittel wie möglich abzuziehen. Die Sorge um eine Gallenfistelbildung mit nachfolgender galliger Peritonitis ist bei Nachweis freier Abflußbedingungen, d. h. bei Ausschluß eines mechanischen Ikterus, unbegründet. Eine Fistel bildet sich nur bei behindertem Abfluß. Es empfiehlt sich in solchen Fällen – und das sind bei weitem die häufigsten – den Kunststoffkatheter bis zur operativen Revision zu belassen. Da die Untersuchung grundsätzlich in Operationsbereitschaft vorgenommen werden sollte, ist die unmittelbar anschließende chirurgische Intervention als Vorgehen der Wahl anzusehen.

2.16.4. Technik

Nach Fernsehdurchleuchtung, Markierung des Leberunterrandes und der auf den 12. BWK gezielten Punktionsrichtung erfolgt mit etwa 5–6 ml Novocain 0,5% die Lokalanaesthesie bis zum parietalen Peritoneum. Stichincision der Haut im 10. ICR in der Medioaxillarlinie und Ansetzen der Punktionsnadel, die auf den 12. BWK gerichtet wird. Man führt sie unter leichtem Winkel von lateral caudal nach medial ventral bis etwa in Höhe des Leberhilus vor. Die Nadel sollte etwa 1–2 QF cranialwärts parallel zum unteren Leberrand liegen. Etwa in Höhe des Leberhilus wird die Metallkanüle entfernt und unter leichtem Zurückziehen des Katheters beobachtet, ob sich Galle entleert. Die Trefferquote liegt zwischen 80 und 90% (Tabelle 2). Entleert sich Blut, so kann mit wenigen ml Kontrastmittel geprüft werden, ob es sich um eine Lebervene (Abfluß nach cranial-medial) oder um einen Pfortaderast handelt (Darstellung eines keilförmigen Leberabschnittes). Arterienäste werden praktisch nie getroffen.
Die Katheterspitze wird alsdann vorsichtig weiter zurückgezogen, bis Galle abtropft. Man läßt möglichst viel Galle abfließen und injiziert unter laufender Fernsehkontrolle, je nach der Weite des Gallengangssystems, etwa 10–30 ml eines hochkonzentrierten Kontrastmittels (Urografin 76%) und verfolgt seine Verteilung. Unter leichtem Aufrichten des Patienten kommt es bei einigem Zuwarten zur Darstellung der besonders interessierenden großen Gallengänge einschließlich des D. choledochus, wenn auf dem Wege dahin kein Verschluß vorliegt.

Tabelle 2. Ergebnisse bei 218 erfolgreichen Punktionen

Tumor	129
Steinverschluß	50
Papillitis stenosans	9
Papillenstein	8
Hepatitis	6
Postoperative Strictur	6
Duodenaldivertikel	1
Lebercyste	1
Echinococcuscyste	1
Metastasenleber	7
	218 (~80%)

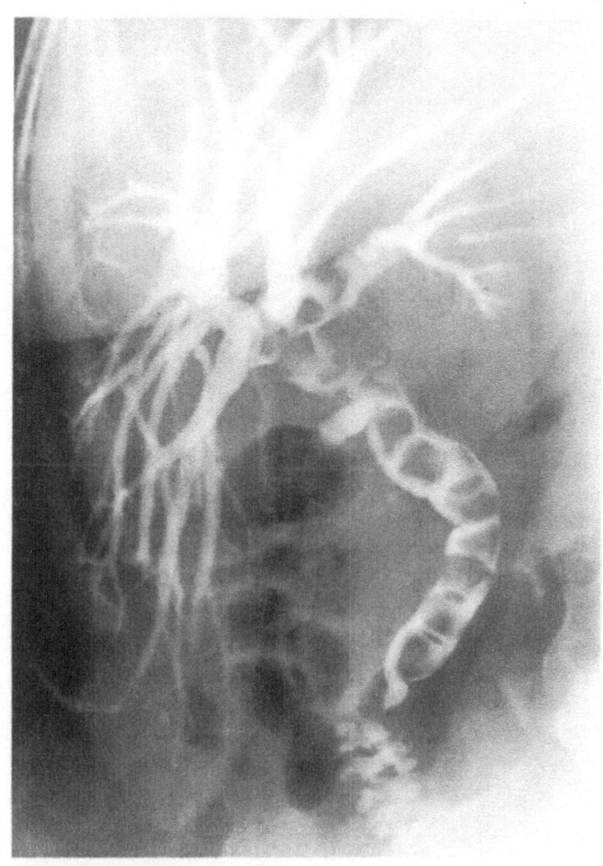

Abb. 2. PTC: Choledocholithiasis

2.16.5. Indikationen

1. Differenzierung: mechanischer oder parenchymatöser Ikterus.
2. Lokalisation des Hindernisses beim Verschlußikterus.
3. Postoperative Striktur.
4. Gallengangsatresie (fakultativ).

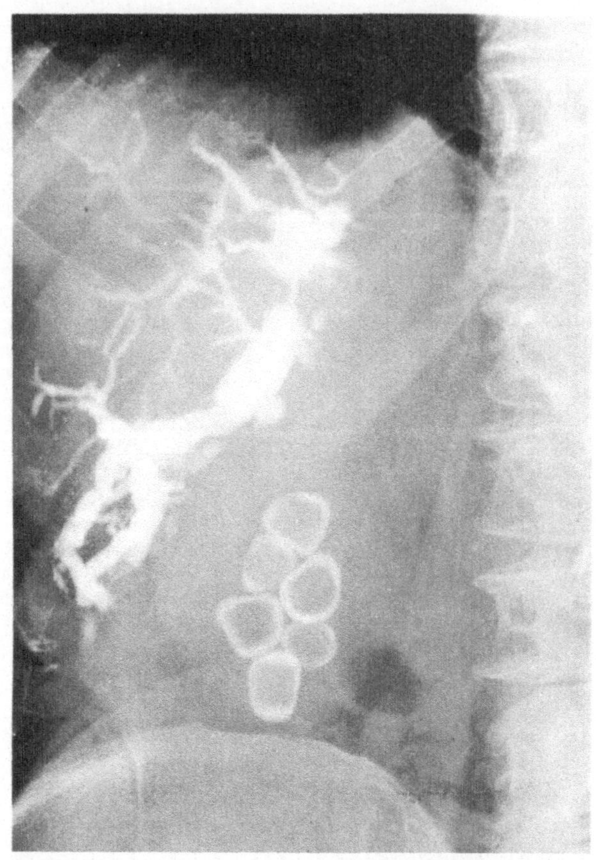

Abb. 3. PTC: Intrahepatischer Gallengangsverschluß durch Carcinom bei länger bekannter Cholecystolithiasis

2.16.6. Kontraindikationen

Leberabsceß, Echinococcuscyste, akute Cholangitis, Blutungsneigung (Quick mindestens 60%!).

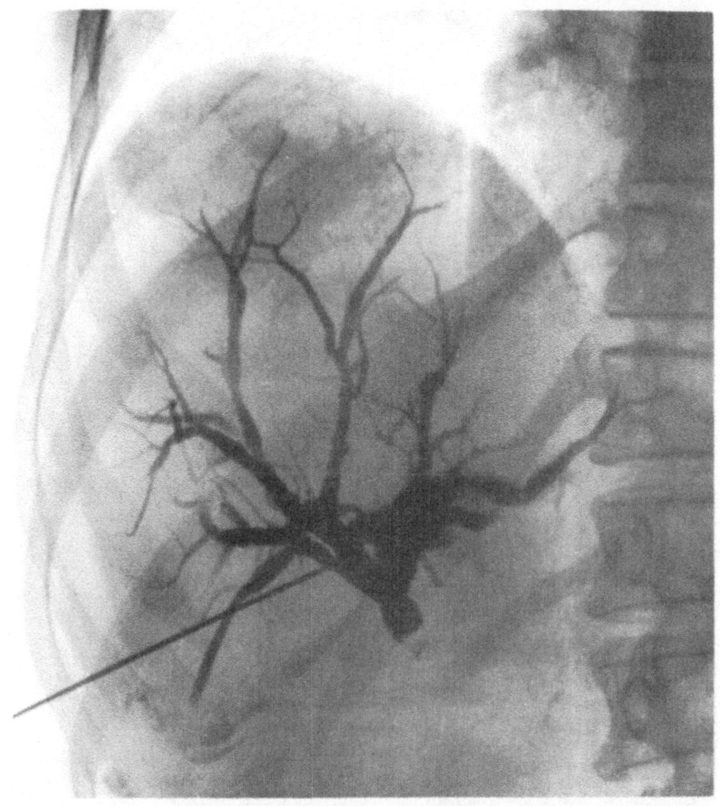

Abb. 4. PTC: Verschluß des D. hepaticus nach iatrogener Gallengangsverletzung

2.16.7. Komplikationen

Gefürchtet waren lange Zeit hindurch die Blutung aus dem Stichkanal und die gallige Peritonitis durch Entstehung einer Fistel im Bereich des Punktionskanals. Eine Hämobilie und das Aufflackern einer akuten Cholangitis sind große Ausnahmen. Die Komplikationen sind zu vermeiden, wenn ein Kunststoffkatheter verwandt wird, der

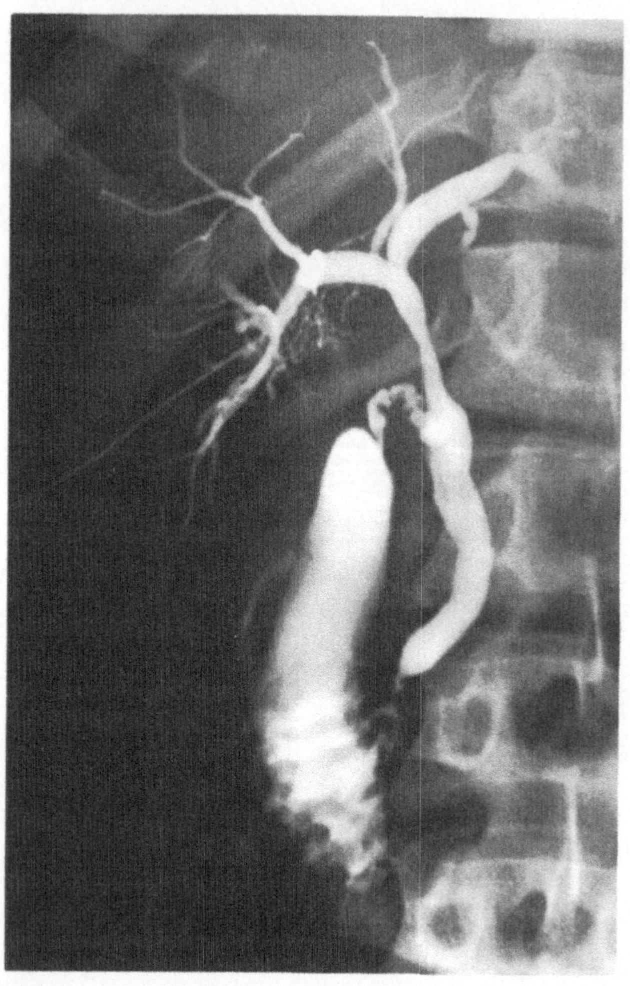

Abb. 5. Posttraumatische Hepaticusstenose nach vorangegangener Hämobilie

eine Traumatisierung der Leber durch die unvermeidlichen Atembewegungen verhindert. Im Falle des mechanischen Ikterus kann der Katheter bis zur Operation belassen werden. Eine Blutungsneigung ist vor dem Eingriff unbedingt auszuschließen. Die versehentliche

Punktion einer Echinococcuscyste kann zum anaphylaktischen Schock führen.

Unter Berücksichtigung dieser Grundsätze ist die Komplikationsquote niedriger als 2% (Tabelle 3).

Tabelle 3. Komplikationen bei 3346 Untersuchungen in der Literatur

Gallige Peritonitis	27
Blutung in die freie Bauchhöhle	22
Schock	7
Cholangitis	6
Hämobilie	2
Bilihämie	1
	65 (2%)

Literatur

1. Adolph, K.: Gallengangs- und Pankreasdiagnostik, Stuttgart: Enke 1968.
2. Arner, O., Hagberg, M. D., Seldinger, S. J.: Surgery *52*, 561 (1962).
3. Bayindir, S.: Fortschr. Röntgenstr. *109*, 16 (1968)
4. Böttger, E., Burghard, A., Dittmer, F., Manegold, B.: Fortschr. Röntgenstr. *118*, 405 (1973).
5. Chudacek, Z.: Fortschr. Röntgenstr. *110*, 601 (1969).
6. Elias, E., Hamlyn, A. N., Jain, S., Long, R. G., Summerfield, J. A., Dick, M. B. u. Sherlock, S.: Gastroenterology *71*, 439–443 (1976).
7. Rüttimann, A.: Radiol. Austria *18*, 121 (1968).
8. Wenz, W.: Radiologe *13*, 41–46 (1973).
9. Wiechel, K. L.: Acta chir. scand. Supplement 330 (1964).
10. Wojtowicz, S., Karwowski, A.: Fortschr. Röntgenstr. *127*, 417–421 (1977).

2.17. Percutane transhepatische Cholangiographie (Chiba-Nadel)

W. Rösch

Die percutane transhepatische Cholangiographie (PTC) war wegen einer Komplikationsrate von mindestens 10% [3] auf die Patienten mit Verschlußikterus beschränkt, bei denen eine Laparotomie anstand. 1974 publizierten OKUDA und Mitarb. [4] ihre ersten Ergebnisse mit der PTC, wobei sie eine an der japanischen Universität Chiba entwickelte Nadel von 15–17 cm Länge und nur 0,7 mm Durchmesser verwendeten (Abb. 1). Komplikationen und Todesfälle wurden praktisch nicht beobachtet, eine Gallengangsdarstellung ge-

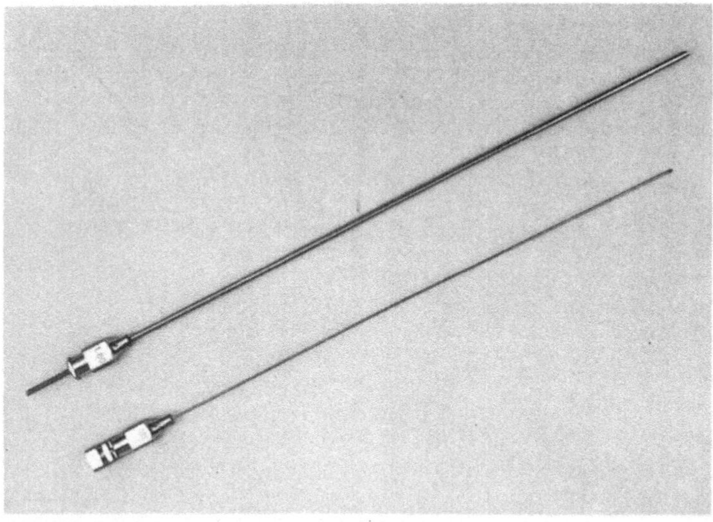

Abb. 1. Percutane transhepatische Cholangiographie: Chiba-Nadel im Vergleich zur Menghini-Nadel

lang in über 90%, wobei selbst bei Patienten mit nicht dilatiertem Gangsystem die Punktion noch in 67,5% erfolgreich war.

2.17.1. Instrumentarium

Zur Durchführung einer percutanen transhepatischen Cholangiographie wird ein Besteck zur Lokalanaesthesie, zwei Chiba-Nadeln, eine 50 ml Spritze mit einem etwa 20 cm langen Überleitungssystem sowie ein 60 oder 75%iges wäßriges Kontrastmittel (Conray, Angiografin) benötigt.

2.17.2. Vorbereitung

Der Patient selbst wird wie zu einer Leberblindpunktion vorbereitet (S. 167), die Untersuchung erfolgt auf dem Röntgentisch. Da bei einer Verschlußikteruskonstellation häufig eine Vitamin K-Mangel-bedingte Gerinnungsstörung vorliegt, sollten die Gerinnungsverhältnisse überprüft und ggf. durch entsprechende Substitution normalisiert werden.

2.17.3. Nachsorge

Spezielle Nachsorgemaßnahmen sind nicht erforderlich. Nicht selten kommt es bei massiv dilatierten Gallenwegen zu einem geringfügigen Galleaustritt, der mit heftigen rechtsseitigen Oberbauchschmerzen einhergeht. Dieser erfordert zumeist eine stärkere Analgeticamedikation, daneben sollte eine Blutdruck- und Pulsüberwachung erfolgen, um eine Nachblutung früh zu erkennen. Temperaturkontrollen in 6stündigem Intervall erscheinen ratsam, bei raschem Temperaturanstieg und Schüttelfrost sollten Blutkulturen zum Nachweis einer gramnegativen Sepsis durchgeführt werden.

2.17.4. Technik

Die Chiba-Nadel wird in der mittleren Axillarlinie im 8. oder 9. ICR parallel zur Unterfläche eingestochen (Abb. 2). Unter Röntgenkontrolle wird die Nadel dann in Richtung auf die Mündung des rechten und linken Ductus hepaticus vorgeschoben, die sich in Höhe der Wirbelsäule entsprechend dem 12. BWK findet (Abb. 3). Als Orientierungspunkte dienen das Zwerchfell, die Wirbelsäule, die Lufthaube im Bulbus duodeni oder eine schattengebende, ins Duodenum plazierte Sonde. Ferner kann eine Metallmarkierung auf dem Processus xiphoides angebracht werden [6]. Nach Entfernung des Mandrins wird Kontrastmittel unter mäßigem Druck injiziert und dabei gleichzeitig die Nadel sukzessiv zurückgezogen, bis es zur Anfärbung eines Gallenganges kommt. Anpunktierte Blutgefäße sind leicht daran zu erkennen, daß das injizierte Kontrastmittel rasch abtransportiert wird. Eine Parenchymanfärbung ist durch ein rundliches, länger nachweisbares Kontrastmitteldepot charakterisiert, Lymphgefäße durch ihren geschlängelten Verlauf. Färbt sich zentral ein Gallengang an, wird so viel Kontrastmittel instilliert, bis das gesamte intrahepatische Gangsystem und, nach entsprechender Positionsänderung des Röntgentisches, der Choledochus angefärbt ist.

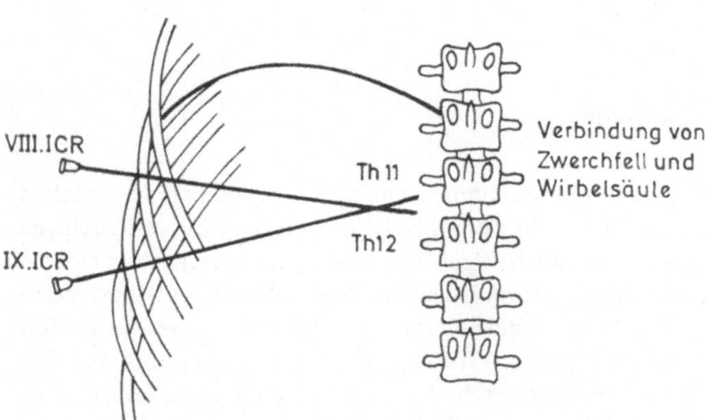

Abb. 2. Einstich im 8. oder 9. ICR mit Vorschieben auf den 11. bis 12. BWK

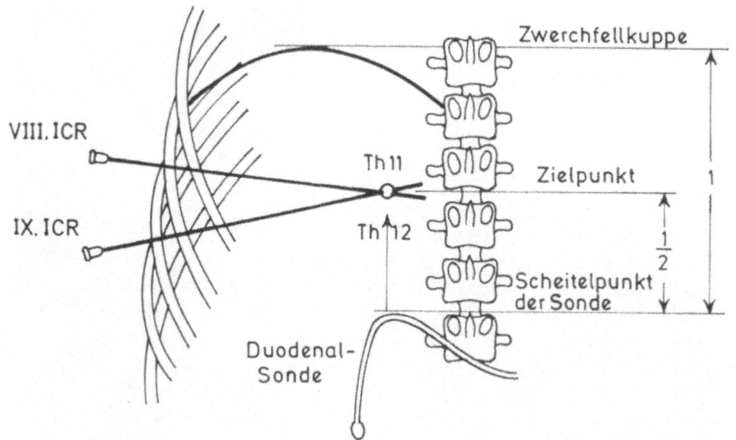

Abb. 3. Punktionsrichtung auf die Mittellinie zwischen Zwerchfell und Scheitelpunkt einer Duodenalsonde

2.17.5. Indikationen

Die Diskussion darüber, wann eine percutane transhepatische Cholangiographie und wann eine endoskopisch retrograde Cholangiographie durchgeführt werden sollte, ist noch nicht abgeschlossen [1]. Bei einem zentralen Gallengangsverschluß, z. B. durch ein Cholangiocarcinom, ergänzen sich ERC und PTC in idealer Weise, um die Ausdehnung der Tumorstenose exakt festzuhalten. Letztlich entscheidet die Erfahrung des Untersuchers mit der einen oder anderen Methode, welches Verfahren zuerst zum Einsatz gelangen wird. Die von Okuda mitgeteilten Erfogsquoten in der Differentialdiagnostik der Verschlußikteruskonstellation sind von anderen Autoren nicht erreicht worden. Elias et al. [2] konnten zwar dilatierte Gallengänge mit der Chiba-Nadel in 95% darstellen, bei Patienten mit intrahepatischer Cholestase gelang ein percutanes Cholangiogramm jedoch nur in 25%. Wurden jedoch PTC und ERC kombiniert eingesetzt, gelang eine Darstellung in über 90%. Bei Patienten mit einer Choledochojejunostomie stellt die PTC das einzige Verfahren dar, um die Anastomosenverhältnisse zu überprüfen.

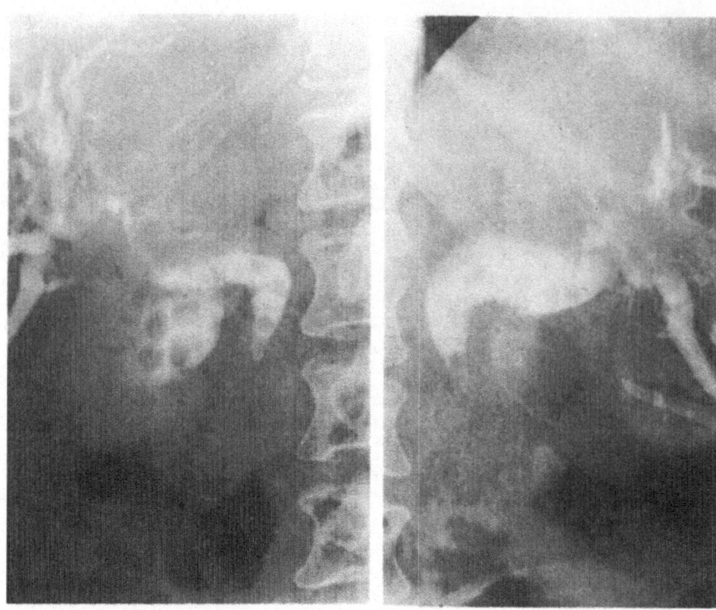

Abb. 4. Choledocholithiasis bei einem Patienten mit Lebercirrhose und Zustand nach Billroth II-Resektion.

Wir setzen bei Patienten mit einer Verschlußikteruskonstellation zunächst die endoskopisch retrograde Cholangiographie ein, da uns dieses Verfahren zusätzliche Informationen über die Bauchspeicheldrüse liefert und im Falle eines Steinverschlusses des Gallengangs durch eine endoskopische Sphincterotomie erweitert werden kann. Auf der anderen Seite kann die PTC durch Einlegen eines Drains bei inoperablem Verschlußikterus zur Galleaspiration ergänzt werden.

2.17.6. Kontraindikationen

Zur Durchführung einer percutanen transhepatischen Cholangiographie bestehen praktisch keine Kontraindikationen. Auf eine Operationsbereitschaft kann wegen der niedrigen Komplikationsquote verzichtet werden.

Tabelle 1. Komplikationsrate bei PTC und ERC (nach OKUDA)

	PTC (n=1293)	ERC (n=822)
Komplikationen gesamt	1,39%	1,06%
Gallige Peritonitis	0,15%	0,16%
? Galleaustritt	0,31%	
Abdominale Blutung	0,08%	
Sepsis oder Cholangitis	0,46%	0,73%
Pneumothorax	0,15%	0,16%
Mortalität	0	

2.17.7. Komplikationen

Auf dem 3. Europäischen Kongreß für gastrointestinale Endoskopie im Jahre 1976 in Budapest legte OKUDA [5] seine letzten Ergebnisse vor. Bei 1293 Untersuchungen gelang in 94,3% eine Darstellung der intrahepatischen Gallenwege, bei dilatiertem Gangsystem in 100%. Eine ERC war nur in 71,9% von 822 Versuchen gelungen. Ein Vergleich der Komplikationsraten beider Untersuchungsverfahren ist in Tabelle 1 wiedergegeben.

Zusammenfassend kann gesagt werden, daß die percutane transhepatische Cholangiographie als Verfahren der Wahl bei Patienten mit extrahepatischem Verschlußikterus, die ERC bei intrahepatischer Cholestase angesehen werden kann. Bei Gallengangstumoren sollten beide Verfahren Anwendung finden, um dem Patienten eine unnötige explorative Laparotomie zu ersparen, wenn die Tumorausdehnung eine Anastomosierung unmöglich macht.

Literatur

1. CONN, H. O., REDEKER, A. G., ZIMMON, D. S.: PTC versus ERC – an editor's dream. Gastroenterology *71*, 520 (1976)

2. ELIAS, E., HAMLYN, A. N., JAIN, S., LONG, R. G., SUMMERFIELD, J. A., DICK, R., SHERLOCK, S.: A randomized trial of percutaneous transhepatic cholangiography with the Chiba needle versus endoscopic retrograde cholangiography for bile duct visualization in jaundice. Gastroenterology *71*, 439 (1976)
3. LANG, E. K.: Percutaneous transhepatic cholangiography. Radiology *112*, 283 (1974)
4. OKUDA, K., TANIKAWA, K., EMURA, T., KURATOMI, S., JINNOUCHI, S., URABE, K., SUMIKOSHI, T., KANDA, Y., FUKUYAMA, Y., MUSHA, H., MORI, H., SHIMOKAWA, Y., YAKUSHIJI, F., MATSUURA, Y.: Nonsurgical, percutaneous transhepatic cholangiography-diagnostic significance in medical problems of the liver. Amer. J. dig. Dis. *19*, 21 (1974)
5. OKUDA, K.: Percutaneous transhepatic cholangiography with the Chiba needle. Symposium: Progress in endoscopy, radiology and ultrasonography for the differential diagnosis in disease of the liver, the bile ducts and the pancreas. IIIrd European Congress of Gastrointestinal Endoscopy, Budapest 1976
6. REDEKER, A. G., KARVOUNTZIS, G. G., PACHMAN, R. H., HORISAWA, M.: Percutaneous transhepatic cholangiography. An improved technique. J. Amer. med. Ass. *231*, 386 (1975)

Sachverzeichnis

Kliniktaschenbücher

Eine Auswahl

G. G. Belz, M. Stauch: **Notfall EKG-Fibel.** Mit einem Beitrag von F. W. Ahnefeld. 2. überarbeitete Auflage 1977. 43 Abbildungen. VIII, 96 Seiten. DM 18,80; US $ 9.40
ISBN 3-540-08395-2

M. Daunderer, N. Weger: **Vergiftungen.** Erste-Hilfe-Maßnahmen des behandelnden Arztes. 2., neubearbeitete Auflage 1978. 15 Abbildungen und ein Verzeichnis der Gifte. XI, 218 Seiten. DM 22,80; US $ 11.40 ISBN 3-540-08643-9

H. Daweke, J. Haase, K. Irmscher: **Diätkatalog.** Diätspeisepläne, Indikation und klinische Grundlagen. Unter Mitarbeit von F. A. Gries, R. M. Konrad, E. Müller, G. Strohmeyer. 1976. IX, 230 Seiten. DM 24,80; US $ 12.40 ISBN 3-540-07665-4

M. Elsner: **Abdominalerkrankungen.** Diagnose und Therapie für die Praxis. 1975. 35 Abbildungen, 45 Tabellen. XIV, 229 Seiten. DM 24,–; US $ 12.00 ISBN 3-540-07378-7

G. Friese, A. Völcker: **Leitfaden für den klinischen Assistenten.** 2., neubearbeitete Auflage 1977. 27 Abbildungen, 7 Tabellen. IX, 170 Seiten. DM 19,80; US $ 9.90
ISBN 3-540-08128-3

H. Marx: **Differentialdiagnostische Leitprogramme in der Inneren Medizin.** Procedere. Unter Mitarbeit von F. Anschütz, H. Bethge, D. Höffler, T. Pfleiderer, B. Strahringer, K. Walter. 1976. X, 265 Seiten. DM 19,80; US $ 9.90 ISBN 3-540-07644-1

H. Mörl: **Der „stumme“ Myokardinfarkt.** Mit einem Geleitwort von G. Schettler. 1975. 15 Abbildungen, 16 Tabellen. XIII, 113 Seiten. DM 18,80; US $ 9.40 ISBN 3-540-07318-3

Preisänderungen vorbehalten

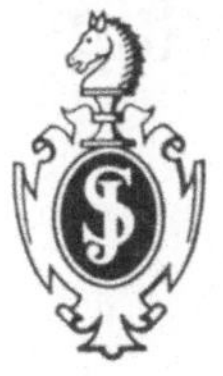

Springer-Verlag
Berlin Heidelberg New York

L. Demling, M. Classen, P. Frühmorgen
Atlas der Enteroskopie
Endoskopie des Dünndarms und des Dickdarms, retrograde Cholangio-Pancreaticographie
Unter Mitarbeit von H. Koch, H. Bauerle.
1974. 289 zum Teil farbige Abbildungen. VIII, 252 Seiten
Gebunden DM 228,–; US $ 114.00
ISBN 3-540-06555-5

Diagnose und Therapie in der Praxis
Übersetzt nach der amerikanischen Ausgabe von M.A. Krupp, M.J. Chatton.
Bearbeitet, ergänzt und herausgegeben von K. Huhnstock, W. Kutscha. Unter Mitarbeit von H. Dehmel, G.-W. Schmidt
4. neubearbeitete und erweiterte Auflage 1976.
Gebunden DM 96,–; US $ 48.00
ISBN 3-540-07781-2

Gastroenterologie
Herausgeber: P.H. Clodi
Unter Mitarbeit zahlreicher Fachwissenschaftler
1976. 9 Abbildungen. 78 Tabellen. XX, 203 Seiten
DM 29,80; US $ 14.90
(Taschenbücher Allgemeinmedizin)
ISBN 3-540-07820-7

W. Hess, R. Liechti
Gleithernie und Refluxkrankheit
Mit Beiträgen von C. Jacot, B. Roethlisberger, G. Terrier
1978. 313 Abbildungen, davon 116 farbig, 20 Tabellen, VIII, 223 Seiten
Gebunden DM 240,–; US $ 120.00
ISBN 3-540-08749-4

P. Otto, K. Ewe
Atlas der Rectoskopie und Coloskopie
2., neubearbeitete Auflage 1977.
124 farbige Abbildungen in 21 Tafeln und 31 Textabbildungen.
XII, 102 Seiten
Gebunden DM 98,–; US $ 49.00
ISBN 3-540-08317-0

Therapie innerer Krankheiten
Herausgeber: E. Buchborn, R. Gross, H. Jahrmärker, H.J. Karl, G.A. Martini, W. Müller, G. Riecker, H. Schweigk, W. Siegenthaler.
Mit Beiträgen zahlreicher Fachwissenschaftler
3. überarbeitete Auflage 1977. 31 Abbildungen. XXIX, 690 Seiten
Gebunden DM 68,–; US $ 34.00
ISBN 3-540-08073-2

Preisänderungen vorbehalten

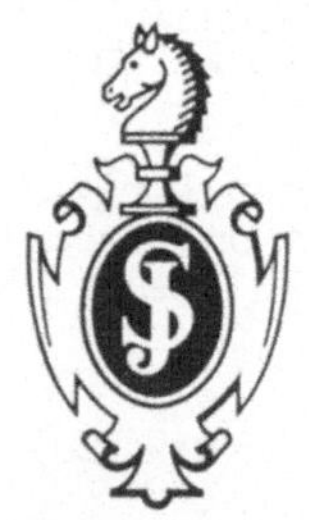

Springer-Verlag
Berlin
Heidelberg
New York